NUTRIÇÃO EM PSIQUIATRIA

ORGANIZADORES
Adriana Trejger Kachani
Táki Athanássios Cordás

NUTRIÇÃO EM PSIQUIATRIA

MANOLE

2ª EDIÇÃO revisada, atualizada

Editora de aquisições: Ana Maria S. Hosaka
Editora responsável: Ana Cristina Garcia
Projeto gráfico: Departamento de Arte da Editora Manole
Diagramação: Formato Editoração
Capa: Departamento de Arte da Editora Manole
Imagem da capa: iStock

CIP-BRASIL. CATALOGAÇÃO NA PUBLICAÇÃO
SINDICATO NACIONAL DOS EDITORES DE LIVROS, RJ

N97
Nutrição em psiquiatria / organização Adriana Trejger Kachani, Táki Athanássios Cordás. – [2. ed.]. – Santana de Parnaíba [SP] : Manole, 2021.

ISBN 9786555762730

1. Nutrição. 2. Psiquiatria. 3. Transtornos nutricionais. I. Kachani, Adriana Trejger. II. Cordás, Táki Athanássios.

21-70394 CDD: 616.89
CDU: 616.89:613.2

Meri Gleice Rodrigues de Souza – Bibliotecária – CRB-7/6439

Edição 2021

Editora Manole Ltda.
Al. América, 876 – Tamboré
06543-315 – Santana de Parnaíba – SP – Brasil
Tel. (11) 4196-6000
www.manole.com.br | https://atendimento.manole.com.br/

Impresso no Brasil
Printed in Brazil

Sobre os Organizadores

Adriana Trejger Kachani

Nutricionista, mestre e doutora pela FMUSP, especialista em Fitoterapia pela Faculdade Integrada de Araguatins (Faiara). Coordenadora da equipe de Nutrição do Programa da Mulher Dependente Química (Promud) do IPq/HC-FMUSP.

Táki Athanássios Cordás

Coordenador da assistência clínica do Instituto de Psiquiatria do HC-FMUSP. Coordenador do Programa de Transtornos Alimentares (Ambulim) do IPq/HC-FMUSP. Professor dos Programas de Pós-graduação do Departamento de Psiquiatria da USP, do Programa de Neurociências e Comportamento do IP/USP e do Programa de Fisiopatologia Experimental da FMUSP.

Sobre os Autores

Alexandre Pinto de Azevedo

Médico psiquiatra pela Universidade Federal de Pernambuco (UFPE). Coordenador do Grupo de Estudos em Comer Compulsivo e Obesidade (Grecco) e supervisor de médicos-residentes do Programa de Transtornos Alimentares (Ambulim) do IPq/HC-FMUSP.

Allan Christiano dos Santos

Médico pela Famerp e psiquiatra pela Irmandade da Santa Casa de Misericórdia de São Paulo. Pesquisador colaborador do Programa de Transtornos do Espectro Obsessivo-Compulsivo (Protoc) do IPq/HC-FMUSP.

Ana Carolina Pereira Costa

Nutricionista supervisora da equipe de nutrição do Grupo de Atendimento aos Homens com Transtorno Alimentar do Programa de Transtornos Alimentares (Ambulim) do IPq/HC-FMUSP. Membro do Grupo Especializado em Nutrição e Transtornos Alimentares e Obesidade (Genta) e do The Center For Mindful Eating (TCME). Educadora em diabetes certificada pela Federação Internacional de Diabetes e instrutora certificada do programa *Mindfulness Based Eating Awareness Training* (MB-EAT).

Andreza Aparecida Miranda dos Santos

Pós-graduada em Gestão Pública pela Fundação Escola de Sociologia e Política de São Paulo (FESPSP). Especialista em Transtornos Mentais relacionados ao trabalho pelo Grupo de Saúde Mental e Psiquiatria do Trabalho (Sampo) do IPq/HC-FMUSP. Graduanda em Psicologia na Universidade Presbiteriana Mackenzie.

Ariel El Kobbi

Nutricionista pela Unicamp. Pós-graduado em Doenças Crônicas não Transmissíveis pelo Hospital Israelita Albert Einstein e aprimorado em transtornos alimentares pelo Programa de Transtornos Alimentares (Ambulim) do IPq/HC-FMUSP. Trabalha no atendimento nutricional do Ambulatório de Atenção à Mulher Dependente Química (Promud) do IPq/HC-FMUSP. Faz parte da equipe do Ambulatório de Bulimia Nervosa do IPq/HC-FMUSP e do núcleo de pesquisa do ambulatório do Programa de Atendimento, Ensino e Pesquisa em Transtornos Alimentares na Infância e Adolescência (Protad) do IPq/HC-FMUSP.

Bianca Thurm

Fisioterapeuta pela Universidade do Grande ABC. Pós-doutora pelo IPq/HC-FMUSP. Mestre e doutora no Programa Atividade Física e Disfunções Orgânicas. Colaboradora do Laboratório de Percepção Corporal e Movimento (USJT), do Programa de Bulimia e Transtornos Alimentares (Ambulim), da Enfermaria do Comportamento Alimentar (ECAL) e do Programa de Atendimento, Ensino e Pesquisa em Transtorno Alimentar da Infância e Adolescência (Protad), todos do IPq/HC-FMUSP. Membro da Academy of Eating Disorder e Líder do Grupo de Pesquisa "Percepção Corporal e Movimento" do CNPq. Aprimorada em Transtornos Alimentares e criadora do Método Bianca Thurm (MBT®) – fisioterapia para avaliação e tratamento da distorção de imagem corporal nos TA.

Camila Leonel Mendes de Abreu

Nutricionista pelo Centro Universitário São Camilo. Especialista em Adolescência e mestre em Ciências Aplicadas à Pediatria pela Unifesp. Atua em *Medical Affairs* na Danone Nutricia.

Caroline de Oliveira Gallo

Nutricionista e mestre em Ciências pela FSP/USP. Aprimorada em Transtornos Alimentares pelo Programa de Transtornos Alimentares (Ambulim) do IPq/HC-FMUSP e colaboradora no Grupo de Atendimento a Homens com Transtornos Alimentares e no Ambulatório de Anorexia Nervosa.

Clara Igel

Nutricionista pelo Centro Universitário São Camilo. Aprimorada em Transtornos Alimentares pelo Programa de Transtornos Alimentares (Ambulim) do IPq/HC-FMUSP. Pós-graduada em Alimentação Materno-infantil pela Fapes. Nutricionista da equipe Casa Viva, do Programa de Ansiedade em Crianças e

Adolescentes (Protaia – IPq/HC-FMUSP) e do Programa Medicina e Hábitos de Vida (Promev) do IPq/HC-FMUSP.

Cynthia M. Antonaccio Azevedo

Nutricionista pela USP. Mestre em Nutrição Humana Aplicada – Curso Interunidades da USP. Masters of Business Administration na ESPM. Especialista em Wellness Coach e Design Thinking. Conselheira suplente do CRN-3 (2014-2016). Sócia-diretora da Equilibrium, empresa de comunicação em saúde e nutrição. Idealizadora do Instituto Nutrição Comportamental e da KeyWe Lab, plataforma de cursos *on-line* para nutricionistas.

Diego Freitas Tavares

Doutorando em Psiquiatria pela FMUSP. Coordenador do Ambulatório Integrado de Bipolares (Aibip) do Grupo de Estudos de Doenças Afetivas (Gruda) do IPq/HC-FMUSP. Coordenador do Ambulatório do Programa de Transtornos Afetivos (Protab) da Faculdade de Medicina do ABC (FMABC).

Doris Hupfeld Moreno

Mestre e doutora pelo IPq/HC-FMUSP. Médica assistente do IPq/HC-FMUSP. Diretora acadêmica do Grupo de Estudos de Doenças Afetivas do IPq/HC-FMUSP.

Eduardo Wagner Aratangy

Psiquiatra e médico supervisor do IPq/HC-FMUSP.

Eliete Chiconelli

Médica pela Unifesp. Residência médica em Pediatria e em Neurologia Pediátrica pela Unifesp. Título de Especialista em Pediatria pela Sociedade Brasileira de Pediatria. Certificado de Área de Atuação em Neurologia Pediátrica pela Academia Brasileira de Neurologia e Sociedade Brasileira de Pediatria. Neuropediatra colaboradora no Ambulatório de Transtorno do Espectro Autista (Protea) no IPq/HC-FMUSP. Pesquisadora do projeto "Melatonina e metabolismo energético no Transtorno do Espectro Autista", sendo a Unifesp a instituição proponente e o HC-FMUSP a instituição coparticipante.

Ênio Roberto de Andrade

Mestre em Psiquiatria. Diretor do Serviço de Psiquiatria da Infância e da Adolescência do IPq/HC-FMUSP. Psiquiatra da Infância e da Adolescência.

Érika Mendonça de Morais

Médica pela Faculdade de Medicina da Universidade de São Paulo (FMUSP). Residência em Psiquiatria Geral e Psiquiatria Infantil no Instituto de Psiquiatria da Faculdade de Medicina da Universidade de São Paulo (IPq/HC-FMUSP). Médica colaboradora do Programa de Diagnóstico e Intervenção Precoce da mesma instituição.

Ester Zatyrko Schomer

Psicóloga pela Faculdade São Marcos. Pós-graduada em Terapia Sistêmica Familiar e de Casal pela PUC. Formada em Psicanálise pelo Instituto Sedes Sapientiae. Psicóloga clínica. Colaboradora do Programa de Transtornos Alimentares (Ambulim) do IPq/HC-FMUSP na área de atendimento familiar.

Fabio Carezzato

Médico e psiquiatra pela FMUSP. Psiquiatra no Ambulatório de Atenção à Mulher Dependente Química (Promud) do IPq/HC-FMUSP. Membro da Associação Brasileira Multidisciplinar de Estudos sobre Drogas (ABRAMD), cocoordenador dos cursos O Barato no Divã, do Instituto Sedes Sapientiae, e coordenador do Núcleo de Estudos e Trabalhos Terapêuticos (Nett).

Fabio Tapia Salzano

Médico pela FMUSP. Residência médica e mestrado em Psiquiatria pelo IPq/HC-FMUSP. Vice-coordenador do Ambulatório de Bulimia e Transtornos Alimentares do IPq/HC-FMUSP.

Fernanda Alves Pereira

Nutricionista pela FSP/USP. Aprimorada em transtornos alimentares pelo IPq/HC-FMUSP. Mestre em Nutrição e Saúde Pública pela FSP/USP. Membro do Grupo de Estudos em Comer Compulsivo e Obesidade (Grecco) e cocoordenadora do ambulatório de anorexia do Programa de Transtornos Alimentares (Ambulim) do IPq/HC-FMUSP.

Fernanda Pisciolaro

Nutricionista clínica, coordenadora da equipe de nutrição do Grupo Especializado em Comer Compulsivo e Obesidade (Grecco) do Programa de Transtornos Alimentares (Ambulim) do IPq/HC-FMUSP. Especialista em Distúrbios Metabólicos e Risco Cardiovascular – CEU.

Fernanda Timerman

Nutricionista, aprimorada pelo Curso Avançado de Transtornos Alimentares para Nutricionistas do Programa de Transtornos Alimentares (Ambulim) do IPq/HC-FMUSP. Master of Education pela Universidade de Sidnei validada para mestrado pela FSP/USP. Formação em *Wellness Coach* (Carevolution e Wellcoaches). Instrutora certificada do programa *Mindfulness Based Eating Awareness Training* (MB-EAT). Coordenadora do Grupo Especializado em Nutrição, Transtornos Alimentares e Obesidade (Genta). Idealizadora do Instituto Nutrição Comportamental.

Fernando Sumiya

Médico pela UFPR. Residência médica em Psiquiatria pela Santa Casa da Misericórdia de Curitiba. Residência médica em Psiquiatria da Infância e Adolescência pelo Hospital de Clínicas de Porto Alegre (HCPA/UFRGS). Psiquiatra no Ambulatório de Diagnóstico Precoce do Instituto Jô Clemente. Psiquiatra colaborador no Ambulatório de Transtorno do Espectro Autista (Protea) do IPq/HC-FMUSP.

Flavia Cardoso

Médica pela FMUSP. Residência em Psiquiatria pelo IPq/HC-FMUSP. Preceptora na residência médica em rede em Psiquiatria da Secretaria Municipal de Saúde de São Paulo e psiquiatra do Caps II – Perdizes, em São Paulo. Ex-preceptora da graduação da FMUSP. Psiquiatra voluntária do Programa da Mulher Dependente Química (Promud) do IPq/HC-FMUSP.

Helen Cristina Lopes

Nutricionista pelo Centro Universitário São Camilo. Especialista em Nutrição na infância e adolescência pela Unifesp. Aperfeiçoamento em Nutrição Clínica e Geriátrica pelo IAMSPE. Especialista em Transtornos alimentares pelo Ambulim – IPq/HC-FMUSP. Mestranda do Programa de Fisiopatologia Experimental da FMUSP. Nutricionista do Programa de Atendimento, Ensino e Pesquisa em Transtornos Alimentares na Infância e Adolescência (Protad) do IPq/HC-FMUSP e do Serviço de Nutrição e Dietética do IPq/HC-FMUSP. Membro da Academy for Eating Disorders.

Henriette Abramides Bucaretchi

Psicanalista. Membro do Departamento de Psicanálise do Instituto Sedes Sapientae.

Hewdy Lobo Ribeiro

Médico psiquiatra pela ABP. Nutrólogo pela Abran. Mestre em Administração. Diretor e Fundador da Vida Mental Serviços Médicos. Coordenador dos cursos de pós-graduação da parceria Vida Mental e Unip. Docente do Curso Anual de Atualização em Nutrologia da Abran.

Iamara Marta Seara Medeiros

Nutricionista pela UFSC. Especializada em Transtornos Alimentares pelo Programa de Transtornos Alimentares (Ambulim) do IPq/HC-FMUSP. Nutricionista comportamental. Gerontologista pelo Hospital Albert Einstein. Nutricionista clínica pelo Centro Universitário São Camilo.

Joel Rennó Jr.

Doutor em Ciências pelo IPq/HC-FMUSP. Professor colaborador do Departamento de Psiquiatria da FMUSP. Diretor do Programa Saúde Mental da Mulher (ProMulher) do IPq/HC-FMUSP. Médico do corpo clínico do Hospital Israelita Albert Einstein. Coordenador da Comissão de Saúde Mental da Mulher da Associação Brasileira de Psiquiatria (ABP).

Julia Delellis Lopes

Nutricionista pelo Centro Universitário São Camilo. Tecnóloga em Gastronomia pelo Centro Universitário Senac Águas de São Pedro. Aprimorada em Transtornos Alimentares pelo Ambulim (IPq/HC-FMUSP). Pós-graduada em Gastronomia Funcional e Prescrição de Fitoterápicos e Suplementação Nutricional Clínica e Esportiva, *Master* em Cozinha e Enologia Italiana pelo Italian Culinary Institute for Foreigners (ICIF – Itália). Nutricionista voluntária no Programa de Transtornos Alimentares (Ambulim) do IPq/HC-FMUSP e no setor de Lípides, Aterosclerose e Biologia vascular (EPM/Unifesp). Autora do livro *Manual prático de cozinha Senac.* Revisora técnica em livros de gastronomia e nutrição. Palestrante e professora.

Júlia Cunha Loureiro

Médica psiquiatra. Graduação, residência médica e subespecialidade em Psiquiatria Geriátrica pela Unicamp. Doutoranda e pesquisadora do Laboratório de Neurociências LIM 27 do IPq/HC-FMUSP.

Livia Maria Amaral de Brito

Psicóloga pela PUC-SP. Psicanalista, acompanhante terapêutica, membro do Corpo Freudiano Escola de Psicanálise – Núcleo São Paulo. Atua na equipe do Programa da Mulher Dependente Química (Promud) do IPq/HC-FMUSP e também em consultório particular.

Manoela Figueiredo

Nutricionista pela Universidade Anhembi Morumbi e jornalista pela PUC-SP. Aprimorada pelo Curso Avançado de Transtornos Alimentares para Nutricionistas no Programa de Transtornos Alimentares (Ambulim) do IPq/HC-FMUSP. Formação em *Intuitive Eating* (Intuitive Eating Pro Skills Training Teleseminar with Evelyn Tribole). Formação em *Wellness Coach* (Carevolution e Wellcoaches). Instrutora certificada do programa *Mindfulness Based Eating Awareness Training* (MB-EAT). Membro da Academy of Eating Disorders (AED). Coordenadora do Grupo Especializado em Nutrição, Transtornos Alimentares e Obesidade (Genta) e idealizadora do Instituto Nutrição Comportamental.

Marcela Salim Kotait

Nutricionista pelo Centro Universitário São Camilo. Aprimorada em transtornos alimentares e obesidade pelo IPq/HC-FMUSP. Coordenadora do Ambulatório de Anorexia Nervosa do Programa de Transtornos Alimentares (Ambulim) do IPq/HC-FMUSP. Membro do Grupo Especializado em Nutrição, Transtornos Alimentares e Obesidade (Genta).

Marcia Daskal

Nutricionista pela FSP/USP. Mestre em Ciências aplicadas à Pediatria pela Unifesp. Especialista em Nutrição do Adolescente pela Asbran e em Fitoterapia pela Faiara. Formada em *Health and Wellness Coaching* (Carevolution e Wellcoaches). Fundadora da Recomendo Assessoria em Nutrição e autora dos livros *Nutrição Esportiva, uma visão prática*, *#NutriçãoForadaCaixa* e *#NutriçãoForadaCaixinha*, todos pela Editora Manole.

Marcos Vasconcelos Pais

Psiquiatra pela Brasília da Universidade de Brasília. Residência em Psiquiatria pelo Instituto de Assistência Médica ao Servidor Público Estadual em São Paulo (IAMSPE). Doutorando e Pesquisador do Laboratório de Neurociências LIM 27 do HC-FMUSP.

Marcus Vinicius Lucio dos Santos Quaresma

Nutricionista pelo Centro Universitário São Camilo. Especialista em Nutrição Esportiva pela Fapes e em Fisiologia do Exercício Físico aplicado à Clínica pela Unifesp. Mestre em Ciências pela Unifesp. Doutorando em Nutrição em Saúde

Pública pela USP. Professor do Curso de Nutrição do Centro Universitário São Camilo.

Maria Lucia de Souza Campos Paiva

Psicanalista. Psicóloga. Doutora em Psicologia Clínica pelo IP/USP. Membro da equipe do Programa de Atenção à Mulher Dependente Química (Promud) do IPq/HC-FMUSP, do Departamento de Psicanálise do Instituto Sedes Sapientiae, da diretoria da Associação Brasileira de Psicanálise de Casal e Família (ABPCF) e do Conselho Administrativo da Associação Internacional de Psicanálise de Casal e Família (AIPCF). Trabalha em consultório particular em atendimento individual, casal e família.

Marle S. Alvarenga

Nutricionista, mestre, doutora e pós-doutora pela FSP/USP. Orientadora no Programa de Pós-Graduação em Nutrição em Saúde Pública da FSP/USP. Formação em *Intuitive Eating* (Intuitive Eating Pro Skills Training Teleseminar with Evelyn Tribole). Coordenadora do Grupo Especializado em Nutrição, Transtornos Alimentares e Obesidade (Genta). Idealizadora do Instituto Nutrição Comportamental.

Mauricio dos Santos

Profissional de Educação Física pela Universidade São Judas Tadeu. Especialista em Fisiologia do Exercício pela Unifesp e em Ciências Básicas da Atividade Física e Esportes pelo Celafiscs. Mestre em Neurociências e Comportamento pelo IP/USP. Assessor científico do Programa Agita São Paulo.

Michele de Oliveira Gonzalez

Médica psiquiatra pela Faculdade de Medicina do ABC. Especialista em psiquiatria pela ABP. Médica colaboradora do Programa de Transtornos Alimentares (Ambulim) do IPq/HC-FMUSP.

Orestes Vicente Forlenza

Professor-associado (Livre-docente) e Chefe do Departamento de Psiquiatria da FMUSP.

Patricia Brunfentrinker Hochgraf

Médica psiquiatra. Coordenadora do Programa de Atenção à Mulher Dependente Química (Promud) do IPq/HC-FMUSP. Médica assistente do IPq/HC-FMUSP. Doutora em Medicina na área de Psiquiatria pela FMUSP. Professora colaboradora da FMUSP. Autora do livro *Como lidar com o alcoolismo*.

Patrícia Pimenta Lemos Maia

Médica pela Universidade Federal do Rio Grande do Sul (UFRGS). Psiquiatra pelo Programa de Residência Médica do Complexo Hospitalar Professor Edgard Santos (UFBA). Aprimoranda em Transtornos Alimentares pelo Programa de Transtornos Alimentares (Ambulim) do IPq/HC-FMUSP.

Paula Costa Teixeira

Profissional de Educação Física, doutora em Neurociências e Comportamento pelo IP/USP. Especialista em Cuidados Integrativos pela Unifesp. Colaboradora do Programa de Transtornos Alimentares (Ambulim) do IPq/HC-FMUSP e da Associação Brasileira de Transtornos Alimentares (Astral). Idealizadora do Exercício Intuitivo Integrativo.

Priscila Gabrielli Ribeiro

Médica psiquiatra, especialista em Dependência Química pela Unifesp. Especialista em Nutrologia pela Associação Brasileira de Nutrologia (Abran) e com aprimoramento em Transtornos Alimentares pelo Ambulim do IPq/HC-FMUSP.

Renata David Kitade

Nutricionista. Pós-graduada em Nutrição Clínica pelo Centro Universitário São Camilo e em Nutrição Funcional pelo Centro Valéria Paschoal de Educação. Formada no Curso Avançado em Transtornos Alimentares para Nutricionistas no Ambulatório de Bulimia e Transtornos Alimentares do Programa de Transtornos Alimentares (Ambulim) do IPq/HC-FMUSP. Coordenadora da equipe de Nutrição do Ambulatório de Multi-impulsivos e Transtornos do Impulso (Amiti) e do Programa de Atendimento, Ensino e Pesquisa em Transtornos Alimentares na Infância e Adolescência (Protad), ambos do IPq/HC-FMUSP, de 2003 a 2011. Nutricionista do Centro Especializado em Saúde Mental Moreno & Cordás (Cesame). Coordenadora da equipe de Nutrição do Programa de Esporte e Saúde para associados do Esporte Clube Pinheiros.

Renata Melo Felipe da Silva

Médica psiquiatra pela Universidade Federal de Ciências da Saúde de Porto Alegre. Doutoranda em Psiquiatria e pesquisadora colaboradora do Programa de Transtornos do Espectro Obsessivo-Compulsivo (Protoc) do IPq/HC-FMUSP.

Ricardo Alberto Moreno

Médico pela FMUSP. Fundador e diretor do Grupo de Pesquisa em Transtornos de Humor (Gruda) do IPq/HC-FMUSP. Professor de disciplina e orientador da pós-graduação da FMUSP. Fundador da Abrata.

Roberta Catanzaro Perosa

Médica pela Universidade Severino Sombra (Vassouras-RJ). Especialista em psiquiatria pelo Hospital do Servidor Público Estadual de São Paulo (HSPE). Ex-médica assistente do Hospital Dia e ex-preceptora da residência médica de psiquiatria do HSPE. Psiquiatra colaboradora e supervisora do ambulatório de AN e BN do Programa de Transtornos Alimentares (Ambulim) do IPq/HC--FMUSP. Psiquiatra e preceptora da Pós-Graduação em Psiquiatria do ISMD.

Rosa Magaly Campêlo Borba de Morais

Médica pela Universidade Federal de Pernambuco. Residência em Pediatria pela Universidade Estadual de Pernambuco e em Psiquiatria pelo Serviço Único de Saúde do Estado de São Paulo. Especialista em Psiquiatria pela ABP. Residência em Psiquiatria da Infância e Adolescência pela FMUSP. Especialista em Psiquiatria da Infância e Adolescência pela ABP. Médica colaboradora do Programa de Transtorno do Espectro Autista (Protea) do IPq/HC-FMUSP. Pesquisadora do Laboratório de Neurociências do Instituto de Ensino e Pesquisa do Hospital Sírio-Libanês de São Paulo.

Roseli Gedanke Shavitt

Médica pela FMUSP. Mestre e doutora em Ciências pelo Departamento de Psiquiatria da FMUSP. Pós-doutora pelo Departamento de Psiquiatria da FMUSP. Coordenadora do Programa Transtornos do Espectro Obsessivo-Compulsivo (Protoc) do IPq/HC-FMUSP. Médica assistente do IPq/HC-FMUSP e orientadora do Programa de Pós-Graduação do Departamento de Psiquiatria da FMUSP. Diretora associada do International College of Obsessive-Compulsive Spectrum Disorders. Bolsista de Produtividade do CNPq (nível 2). Professora colaboradora-médica do Departamento de Psiquiatria da FMUSP. Coinvestigadora principal do projeto internacional para pesquisa de marcadores cerebrais do Transtorno Obsessivo-Compulsivo, envolvendo pesquisadores dos EUA, Países Baixos, Índia e África do Sul. Parecerista de periódicos nacionais e internacionais.

Samantha S. Macedo

Nutricionista pela USP. Especializada em Fisiologia do Exercício pela Unifesp e pós-graduada em Marketing de Serviços pela Faap. Sócia diretora da

Equilibrium, empresa de comunicação em saúde e nutrição. Idealizadora do Instituto Nutrição Comportamental.

Silvia Brasiliano

Psicóloga, psicanalista. Doutora em Ciências pela FMUSP. Coordenadora do Programa da Mulher Dependente Química (Promud) do IPq/HC-FMUSP. Coautora do livro *Como lidar com o alcoolismo*.

Sophie Deram

Nutricionista franco-brasileira. Engenheira agrônoma pela AgroParisTech, Paris. Doutora pela FMUSP no departamento de Endocrinologia. Aprimorada em Tratamento de Transtornos Alimentares pelo Ambulim do IPq/HC-FMUSP. Coordenadora do projeto de genética e do banco de DNA dos pacientes com transtorno alimentar do Ambulim no laboratório de Neurociências. Concentra sua pesquisa em obesidade infantil, nutrigenômica, transtornos alimentares e neurociência do comportamento alimentar. Autora do *best-seller O peso das dietas*.

Tatiana Mattos Vianna

Nutricionista pela PUC-Campinas e pela Ufop. Mestranda no Programa de Neurociências e Comportamento do IP/USP. Aprimorada em Transtornos Alimentares pelo Curso de Aprimoramento Interdisciplinar em Transtornos Alimentares do Programa de Transtornos Alimentares (Ambulim) do IPq/HC-FMUSP. Formação Internacional em *Health & Wellness Coaching* pela Carevolution & Wellcoaches. Formação em Nutricoach com PNL do curso Nutrição com Ciência e Consciência & Formação em Coaching com Programação Neurolinguística com foco em Saúde e Bem-Estar pelo Método Sophie Deram.

Vera Salvo

Nutricionista, pós-doutora no tema *Mindfulness* e *Mindful eating*, mestre em Epidemiologia e doutora em Ciências pelo Departamento de Medicina Preventiva da Unifesp. Especialista em Nutrição Clínica e em Teorias e Técnicas para cuidados integrativos. Instrutora de *Mindfulness* para promoção da saúde na Unifesp, *Mindful eating* (protocolo MBEAT) e no cultivo da Compaixão (México). Destaque profissional 2019 – CRN3. Docente do ensino superior desde 1995.

Sumário

Anexos

Apresentação

O padrão alimentar sofreu várias alterações nos últimos anos, acompanhado também de mudanças econômicas, sociais e demográficas que refletiram no perfil de saúde das populações. De modo geral, passamos de uma alimentação caseira para outra mais industrializada, reflexo da correria dos tempos modernos. Esse fenômeno, chamado de Transição Nutricional, tem sido muito estudado como um dos responsáveis pelo aumento da incidência de alguns transtornos psiquiátricos. É inegável que a relação entre a Psiquiatria e a Nutrição tem crescido de forma consistente, haja vista que a maioria dos transtornos psiquiátricos apresenta sintomas alimentares, que os psicofármacos frequentemente exercem repercussões no peso e no metabolismo dos pacientes e que deficiências nutricionais podem desencadear doenças psiquiátricas. Uma nova área de interação ainda em expansão inclui o estudo do microbioma intestinal e suas relações com o sistema nervoso central.

Considerando esse panorama e a carência de obras que relacionem Nutrição e Psiquiatria, este livro tem como objetivo ajudar psiquiatras a encarar o nutricionista como forte aliado em suas equipes multidisciplinares, bem como orientar o nutricionista a colaborar na equipe psiquiátrica.

Onze anos se passaram desde o lançamento da 1ª edição – felizmente esgotada. Com as novas classificações e critérios diagnósticos, fez-se necessário rever o conteúdo do livro. A nova edição que apresentamos traz tais modificações, e também novidades, como a relação intestino-cérebro – já citada –, o uso de técnicas de *mindful eating*, a incorporação da tecnologia no dia a dia, o impacto das cirurgias bariátricas, entre outros assuntos.

Assim, esperamos que esta 2ª edição de *Nutrição em psiquiatria* proporcione possibilidades de crescimento na interação entre os profissionais de saúde mental e que o atendimento de todos os pacientes possa ser cada dia mais interdisciplinar.

Adriana Trejger Kachani
Táki Athanássios Cordás

Parte 1

Aspectos gerais da nutrição em psiquiatria

1

Aspectos psicológicos da alimentação

Silvia Brasiliano
Henriette Abramides Bucaretchi
Adriana Trejger Kachani

> "No que diz respeito ao tema da alimentação [...] A antiga distinção entre o espírito e o corpo, entre a matéria e o intelecto, parece desaparecer diante da necessidade de compreender, em sua complexidade, os comportamentos alimentares do homem."[1]

INTRODUÇÃO

A alimentação, fundamental à sobrevivência humana, é um ato inscrito na origem da cultura do homem, desde os registros mais remotos da civilização. É considerada um modo de relacionamento e comunicação humana. Em todos os tempos, da religião à antropologia, à psicologia, à ciência e à política a alimentação está inserida contínua e intimamente na vida humana.

O alimento, a culinária e tudo que circula ao seu redor envolve fundamentalmente a história familiar de cada pessoa, suas lembranças, seus sentimentos e fantasias conscientes e inconscientes. Esses estão, em última instância, intensamente ligados à primeira experiência de vida de cada pessoa com o leite materno, a fase da amamentação, a mais vital das atividades.

Para tratar dos aspectos psicológicos da alimentação é necessário, então, remeter-nos ao momento do nascimento do indivíduo. Para o recém-nascido seu primeiro contato com o mundo, o modo como vai experimentar e aprender sobre ele, está marcado pelo aleitamento materno. Suas primeiras experiências de prazer, angústia, gratificação e frustração são advindas do processo de amamentação, ou seja, é o processo alimentar que fundará o psiquismo e a personalidade do sujeito.

DA ALIMENTAÇÃO AO AFETO

As diversas correntes da psicanálise compreendem que a alimentação, tanto em relação à amamentação como ao desmame, é um apoio fundamental aos aspectos estruturantes da subjetividade de cada sujeito.

Ao ser alimentado o bebê vai experimentar uma sensação de plenitude, tanto pelo prazer do alívio da fome como pelo contato com o seio materno, com o aconchego de seu colo. Ele vai descobrir sensações com o leite, transformando a alimentação e a boca em instrumentos de investigação e de excitações. Essas primeiras experiências sensoriais e motoras vão constituir a matéria-prima das representações e das marcas psíquicas, na qual está suportado o desenvolvimento de cada indivíduo.

A primeira experiência satisfatória de plenitude será perseguida pelo sujeito sempre que ele se deparar com situações de frustração, de fome ou de dor. Apesar da procura incessante pela volta dessa plenitude, essa primeira experiência jamais irá retornar. No entanto, vai determinar as bases do desejo.[2]

Assim como Freud, outros autores, como Melanie Klein e Winnicott, ressaltaram a importância da alimentação no momento inicial da vida do sujeito, para constituição do seu psiquismo, tanto em relação à amamentação como na fase do desmame.

Para Klein,[3] é por meio do contato com o leite e com o seio materno que o bebê experimentará sensações de gratificação e frustração. Ainda por ele não conseguir diferenciar os aspectos dolorosos de si mesmo e do mundo que o cerca, quando sente prazer, enxerga a perfeição do mundo, e frente à frustração sente o meio externo como ameaçador. Essa autora entende que pela equivalência simbólica da oralidade o sujeito vai poder construir sua relação com o mundo e com a realidade em geral.

Já Winnicott[4,5] observa que uma mãe suficientemente boa vai prover a criança com o leite, com a higiene pessoal, mas fundamentalmente deve oferecer ao bebê sua experiência afetiva e pulsional. Além do alimento, o contato com o peito, o reconhecimento do rosto, a voz, os gestos, palavras e afetos promovem a erogenização do corpo do bebê, que o levarão às novas experiências de prazer ou de angústia.

Todos esses autores ressaltam que até o desmame a criança ainda se percebe indiscriminada da mãe. Perder o seio materno, sentido como parte de si mesmo, é um momento traumatizante para a criança, agravando vários sentimentos conflituosos. A verdadeira separação entre mãe e bebê acontece nesse momento, e se espera que gradativamente a criança possa realizar a integração de um eu separado da mãe, capaz de estabelecer novos modos de se relacionar com o mundo externo.

Reforçando a proposição de que o alimento e a alimentação nunca estão desvinculados da relação de emoções e afetos, René Spitz,[6] em 1945, demonstrou por meio da observação de 91 bebês abandonados que a satisfação exclusiva somente das necessidades biológicas e dos cuidados maternos é insuficiente para garantir a sobrevivência de um bebê. Ele observou que os bebês que haviam recebido cuidados de higiene e alimentação, porém que foram privados de afeto de maneira extrema, tornando-se emocionalmente carentes, apresentaram do terceiro ao sexto mês atraso motor, passividade, inércia, diminuição marcante dos movimentos, ainda que na cama, coordenação ocular defeituosa, expressão facial vaga, doenças infecciosas e maior mortalidade.

Considerando o momento inicial do desenvolvimento humano em que a alimentação se coloca a serviço da sobrevivência e também das representações afetivas, da fome do desejo, é que se coloca a interrogação: de que forma o alimento que é uma fonte de prazer e de harmonia social transformou-se num inimigo social, gerador de ansiedades, angústias e culpas? Por um lado, o desejo da satisfação plena, perdida para sempre, impulsiona o sujeito tanto para criação de substitutos toleráveis, criativos e sublimações como para insatisfação e avidez sem fim. Por outro, possivelmente, como no passado vitoriano, a repressão sexual produziu as histéricas estudadas por Freud, neste século é a repressão dos alimentos que, marcada socialmente, produz os novos sintomas da contemporaneidade.

ALIMENTAÇÃO: FASCÍNIO E MORTE NA PÓS-MODERNIDADE

Se, como vimos, é impossível separar a alimentação da afetividade, tudo aquilo que vivemos e sentimos pode interferir no comportamento alimentar. A maneira como isso vai ocorrer está essencialmente determinada pela personalidade do indivíduo, que será sempre singular, na medida em que é resultante tanto das experiências que tivemos como da forma que as vivenciamos. Assim, se alguns dizem que as preocupações "trancam a boca", outros parecem não poder parar de comer quando estão ansiosos. Embora, como diziam nossas avós, os doces adocem a vida, e um indivíduo muito triste possa se sentir reconfortado ao comer um bombom, outra pessoa dirá que até a doçura de uma pequena bala acentua ainda mais o amargor de sua vida.

A subjetividade, entretanto, não é o único fator conjugado à alimentação e seus significados, os quais carregam também importantes marcas culturais, que serão diferentes em cada cultura e numa mesma cultura em momentos históricos distintos. Nesse sentido, se não é possível falar que o modo como o indivíduo come é um resultado direto do seu meio ambiente, também não é factível pensar que as manifestações individuais sejam alheias à cultura onde ocorrem.

E é exatamente sob essa perspectiva que é importante refletir sobre o momento social atual, já que sua interferência sobre a nossa alimentação talvez seja mais acentuada do que foi observado em qualquer outro tempo. De acordo com Birman,[7] o modernismo ou a pós-modernidade é caracterizada fundamentalmente pela novidade que vai atrair o sujeito e lhe abrir novos horizontes, e pela atualidade, que vai exigir-lhe estar constantemente alerta para as mudanças, pois se a cada dia novos elementos entram em jogo, é necessário compreendê-los para poder movimentar-se no campo social. Há uma acentuada valorização da pessoa, que passa a ser tomada como o centro e o responsável por tudo o que ocorre em sua existência. Diferentemente de períodos anteriores, nos quais o destino do homem era atribuído a poderes superiores (fossem esses reais ou divinos), no mundo atual cada qual irá construir a sua história e o seu destino de acordo com normas e leis que lhe são próprias. Essa transformação deu lugar para que o ser humano busque e se aventure pela vida atrás do seu desejo (determinado e determinante do sujeito), que jamais será alcançado e, portanto, é o fundamento do movimento e do processo criativo. Por outro lado, também está na base do individualismo extremo, da permanente exaltação do narcisismo e do enfraquecimento dos vínculos sociais que vivemos nos dias atuais.[7]

Nesse cenário de busca incessante, mas sempre parametrizada pelo próprio indivíduo, a principal produção do modernismo torna-se então o desamparo. Não podendo apoiar-se na fixidez de um mundo que regule as relações entre as pessoas, o sujeito se vê lançado à própria sorte, o que lhe permite o contínuo criar e recriar-se, mas ao mesmo tempo, também o ameaça constantemente, já que nesse caminho ele encontra-se invariável e fundamentalmente só.[7]

Nesse processo, as angústias do ser humano não mais se revelam nos conflitos psíquicos, nos quais os impulsos se opunham às interdições morais. O mal-estar moderno evidencia-se agora nos registros do corpo, da ação e do sentimento.[7,8]

Não caberia nos limites deste capítulo uma longa explanação sobre cada um deles. Portanto, vamos nos deter naquele que mais diretamente nos interessa, ou seja, no registro do corpo.

De maneira simplificada, se o indivíduo é senhor de tudo, então é preciso mantê-lo sempre jovem, forte e saudável.

Em termos do comportamento alimentar essa profunda alteração aparece mais marcadamente em dois movimentos, não necessariamente sucessivos temporalmente ou mutuamente excludentes, quais sejam, a era dos *fast-foods* e a que chamaremos a era do corpo.

O *fast-food* privilegiou a rapidez e a possibilidade de o indivíduo não perder tempo, ocupando-o totalmente de forma produtiva. Em consonância com a pós-modernidade, nesta era a alimentação passa a ser automática e solitária.

Já a era do corpo, transformou-o em um lugar sagrado. É preciso cultuá-lo, exercitá-lo, fortalecê-lo e, fundamentalmente, mantê-lo jovem. Essa máxima certamente conduziu a sociedade a uma importante conscientização sobre a saúde e seus determinantes, principalmente no que se refere à alimentação. Em nenhum outro tempo debateu-se tanto a dieta saudável, as vantagens do exercício, os riscos da contaminação por agrotóxicos ou dos alimentos transgênicos, entre outras questões. Essa mesma máxima, contudo, também influenciou a glorificação da magreza como ideal absoluto. E para consegui-la, paradoxalmente, qualquer sacrifício é válido, mesmo que, em última instância, o milagre só possa ser obtido à custa da própria saúde.

Nesse contexto, a comida impõe-se como algo poderoso, ora fascinante, ora mortífero, e alimentar-se torna-se frequentemente algo quase pecaminoso.[7,9,10]

Alguém pode se perguntar: mas o que ocorre com o ser humano moderno que pode pagar qualquer preço para ter o corpo perfeito? Se pensarmos que na nossa era a responsabilidade pelo destino é somente do indivíduo e ter um corpo forte e saudável são requisitos fundamentais de pertinência e sucesso, qualquer falha nesse ideal pode ter consequências perturbadoras para o sujeito. Nesse sentido, ficar doente ou envelhecer significa perder o poder e o controle, fracasso sempre atribuído à própria pessoa, a quem faltou força de vontade, ou que é acusada de não viver corretamente, não fazer a dieta adequada ou não se exercitar como deveria.[11]

Essa intensa pressão atua sobre toda a sociedade, mas especialmente sobre a mulher, que sempre teve em seu corpo tanto uma das formas de expressão de sua feminilidade e sexualidade como também de denúncia das contradições de cada época (é só nos lembrarmos das chamadas doenças nervosas da era vitoriana).[10,11]

Salientando todas essas características, Saslavsky[11] coloca:

> As mulheres ocidentais de hoje devem *comprar* especialmente uma imagem de independência e de pseudo crescimento individual em comparação a suas congêneres de outras culturas. Devem produzir-se como objetos vendáveis em um mundo cada vez mais exigente e mais contraditório. Ter um corpo esbelto não é só responder a um cânone de beleza, mas também estar dentro de um modelo de consumo. A grande ameaça não é ser feia ou gorda, mas sim ficar marginalizada em um mundo onde não se é, não se existe, se não se responde ao código social. Aqueles que não se desenvolverem de acordo com a norma, não servem por não serem funcionais ao sistema.[11]

Se todos esses aspectos já atuam na vida de qualquer indivíduo, eles agravam-se naqueles que sofrem por um transtorno psiquiátrico. Não faz muito tempo, eram os loucos os excluídos do sistema social, e se isso atualmente já não é mais dessa forma, ainda persiste muito preconceito e marginalização incidindo sobre a doença mental.

Considerando esse cenário, o mesmo fármaco que pode atenuar o sofrimento psíquico pode gerar resistência, ou mesmo franca recusa, se um dos seus efeitos colaterais for o ganho de peso. Como costumamos brincar em nosso serviço, especializado em dependência química feminina, as mulheres podem ser alcoólatras, deprimidas, drogadictas, ansiosas, mas gordas... jamais!

ABORDAGEM NUTRICIONAL

No âmbito esboçado neste capítulo não é simples nem fácil a atuação do nutricionista no campo da psiquiatria. Se uma autoimagem positiva é uma das condições de recuperação de muitos transtornos psiquiátricos,[12] a tarefa de conquistá-la é frequentemente um desafio. Nesse sentido, alguns pontos merecem destaque especial, já que propor e implementar uma abordagem baseada na reeducação alimentar pode ser bastante árduo e nem sempre o resultado é o esperado.

Sob uma perspectiva psicológica, o que significa reeducação alimentar?

1. Inicialmente deve ser considerado que a reeducação alimentar não é uma proposta que tem uma fórmula mágica para perda de peso e nem é vendida em farmácias, ou seja, o engajamento do paciente é fundamental para a sua realização. Se pensarmos em um indivíduo ansioso, deprimido ou mesmo que esteja tentando abster-se de alguma droga, esse processo pode significar uma sobrecarga emocional adicional, que pode acentuar a sua sensação de desamparo. A construção de uma boa aliança terapêutica aliada a consultas regulares e pré-fixadas pode servir como suporte e apoio para o processo, minorando esse efeito. Mesmo com esses cuidados, como o efeito não é alcançado magicamente, essa tarefa pode falhar. Se, como vimos, o fracasso na nossa era é sentido como uma sentença de culpa, o indivíduo pode sentir-se mais marginalizado ainda, "já que tentou e não conseguiu". Não é à toa a experiência frequente de muitos nutricionistas que veem os seus pacientes faltarem aos atendimentos, quando, por qualquer motivo, não conseguiram atingir as metas que almejavam para um determinado período. Parece surpreendente para muitos profissionais que os indivíduos não venham, justamente quando precisariam de mais ajuda. Trabalhar com o paciente quais são os critérios de sucesso e auxiliá-lo a compreender que mesmo uma experiência malsucedida pode ser uma oportunidade de aprendizado na aquisição de maior controle sobre o seu corpo podem ser instrumentos valiosos nesse processo.
2. A reeducação alimentar é um processo lento e que requer continuidade. É preciso lembrar que na sociedade pós-moderna regida pelo princípio do prazer, a busca pela eficiência de resultados só será possível se acontecer de maneira imediatista. Além disso, a continuidade requer persistência no mesmo caminho, em um mundo que valoriza a novidade e no qual quase tudo é descartável.[7] No intuito de manter o trabalho é importante que o nutricionista possa instrumentalizar o paciente, propondo-lhe pequenas metas ou mesmo recompensas quando os efeitos almejados são alcançados.

3. Reeducar também significa confrontar o paciente com as reais possibilidades de sua compleição física. Esta é uma tarefa complexa (lembrem-se, todos querem ser magros, atléticos e musculosos), pois com muita frequência o nutricionista vai esbarrar na resistência e no inconformismo do paciente. Assim, é necessário aliar à proposta de questionamento e crítica frente ao padrão vigente o trabalho paciencioso, acurado e vagaroso com a imagem corporal.
4. É importante lembrar que todo alimento, e mesmo a própria alimentação, pode estar investido de um significado especial para aquele indivíduo em particular. Assim, a reeducação alimentar deve ser pensada não somente como uma mudança de hábito, mas, principalmente, como o longo processo de desinvestimento de um alimento de um valor ou simbolismo que lhe foi atribuído e que agora deverá ser colocado em outro lugar. Como nos lembra Cohen:[13]

> A comida não é a simples ingesta de uma dieta normocalórica, com uma correta distribuição de carboidratos, proteínas (de origem animal ou vegetal em proporções adequadas) e gorduras, boas quantidades de vitaminas e minerais, cientificamente programada e posteriormente controlada mediante exatas dosagens hematológicas e urinárias. Tem ademais um significado, um sentido e um lugar em cada um de nós e em todas as idades da vida. Nutre e acompanha e nos fala de receber amor, receber cuidados.[13]

5. Diretamente ligado à questão anterior, é fundamental frisar que a reeducação não é somente a modificação de uma conduta alimentar. Não é raro ouvirmos nutricionistas comentarem que um paciente 15 kg acima do peso, após um longo e penoso processo de emagrecimento com bons resultados, voltou aos atendimentos um ou dois meses após a alta queixando-se de um ganho similar ou superior. Outra situação bastante comum é a daquele paciente que obtém controle sobre seus episódios de comer compulsivo, mas passa a queixar-se que está bebendo demais ou que gastou todo o seu salário com compras desnecessárias. É preciso estar atento para essas situações já que existe uma similaridade entre a modalidade de relação com o corpo e o alimento e o vínculo consigo mesmo e com os outros.[14] Assim, um comportamento alimentar inadequado pode ser somente um sintoma de outra dificuldade afetiva ou de uma situação conflitiva não resolvida. Além disso, na sociedade pós-moderna, a comida pode ser usada somente para preencher o vazio existencial. Controlar sua ingestão muitas vezes leva o paciente a um nível de angústia insuportável que não podendo ser elaborado precisa ser eliminado ou simplesmente descarregado. Nesses momentos, torna-se imperativo para o indivíduo incorporar algo para sentir-se preenchido, o que pode se dar repetindo o comportamento que havia sido eliminado, ou substituindo-o por outro ato compulsivo.[7,8]

6. Sabemos que trabalhar considerando só a questão alimentar pode trazer distorções no tratamento como um todo. Conhecemos a função que o sintoma exerce na vida do indivíduo. Ele condensa afetos e representações, serve como organizador do psiquismo e traz benefícios secundários, mesmo quando causa muito sofrimento. Encontramos muitas vezes na clínica a obesidade sendo utilizada como uma armadura, uma proteção à sexualidade reprimida, ou pelo inverso, à fantasia de descontrole dela. Do outro lado, nos deparamos com a anoréxica, que carente de identidade própria, se empenha no controle da fome, como um ato extremo de afirmação de sua existência.

Diante de todos esses desafios e, principalmente, nos casos mais graves é fundamental que o nutricionista possa contar com o apoio de outros profissionais. Sob essa ótica, o trabalho em equipes multidisciplinares tem se revelado especialmente promissor. Por um lado, para o paciente que poderá ter várias intervenções para a sua problemática integradas em uma abordagem comum, que possibilita a potencialização mútua dos diferentes instrumentos. Por outro, para o nutricionista que poderá não só ampliar a sua compreensão daquele indivíduo em particular, como também obter suporte de seus colegas, pois como membro da nossa sociedade pós-moderna ele também corre o risco de avaliar a sua capacidade profissional pelo sucesso do seu paciente.

REFERÊNCIAS BIBLIOGRÁFICAS

1. Flandrin J-L, Mantanari M. Introdução. Flandrin J-L, Montanari M (org.) A história da alimentação. São Paulo: Estação Liberdade; 1998. p. 15-23.
2. Freud S. Uma teoria sexual. Obras completas: V. Rio de Janeiro: Editora Delta; 1959. p. 273-387.
3. Klein M. Obras completas: II. Rio de Janeiro: Imago; 1996.
4. Winnicott DW. Da pediatria à psicanálise. Rio de Janeiro: Francisco Alves Editora; 1988. XII, XVII, XXIV. p. 269-437.
5. Winnicot DW. O ambiente e os processos de maturação. Porto Alegre: Artes Médicas; 1990. p. 55-225.
6. Spitz RA. O primeiro ano de vida. São Paulo: Martins Fontes; 1980.
7. Birman J. Arquivos do mal-estar e da resistência. Rio de Janeiro: Civilização Brasileira; 2006. 418 p.
8. Rojas MC, Sternbach S. Entre dos siglos. Lectura psicoanalítica de la posmodernidad. Buenos Aires: Lugar Editorial; 1997. 188 p.
9. Araújo BC. Aspectos psicológicos da alimentação. In: Philippi ST, Alvarenga M. Transtornos alimentares: uma visão nutricional. Barueri: Manole; 2004. p. 103-17.
10. Fernandes MH. Transtornos alimentares. Clínica psicanalítica. São Paulo: Casa do Psicólogo; 2006. 303 p.
11. Saslavsky LC. Bulimia, anorexia nerviosa... ¿Enfermedades de la cultura? In: Beber E, Benedetti C, Goldvarg N. Anorexia y bulimia y otros trastornos de la conducta alimentaría - Practicas interdisciplinarias. Buenos Aires: Editora Atuel; 1996. p. 37-54.

12. Kachani AT, Brasiliano S, Hochgraf PB. Papel do nutricionista numa equipe multidisciplinar para tratamento de mulheres dependentes químicas. Tema livre apresentado no 1º Congresso da ABRAMD sobre Drogas e Dependências. São Paulo, jul./ago. 2008.
13. Cohen GN. Transtornos em la alimentación: La otra etiologia. In: Beber E, Benedetti C, Goldvarg N. Anorexia y bulimia y otros trastornos de la conducta alimentaría – prácticas interdisciplinarias. Buenos Aires: Editora Atuel; 1996. p. 65-72.
14. Borel M, Maldonado MA, Mato L. Bulimia y anorexia: una clínica de lo singular. In: Beber E, Benedetti C, Goldvarg N. Anorexia y bulimia y otros trastornos de la conducta alimentaría – practicas interdisciplinarias. Buenos Aires: Editora Atuel; 1996. p. 135-56.

2 As bases neuroquímicas da alimentação

Tatiana Mattos Vianna
Sophie Deram

INTRODUÇÃO

A alimentação e o comportamento alimentar são fundamentais na regulação fisiológica da homeostase energética e determinantes para a sobrevivência do indivíduo.

A maioria das conceituações de regulação alimentar propõe que dois sistemas paralelos interagem para influenciar a ingestão de alimentos:

- O sistema homeostático compreende reguladores hormonais dos níveis de fome, saciedade e adiposidade, como leptina, grelina e insulina, que atuam nos circuitos hipotalâmicos e do tronco encefálico para estimular ou inibir a alimentação a fim de manter níveis adequados de balanço energético.
- O sistema hedônico do cérebro que influencia a ingestão de alimentos independentemente do estado de energia. Esses mecanismos são menos compreendidos e o consumo excessivo de alimentos palatáveis pode desencadear respostas neuroadaptativas nos circuitos de recompensa do cérebro.

É o cérebro que desempenha o maior papel na regulação desses sistemas, especialmente da homeostase energética, por meio de uma modulação neuroquímica que influencia seu funcionamento saudável e patológico, com três ações fisiológicas principais que regulam:

- fome e saciedade;
- consumo de energia;
- regulação dos hormônios envolvidos no armazenamento das reservas energéticas.

São muitas substâncias neuroquímicas como os neurotransmissores, neuropeptídeos, neuromoduladores e compostos psicoativos que influenciam a atividade neuronal e, portanto, o sistema nervoso.

O sistema nervoso central (SNC), com suas características neuroquímicas heterogêneas, com sistemas neurais complexos e sistemas neuroquímicos e neuroendócrinos específicos, modulam não somente a ingestão alimentar como o metabolismo, ou seja, o conjunto de reações químicas que se processam no organismo visando ao armazenamento e ao consumo de energia para as atividades biológicas.[1]

São diversos núcleos hipotalâmicos, o tronco encefálico, partes do córtex cerebral e do sistema límbico que estão envolvidos no aspecto metabólico da alimentação e no comportamento alimentar.[2]

Os principais componentes periféricos, como o trato gastrointestinal, o sistema gustatório, o pâncreas, o tecido adiposo, o fígado e os músculos se comunicam com o encéfalo por meio de conexões neurais fornecidas pelo sistema nervoso autônomo (SNA), ou hormonal e metabólico. Esses sistemas cerebrais coletam informações sobre o *status* nutricional corporal e suas respostas envolvem também a sinalização da recompensa e a motivação.[3]

O tronco encefálico é a primeira estação retransmissora para informações nutricionalmente relevantes, recebendo sinais de entrada das papilas gustativas e do trato gastrointestinal por meio de aferentes gustativos e vagais, respectivamente.[4]

A escolha alimentar é um processo dinâmico e construída por diferentes determinantes fisiológicos, genéticos, do ambiente sociocultural, econômicos, antropológicos, entre outros.[5] A modulação da escolha e ingesta alimentar está em se harmonizar as questões fisiológicas internas com características do meio ambiente (p. ex.: horário) e dos alimentos (p. ex.: sabor).[6]

O SISTEMA NERVOSO CENTRAL (SNC)

O SNC desempenha um papel fundamental na percepção e no controle energético do organismo e regula uma variedade de atividades comportamentais e fisiológicas.[7] Os mecanismos por meio dos quais os reguladores hormonais da fome e saciedade agem nos circuitos hipotalâmicos e do tronco encefálico para manter a homeostase energética foram descritos em detalhes.

Hipotálamo

O hipotálamo é uma das regiões cerebrais mais importantes do controle central da alimentação, do gasto energético e do controle homeostático.[8]

Além de controlar algumas funções autônomas como fome, saciedade, sede, temperatura corporal, exerce influência na autosseleção de alimentos, estresse alimentar, crescimento e comportamentos reprodutivos.[9]

No hipotálamo, o núcleo arqueado (ARC), em particular, localizado na porção mediobasal é crítico para a regulação do metabolismo e da ingestão alimentar. O ARC é considerado o maior centro para integração de informações nutricionais relevantes originárias de órgãos periféricos e mediadas por hormônios, metabólitos circulantes ou por vias neurais principalmente do tronco encefálico. Ele recebe sinais de saciedade proximal, no qual interagem com sinais derivados da adiposidade.[10]

Neurônios nesse local coexpressam dois grandes grupos distintos de neuropeptídeos envolvidos na regulação alimentar:[11]

- Os neurônios orexígenos que expressam a estimulação do apetite como NPY (neuropeptídeo Y) e AgRP (peptídeo relacionado ao gene Agouti); eles são inibidos pela leptina e insulina e ativados pela grelina por meio de um receptor secretagogo de GH (GHS-R).[12]
- Os neurônios anorexígenos que inibem o apetite e expressam o POMC (proopiomelanocortina) e o CART (transcritos relacionados à anfetamina e cocaína) estimulados pela leptina e insulina; eles produzem o alfa-MSH (hormônio estimulante alfa-melanócito) que por sua vez ativa o receptor MC4R (receptor da melanocortina 4), situado no núcleo paraventricular, resultando em um sinal de saciedade.

Neurônios no ARC se projetam para outro importante núcleo do hipotálamo, o núcleo paraventricular (PVN). Esses neurônios processam informações que se originam em órgãos periféricos e projetam outros circuitos para fora do hipotálamo realizando a coordenação das respostas que controlam o consumo e o gasto energético. Esse núcleo expressa peptídeos que são principalmente catabólicos como nesfatina, ocitocina, hormônio liberador de tireotrofina (TRH), hormônio liberador de corticotrofina (CRH).

Outras duas áreas hipotalâmicas envolvidas no comportamento alimentar que se comunicam com o ARC são o centro hipotalâmico lateral responsável pela regulação da alimentação, envolvido nos sistemas catecolaminérgico e serotoninérgico. Neurônios como hormônio concentrador de melanina estão presentes no núcleo lateral onde expressam MC4R (receptor de melanocortina tipo 4) e integram os neurônios POMC, NPY e AgRP e também o núcleo dorsomedial que recebe *inputs* dos neurônios anabólicos NPY e AgRP originados do ARC.

Todos esses centros regulam o metabolismo por meio da atividade endócrina, autônoma e do controle do dispêndio e armazenamento de energia de forma coordenada.

O hipocampo

O hipocampo está relacionado com a formação, armazenamento e recuperação de memórias, além das funções de aprendizado e seu potencial envolvimento na regulação energética que tem sido descrita. Sinais neuro-hormonais relacionados ao início da refeição (grelina), término da refeição (CCK) e sinalização de estoques energéticos corporais (leptina, insulina) apresentam receptores no hipocampo que também parecem modular a operação dos processos de aprendizado e memória.

A grelina tem mostrado atuar diretamente nos neurônios do hipocampo e induzir formações de novas sinapses na região CA1, resultando em uma aprendizagem espacial aprimorada, ou seja, que se relaciona com a fase apetitiva do comportamento alimentar na qual é importante ir em busca dos alimentos no ambiente.

No hipocampo a leptina promove tanto plasticidade sináptica quanto neurogênese, e sua sinalização no hipocampo ventral tem sido relacionada com a consolidação de memórias para localização de comida.

Os neurônios do hipocampo são importante substrato neural que liga o contexto externo, o interno, as informações mnemônicas e cognitivas tanto para o controle do apetite quanto para o comportamento alimentar.

SISTEMA MONOAMINÉRGICO

Os neurotransmissores como dopamina, serotonina, GABA (ácido gama--aminobutírico, que parece estar envolvido no balanço da ingestão de carboidratos) atuam no SNC. Eles são produzidos nas terminações dos axônios, sendo responsáveis pelas transferências de informações entre as células nervosas.

Os neuroquímicos monoaminérgicos, tal qual a serotonina (5-HT) e a dopamina, desempenham um papel crítico no comportamento alimentar.[13]

Serotonina

A serotonina está envolvida na resposta de saciedade (tronco encefálico), relevantes centros integrativos da alimentação (hipotálamo), na motivação e em aspectos gratificantes/de recompensa do comportamento alimentar (circuito mesolímbico). No hipotálamo sua atividade está relacionada com escolha de macronutrientes e tamanho da refeição.[14]

A regulação da ingestão alimentar e do gasto energético está presente em selecionados neurônios POMC do núcleo arqueado. Esses receptores POMC de serotonina estão envolvidos na regulação da homeostase energética por meio de mudanças no comportamento alimentar, independente do gasto energético.

Uma relação inversa entre serotonina e ingestão alimentar e peso são bem estabelecidas na literatura. Baixos níveis de 5HT resulta em hiperfagia, aumento da ingestão e ganho de peso enquanto altos níveis de 5HT no cérebro atenuam o apetite e a ingestão de comida e ganho de peso.[15]

Dopamina

A dopamina, precursora natural da adrenalina e da noreadrenalina, desempenha um papel importante de comportamento motivado à recompensa, mas não com um papel central na resposta hedônica e sim na motivação "querer" para obtê-la.[16]

O sistema mesolímbico dopaminérgico, do qual o núcleo accumbens faz parte, é fundamental para o comportamento motor de obtenção dos alimentos ("querer"), e não exerce função nesse papel de "gostar" do alimento como se pensava anteriormente.

As projeções dopaminérgicas da área tegmentar ventral (VTA) para o núcleo accumbens e córtex pré-frontal, bem como o hipotálamo lateral, são os integrantes mais importantes do sistema implícito e/ou inconsciente de "querer", ou seja, influenciam poderosamente o comportamento direcionado a objetivos.

Hormônios nutricionalmente relevantes podem modular a atividade do sistema mesolímbico da dopamina. A leptina pode inibir diretamente os neurônios mesolímbicos de dopamina e suprimir a ingestão de alimentos. Por outro lado, a grelina ativa os neurônios dopaminérgicos na área tegmental ventral, aumenta o *turnover* de dopamina no núcleo accumbens e estimula diretamente o consumo de alimentos quando localmente administrada.

O mecanismo córtico-límbico de recompensa parece estar sob o executivo controle do córtex pré-frontal, que recebe informação sensorial de dentro e fora do corpo, bem como informações emocionais e cognitivas do sistema límbico, e está intimamente conectado com áreas corticais envolvidas no planejamento motor e execução.

NEUROBIOLOGIA DA ALIMENTAÇÃO

Mecanismos de curto prazo

Antes mesmo que o estômago receba o alimento, a experiência sensorial é despertada no ato da alimentação.

Pela intermediação do hipotálamo, estímulos sensoriais com características bem próprias, como paladar, olfato, visão e audição, participam ativamente na percepção final dos alimentos. Esses aspectos podem interferir nas preferências, motivações e escolhas alimentares, assim como a importância dos fatores sociais, cognitivos e emocionais precisam ser considerados dentro do comportamento alimentar.

Quanto a alguns estímulos sensoriais, a leptina também modula a sensibilidade das células receptoras do paladar na cavidade oral, dos mecanorreptores vagais no intestino, da percepção olfativa no bulbo olfativo e da percepção visual dos alimentos. Portanto, parece que a leptina pode bloquear os sinais sensoriais de entrada relacionados aos alimentos mesmo no estágio inicial do processamento.[17]

O trato gastrointestinal desempenha um papel importante no controle a curto prazo do comportamento alimentar.

A importância dos sinais originados do intestino tornou-se aparente para homeostase energética. O complexo vagal dorsal, localizado no tronco encefálico, é crucial para interpretação e retransmissão de sinais periféricos do intestino para o hipotálamo.[18] A barreira hematoencefálica permite aos hormônios intestinais acessar a área postrema, que então se comunica com o núcleo do trato solitário. Além disso, os hormônios intestinais sinalizam o cérebro estimulando diretamente os neurônios vagais aferentes.

Essa regulação de curto prazo da alimentação é baseada na quantidade de alimentos/nutrientes presentes temporariamente no trato gastrointenstinal que é sinalizada por quimio e mecanorreceptores. No estado de jejum o estômago vazio envia a informação ao tronco encefálico sinalizando um forte sinal de fome, derivando um aumento na secreção gástrica do peptídeo orexígeno grelina, conhecido como o hormônio da fome, pois, como dito anteriormente, está implicado na iniciação e não no término das refeições. Ele atua no núcleo arqueado estimulando a alimentação, ou seja, estimula os neurônios produtores de NPY.

A grelina atuando pelo caminho vagal aferente e pelo núcleo do trato solitário ativa NPY e AgRP e suprime o POMC no núcleo arqueado para estimular o apetite e atua diretamente no núcleo paraventricular a fim de que o gasto energético seja reduzido. Sua secreção é inibida com o consumo alimentar.

Os mecanismos que controlam o tamanho da refeição (saciação) e os que controlam os intervalos entre as refeições (saciedade) diferem. A saciação é determinada por mecanismos fisiológicos e psicológicos, que desencadeiam sinais aferentes para o cérebro de diversas áreas do trato gastrointestinal, incluindo estômago, intestino proximal, distal e colón.

A saciedade é afetada tanto por sinais de curto prazo do trato gastrointestinal quanto por sinais de longo prazo do estoque energético corporal. Ela é percebida pelo encéfalo por meio de incretinas (grupo de hormônios metabólicos que estimulam a diminuição dos níveis de glicose no sangue) liberadas tanto na porção alta do intestino quanto nas porções mais baixas do intestino e colo.

- A colecistocinina (CCK) tem o seu nível de secreção proporcional aos conteúdos proteicos e lipídicos da refeição e seu papel na regulação do apetite é relacionado à inibição da ingestão de alimentos e diminuição do tamanho das refeições.
- O peptídeo tirosina (PYY), que inibe a produção de NPY por meio da via de receptores Y2 induz a saciedade. Está envolvido no gasto energético e na redução do esvaziamento gástrico, motilidade intestinal, secreções pancreáticas e absorção de fluidos e eletrólitos do íleo.
- O peptídeo semelhante ao glucagon (GLP-1) produzido nas células L do íleo desempenha papéis de potentes efeitos anoréxicos. Diminui esvaziamento gástrico, inibe a secreção do ácido gástrico, diminui a ingestão alimentar, aumenta a saciedade, promove a perda de peso por meio de suas ações periférica e central. Receptores de GLP-1 são encontrados no tronco encefálico, incluindo o núcleo do trato solitário e medula ventrolateral. Há projeções para o centro da fome nos núcleos hipotalâmicos periventricular e lateral. O núcleo paraventricular e núcleo arqueado são ricos em receptores GLP-1.
- O peptídeo oxintomodulina (OXM) secretado na porção distal do intestino em reposta à ingestão alimentar é um produto de preproglucagon. Também identificada como um supressor da ingestão alimentar, a curto prazo parece ter uma ação direta nos centros hipotalâmicos para diminuir a ingestão calórica e diminuir os níveis séricos de grelina. O OXM atua principalmente em condições especiais, como após cirurgia bariátrica.[19]
- A nefastina é encontrada no intestino e hipotálamo como um neuropeptídeo. Sua expressão no estômago e duodeno, bem como a administração exógena periférica do hormônio ativa neurônios vagais aferentes para reduzir a ingestão alimentar.[20]
- A obestatina se origina da mucosa gástrica, do intestino delgado e do pâncreas. É uma molécula precursora da grelina. Embora codificada pelo mesmo gene da grelina sua ação é antagônica. Sua função em relação à homeostase energética é inibir a ingesta alimentar, prevenir ganho de peso, reduzir a motilidade intestinal e regular ação da insulina.[21]
- A neurotensina é um peptídeo expresso no cérebro e trato gastrointestinal desempenhando um papel na regulação da ingestão alimentar, seu efeito anoréxico é mediado pelo receptor Ntsr1.

Além desses mecanismos de curto prazo, os fatores neurotróficos, como o fator neurotrófico derivado do cérebro (BDNF) e a neurotrofina-3, os quais são essenciais para inervação vagal aferente da parede do estômago, têm sido apontados por desempenharem um papel importante no comportamento alimentar com possíveis efeitos de longo prazo no balanço energético que serão vistos a seguir.

Mecanismos de longo prazo

A regulação da alimentação de longo prazo, por outro lado, recebe sinais neuroendócrinos referentes à quantidade de gordura corporal existente, ou seja, do tecido adiposo. Para alterar a ingestão de alimentos os sinais que refletem o estado de depósitos de energia a longo prazo devem interagir com os sinais de curto prazo, que modulam a estrutura e o padrão alimentar.

A leptina é produzida principalmente por adipócitos brancos (células armazenadoras de gordura) em quantidades que se correlacionam positivamente com os níveis de gordura armazenada. Ela é estimulada pela insulina, via metabolismo da glicose, e inibida por catecolaminas, regula a massa de tecido adiposo e responde ao estado energético e à diminuição do consumo alimentar por meio do aumento da lipólise e da termogênese.

A leptina ativa receptores do neuropeptídeo catabólico POMC, no ARC e no núcleo ventricular médio (VMH) do hipotálamo, local importante na regulação do metabolismo energético no qual é precursor de vários produtos, como o hormônio estimulante alfa melanócito (alfa-MSH) ou seu análogo melanotan II (MTII). Esses produtos atuam como receptores da melanocortina (MC4R) induzindo assim a perda de apetite e promovendo a liberação de CCK a partir do duodeno. A ativação do MC4R no VMH controla a expressão do BDNF, cuja expressão aumentada é também associada a uma diminuição acentuada de leptina e insulina, que ativa seu receptor tirosina-quinase (TrKB) nos núcleos ventricular médio e paraventricular com consequências para o metabolismo energético.

Em alguns casos de condição associada à obesidade, indivíduos apresentam a hiperleptinemia, atribuída a alterações em seu receptor ou a uma deficiência em seu transporte na barreira hematoencefálica. Ou seja, ocorre uma resistência à leptina e, portanto, não apresenta os efeitos da leptina na regulação do apetite.[22]

As células beta do pâncreas também possuem a capacidade de detectar glicose e sinalizar ao cérebro, por meio de produtos secretores como insulina e amilina, a disponibilidade de glicose. A insulina é um hormônio produzido pelas células beta do pâncreas e atua diretamente no núcleo arqueado hipotalâmico (o qual é rico em receptores de insulina e é a porta de entrada para o acesso da insulina no SNC), se correlaciona positivamente com a massa de gordura e seus níveis circulantes estão envolvidos em longo prazo na regulação do balanço energético, suprimindo o NPY e aumentando a atividade dos neurônios produtores de POMC, reduzindo a ingestão de alimentos e aumentando a termogênese.

A amilina, peptídeo cossecretado com insulina, age para diminuir o consumo alimentar por diminuição da expressão dos neuropeptídeos orexígenos, inibir o esvaziamento gástrico, secreção de glucagon e ácido gástrico por meio de receptores em vias hipotalâmicas e estruturas límbicas.

Os neurônios produtores do neuropeptídeo orexina, no hipotálamo lateral (LH), têm sido considerados ideais para regulação do comportamento de "forrageamento" (busca de alimento), pois regula a vigília, excitação e apetite. Eles promovem aumento do consumo alimentar, além de modularem a percepção olfativa, incrementando a capacidade de cheirar um alimento em potencial e a atividade locomotora. A restrição calórica realça os efeitos da orexina na ingestão alimentar.

O tecido adiposo, o maior local de energia estocada, libera além da leptina mensageiros adicionais como adiponectina, resistina, fator de necrose tumoral alfa (TNF-alfa) e interleucina-1 (IL-1). Observa-se que todos esses marcadores inflamatórios têm demonstrado sinalizar ao cérebro e a outros órgãos periféricos envolvidos no controle do balanço energético.

Os sistemas neurais exercem o controle ou modulação do consumo alimentar bem como do metabolismo de nutrientes, mas além deles, os sistemas neuroquímicos e neuroendócrinos específicos também podem atuar nesses mecanismos.

SINALIZADORES DO APETITE – VISÃO GERAL

No Quadro 1 estão listados os principais sinalizadores do apetite, seu local de produção e suas características orexígena ou anorexígena.

Quadro 1 Principais sinalizadores do apetite, local de produção e características orexígena ou anorexígena

Sinalizadores	Local de produção
Anorexígenos	
Insulina	Pâncreas
Leptina	Adipócitos e estômago
Colecistocinina (CKK)	Intestino
PYY (3-36)	Íleo e cólon
CART (transcritos relacionados à anfetamina e cocaína)	Hipotálamo
POMC (pró-ópio melanocortina)	Hipotálamo
MSH (hormônio melanocorticotrófico)	Hipófise
GLP-1 (semelhante ao glucagon)	Íleo, cólon e reto
Oxintomodulina	Final do jejuno e íleo
Glicossensores	Portais veia porta

(continua)

Quadro 1 Principais sinalizadores do apetite, local de produção e características orexígena ou anorexígena (*continuação*)

Sinalizadores	Local de produção
Anorexígenos	
Amilina	Pâncreas
Adiponectina	Adipócitos
Enterostatina	Intestino
Bombesina	Estômago
GIP (peptídeo inibidor gástrico)	Estômago
Glucagon	Pâncreas
PP (polipeptídeo pancreático)	Pâncreas
mTOR	Hipotálamo
GIP (peptídeo insulinotrópico dependente de glicose)	Linfócitos intraepiteliais do duodeno proximal
TRH (hormônio liberador de tireotropina)	Hipotálamo
CRH (hormônio liberador de corticotropina)	Hipotálamo
Nefastina	Intestino e hipotálamo
Obestatina	Mucosa gástrica, intestino delgado e pâncreas
Neurotensina	Cérebro e TGI
ELABELA	Fígado
Ocitocina	Hipotálamo
Apolipoproteína A-IV	Intestino
ACTH (hormônio adrenocorticotrópico)	Adeno-hipófise
BDNF	Hipotálamo
Orexígenos	
Grelina	Estômago e hipotálamo
Anandamida e 2AG	Intestino e cérebro
Opioides (endorfina)	Cérebro e tronco encefálico
NPY = neuropeptídeo Y	Hipotálamo
AgRP = peptídeo relacionado ao gene agouti	Hipotálamo
PYY(1-36)	Íleo e cólon
Resistina	Células mononucleares, adipócito, pâncreas
AMPK = quinase ativada por AMP cíclico	Hipotálamo
OXA (Orexina-A)	Hipotálamo
MCH (hormônio concentrador de melanina)	Hipotálamo
Galanina	Cérebro, trato gastrointestinal

COMPORTAMENTO ALIMENTAR

A regulação neuroquímica envolvida na alimentação é complexa em virtude da variedade de *inputs* (entradas) envolvidas na determinação do comportamento alimentar. A alimentação está sob um controle central que é regulado pelo sutil equilíbrio entre as monoaminas e neuropeptídeos.

As monoaminas são compostos bioquímicos com um anel aromático e sintetizados por meio de aminoácidos aromáticos.[23] Destacam-se: as catecolaminas (dopamina, adrenalina e noradrenalina) originadas do aminoácido essencial tirosina; a serotonina derivada do aminoácido essencial triptofano e histamina; o imidazol, produzido pela descarboxilação dependente de vitamina B6 do seu precursor histidina, também um aminoácido essencial.

A liberação de peptídeos do trato gastrointestinal pode modular o comportamento e, em contrapartida, os peptídeos gastrointestinais demonstram ser sintetizados e liberados no SNC, atuando como neurotransmissores, ou seja, têm um papel como moduladores do comportamento alimentar, no aumento ou na diminuição da ingestão de alimentos, e regulação corporal.[24]

Certas condições da ingestão alimentar desses precursores podem ser suficientes para influenciar em certos comportamentos.

Controle hedônico do comportamento alimentar

Além do controle homeostático da alimentação existe o controle hedônico do comportamento alimentar.[25] A fome hedônica foi descrita como um estado motivacional criado pela exposição e consumo repetido de alimentos palatáveis. Sugere-se que o consumo de alimentos de alta palatabilidade gera um prazer mais importante que as próprias necessidades energéticas e é por essa capacidade de se sobrepor aos sinais homeostáticos que a motivação hedônica se torna tão importante nas considerações da ingestão alimentar.

A recompensa e a alimentação hedônica são processadas por um sistema neural complexo que inclui o núcleo accumbens e o pálido ventral, no estriado ventral, área tegmental ventral localizada no mesencéfalo e que se projetam por meio do sistema mesolímbico de dopamina de volta ao núcleo accumbens, córtex pré-frontal, hipocampo e amígdala.

A amígdala é a área primária do cérebro, regulando o apetite em resposta às emoções. De fato, a amígdala é ativada para sinais de comida nos quais essa resposta está aumentada na infância, adolescência e em adultos com obesidade.[26]

A recompensa alimentar foi contextualizada por um processo composto em três diferentes componentes: gostar, querer e aprender.[16]

O "gostar" – é o componente hedônico que está mediado por circuitos opioides, endocanabinoides e GABAérgicos que ativam locais corticais e subcorticais como os encontrados no núcleo accumbens e pálido ventral – regiões potencializadas pelos neurotransmissores. Reflete uma antecipação do prazer que é obtida, por exemplo, com alimentos palatáveis.

O "querer" – é o componente motivacional que geralmente é disparado por gatilhos visuais ou olfativos que ocasionam a procura pelo alimento e traduzem em um aumento de apetite e outros comportamentos ligados à motivação de buscar o alimento. Mediado por projeções dopaminérgicas mesencefálicas que enviam suas fibras para o núcleo accumbens, amígdala e hipocampo. A ativação das vias dopaminérgicas parece aumentar o "querer" sem afetar o "gostar". O "querer" parece também ser modulado pela atuação direta da insulina e leptina nos neurônios dopaminérgicos mesolímbicos.

O "aprender" – é a aprendizagem que permite que se façam associações e predições, no qual eventos não previsíveis acionam a atividade dos neurônios dopaminérgicos para se mobilizar a atenção e incorporar uma nova informação pelo córtex, contribuindo para o aumento do repertório de preferências alimentares e consequentemente para "querer" mais certo tipo de alimento.[27]

Estresse

O eixo hipotálamo-pituitária-adrenal (HPA), um sistema neuroendócrino que envolve o hipotálamo, a glândula pituitária e glândula adrenal, exerce um importante papel na resposta aos estímulos externos e internos, como estresse, emoções, humor, digestão, gasto energético, na preferência por gordura, entre outros.[1]

A atividade desse eixo é comandada pela seguinte cadeia de secreções: o hipotálamo secreta o hormônio liberador de corticotrofina (CRH) e a vasopressina, em sequência a glândula pituitária secreta o hormônio adrenocorticotrófico (ACTH) e, por fim, a adrenal, os glicorticoides, como o cortisol.[28]

Dentro das diversas funções dos glicorticoides, o efeito fisiológico mais evidente é a regulação do metabolismo energético.

O estresse relacionado à estimulação crônica desse eixo HPA e a exposição excessiva de glicorticoides resultantes podem desempenhar um papel no desenvolvimento da obesidade visceral.[29]

O cortisol pode influenciar o valor de recompensa do alimento por vias de mediadores neuroendócrinos mediados pelo aumento da leptina, insulina e NPY. Induzido pelo estresse, o cortisol pode prejudicar a atividade do córtex pré-frontal direito, impedindo o mais reflexivo e cognitivo controle sobre o comer.

O estresse leva a alterações fisiológicas, psicológicas e comportamentais por tempo limitado que afetam o apetite, tanto na supressão quanto na estimulação desse metabolismo e comportamento alimentar, relacionando-se com um aumento do "querer" e uma diminuição do "gostar" pós-prandial.

Modulação pela ritmicidade circadiana

As diversas atividades fisiológicas, incluindo sistema imune, metabolismo, ciclos de sono e sinalização endócrina estão sob a regulação e modulação do ciclo circadiano. A ritmicidade circadiana alinha oscilações nos processos biológicos como ingestão alimentar, alerta e gasto energético, produzindo ritmos na fisiologia e comportamento.[30]

Os ritmos circadianos e diurnos afetam a ingestão alimentar, variando o nível e a intensidade ao longo do dia, por exemplo, a ritmicidade e o sincronismo na liberação de adipocinas são importantes para o padrão alimentar.[31]

Assim como o principal hormônio envolvido no ciclo sono/vigília é a melatonina, e sua secreção é influenciada pelas condições de sono, a diminuição na sua produção tem sido associada com depressão e síndrome do comer noturno. Observa-se que a restrição/privação do sono por um período é suficiente para acarretar uma elevação da glicose, da grelina, do cortisol e do apetite (preferência por alimentos mais calóricos), queda da ação da insulina e diminuição dos níveis de leptina.

É importante ressaltar que desalinhamentos no ciclo circadiano, como exposição à luz, sono ou ingestão de alimentos prejudicam o metabolismo, piorando o controle glicêmico e afetando adversamente fatores envolvidos no balanço energético e na perda de peso, e consequentemente influenciando a patogênese da doença metabólica – aumentando o risco de desenvolver diabetes e obesidade.

Sincronicidade e ritmicidade nos níveis de secreção de hormônios regulatórios são importantes para o padrão alimentar diário e alterações na ingestão de alimentos, podendo acarretar atraso na regulação metabólica dos ritmos circadianos e associação com transtornos alimentares (síndrome do comer noturno e transtorno da compulsão alimentar, por exemplo).

CONSIDERAÇÕES FINAIS

Não há dúvidas que muitos neuroquímicos participam desse delicado equilíbrio da regulação do comportamento alimentar, assim como da integração de fatores neurais, anatômicos, fisiológicos, endócrinos e comportamentais. Múltiplos sistemas e vias neurais controlam a ingestão de alimentos, gasto energético, com enfoque nas interações entre os sistemas cerebrais metabólicos, cognitivos e recompensadores.

Portanto, o consumo alimentar está sob regência de circuitos encefálicos complexos que dirigem os processos fisiológicos redistribuindo e transformando os recursos internos, como os depósitos de energia, corrigem e antecipam desvios da homeostase corporal. Fortemente interconectadas, essas vias neurais medeiam comportamentos na busca de recursos vitais e conservam suprimentos escassos ou queimam o excedente.

Os aspectos comportamentais estão interconectados aos aspectos fisiológicos, neurais anatômicos e endócrinos que medeiam a promoção do comportamento alimentar. Outros aspectos emergentes sobre essas bases neuroquímicas são a inter-relações com a nossa microbiota, mas também o ambiente social, a pressão da sociedade, as mídias, os alimentos palatáveis, os hábitos e culturas alimentares e o grau de educação devem ser levados em consideração quando se trata da escolha alimentar.

REFERÊNCIAS BIBLIOGRÁFICAS

1. Cambraia RPB. Psychobiological aspects of feeding behavior. Rev Nutr. 2004;17(2):217-25. doi:10.1590/S1415-52732004000200008
2. Lenard NR, Berthoud H-R. Central and Peripheral Regulation of Food Intake and Physical Activity: Pathways and Genes. Obesity. 2008;16(2):S11-S22. doi:10.1038/oby.2008.511
3. Morton GJ, Meek TH, Schwartz MW. Neurobiology of food intake in health and disease. Nat Rev Neurosci. 2014;15(6):367-78. doi:10.1038/nrn3745
4. Damiani D, Damiani D. Sinalização cerebral do apetite. Rev Bras Clin Med São Paulo. 2011;9(2):138-45.
5. Jomori MM, Proença RPDC, Calvo MCM. Determinantes de escolha alimentar. Rev Nutr. 2008;21(1):63-73. doi:10.1590/S1415-52732008000100007
6. Quaioti TCB, Almeida S de S. Determinantes psicobiológicos do comportamento alimentar: uma ênfase em fatores ambientais que contribuem para a obesidade. Psicol USP. 2006;17(4):193-211. doi:10.1590/S0103-65642006000400011
7. Timper K, Brüning JC. Hypothalamic circuits regulating appetite and energy homeostasis: Pathways to obesity. DMM Dis Model Mech. 2017;10(6):679-89. doi:10.1242/dmm.026609
8. Qualls-Creekmore E, Münzberg H. Modulation of feeding and associated behaviors by lateral hypothalamic circuits. Endocrinology. 2018;159(11):3631-42. doi:10.1210/en.2018-00449
9. Burbridge S, Stewart I, Placzek M. Development of the neuroendocrine hypothalamus. Compr Physiol. 2016;6(2):623-43. doi:10.1002/cphy.c150023
10. Miller GD. Appetite regulation: hormones, peptides, and neurotransmitters and their role in obesity. Am J Lifestyle Med. 2019;13(6):586-601. doi:10.1177/1559827617716376
11. Meister B. Neurotransmitters in key neurons of the hypothalamus that regulate feeding behavior and body weight. Physiol Behav. 2007;92(1-2):263-71. doi:10.1016/j.physbeh.2007.05.021
12. Maior AS. Regulação hormonal da ingestão alimentar: um breve relato. Med. 2012;45(3):303-309. doi:10.11606/issn.2176-7262.v45i3p303-309
13. Ooi CL, Kennedy JL, Levitan RD. A putative model of overeating and obesity based on brain-derived neurotrophic factor: Direct and indirect effects. Behav Neurosci. 2012;126(4):505-14. doi:10.1037/a0028600
14. Lam DD, Garfield AS, Marston OJ, Shaw J, Heisler LK. Brain serotonin system in the coordination of food intake and body weight. Pharmacol Biochem Behav. 2010;97(1):84-91. doi:10.1016/j.pbb.2010.09.003
15. Calati R, De Ronchi D, Bellini M, Serretti A. The 5-HTTLPR polymorphism and eating disorders: A meta-analysis. Int J Eat Disord. 2011;44(3):191-9. doi:10.1002/eat.20811

16. Ribeiro G, Santos O. Recompensa alimentar: mecanismos envolvidos e implicações para a obesidade. Rev Port Endocrinol Diabetes e Metab. 2013;8(2):82-8. doi:10.1016/j.rpedm.2013.09.001
17. Zheng H, Berthoud H-R. Eating for pleasure or calories. Curr Opin Pharmacol. 2007;7(6):607-12. doi:10.1016/j.coph.2007.10.011
18. Abdalla MMI. Central and peripheral control of food intake. Endocr Regul. 2017;51(1):52-70. doi:10.1515/enr-2017-0006
19. Alvarez-leite JI. Sistema digestório: integração básico-clínica. Controle neuroendócrino da saciedade. Cap. 16. São Paulo: Blucher; 2011. p. 389-406.
20. Dore R, Levata L, Lehnert H, Schulz C. Nesfatin-1: Functions and physiology of a novel regulatory peptide. J Endocrinol. 2017;232(1):R45-R65. doi:10.1530/JOE-16-0361
21. Xing YX, Yang L, Kuang HY, Gao XY, Liu HL. Function of obestatin in the digestive system. Nutrition. 2017;34:21-8. doi:10.1016/j.nut.2016.08.009
22. Romero CEM, Zanesco A. The role of leptin and ghrelin on the genesis of obesity. Rev Nutr. 2006;19(1):85-91. doi:10.1590/s1415-52732006000100009
23. Kandel ER, Schwartz JH, Jessell TM. Principles of neural science, 4th ed. New York: Elsevier; 2000.
24. Morley JE. Appetite regulation: The role of peptides and hormones. J Endocrinol Invest. 1989;12(2):135-47. doi:10.1007/BF03349944
25. Kenny PJ. Reward mechanisms in obesity: new insights and future directions. Neuron. 2011;69(4):664-79. doi: https://doi.org/10.1016/j.neuron.2011.02.016
26. Farr OM, Li CSR, Mantzoros CS. Central nervous system regulation of eating: Insights from human brain imaging. Metabolism. 2016;65(5):699-713. doi:10.1016/j.metabol.2016.02.002
27. Berridge, Kent C. "Liking" and "wanting" food rewards: brain substrates and roles in eating disorders. Physiology & Behavior. 2009;97(5):537-50. doi:10.1016/j.physbeh.2009.02.044
28. Juruena MF, Cleare AJ, Pariante CM. O eixo hipotálamo-pituitária-adrenal, a função dos receptores de glicocorticóides e sua importância na depressão. Rev Bras Psiquiatr. 2004;26(3):189-201. doi:10.1590/s1516-44462004000300009
29. Adam TC, Epel ES. Stress, eating and the reward system. Physiol Behav. 2007;91(4):449-58. doi:10.1016/j.physbeh.2007.04.011
30. Bae SA, Fang MZ, Rustgi V, Zarbl H, Androulakis IP. At the Interface of Lifestyle, Behavior, and Circadian Rhythms: Metabolic Implications. Front Nutr. 2019;6(August). doi:10.3389/fnut.2019.00132
31. Bernardi F, Harb ABC, Levandovski RM, Hidalgo MPL. Transtornos alimentares e padrão circadiano alimentar: uma revisão. Rev Psiquiatr do Rio Gd do Sul. 2009;31(3):170-6. doi:10.1590/S0101-81082009000300006

3

Avaliação nutricional – como fazer uma boa história alimentar

Renata David Kitade
Adriana Trejger Kachani

INTRODUÇÃO

A avaliação nutricional na psiquiatria é um desafio que merece especial atenção do profissional que irá realizá-la. Um deles se refere ao fato de que cada transtorno tem suas particularidades, que devem ser consideradas no momento da avaliação. Porém, independente do problema psiquiátrico de seu paciente, a avaliação nutricional deve ser detalhada e incluir quatro grandes parâmetros: **anamnese, exame físico, exames bioquímicos e antropometria**. Cada parâmetro, isoladamente, não fornece o diagnóstico nutricional global do indivíduo, o qual deverá ser determinado pela análise de todos os parâmetros em conjunto. Nem sempre é possível ter as condições ideais para se realizar um bom diagnóstico nutricional, mas o profissional deve conhecer as limitações de cada parâmetro, minimizando, assim, erros de interpretação.[1]

O estado nutricional do paciente é resultado das suas deficiências e inadequações, que podem ser decorrentes de enfermidades, de hábitos alimentares e de estilo de vida errôneos. Essas inadequações produzem efeitos deletérios à saúde e devem ser corrigidas pelos profissionais que buscam melhorar a qualidade de vida dos indivíduos.[1]

ANAMNESE

A anamnese alimentar deve investigar os hábitos alimentares do paciente, sua história clínica e história alimentar.

A história clínica adequada visa a buscar informações relacionadas a queixas, ocorrência de doenças presentes e passadas, perda ou ganho de peso recente, uso de medicamentos, alergias, problemas dentários, cirurgias, funcionamento intestinal, gestações, menarca e menopausa, capacidade física e mental, entre outras. Aspectos culturais, familiares, socioeconômicos e atividades desenvolvidas também podem e devem ser questionados.[2]

O uso de psicofármacos deve ser analisado. Conforme descrito no Capítulo 6, vários medicamentos utilizados no tratamento de dependência química e de suas comorbidades podem levar a um aumento de peso que pode ser um fator de risco para comorbidades clínicas, tais como hipertensão, *diabetes mellitus* tipo 2, dislipidemias, doenças cardiovasculares, entre outras, além da diminuição da qualidade de vida e da autoestima.[3,4] O medo do ganho de peso pode prejudicar a aderência ao tratamento e aumentar o risco de recaídas.[4]

A avaliação dietética, muitas vezes subestimada, é um valioso instrumento para identificar pacientes com risco nutricional e é função exclusivamente realizada por nutricionistas. Além de fornecer dados quanto à ingestão calórico-proteica, de vitaminas e minerais atual do paciente, também permite ao profissional identificar inadequações alimentares e o risco nutricional decorrente desse achado.[5] Para tanto, é realizada entrevista na qual inquéritos de nutrição são aplicados a fim de se avaliar os hábitos alimentares, déficits e excessos, o que permite identificar e traçar o padrão de consumo alimentar, a quantidade de energia e nutrientes consumidos, os alimentos ou grupos de alimentos mais ingeridos e/ou evitados e estabelecer hipóteses para condições de risco e sobre a relação entre o estado nutricional e de saúde.[6]

Os inquéritos dietéticos podem fornecer informações tanto qualitativas como quantitativas a respeito do consumo alimentar. Métodos como o recordatório habitual são eficientes, na medida em que tornam possível identificar erros no padrão alimentar, quanto a frequência, horários e quantidade de alimentos consumidos. O investigador propõe ao indivíduo recordar e descrever todos os alimentos consumidos normalmente em um dia de sua rotina (período de 24h), anotando e estimando as quantidades em medidas caseiras.[7]

Outro inquérito muito utilizado é o recordatório de 24 h, que, como o nome indica, consiste em definir e quantificar todos os alimentos e as bebidas ingeridos no período anterior à entrevista, que pode ser as 24 h precedentes ou, mais comumente, o dia anterior. Esse método mostra-se útil quando há necessidade de conhecer a ingestão média de energia e nutrientes de grupos culturalmente diferentes, já que pode descrever um amplo número de alimentos e hábitos alimentares.[8] Porém, como qualquer instrumento, apresenta algumas desvantagens que são apresentadas no Quadro 1.

Outro inquérito muito utilizado é o Questionário de Frequência Alimentar (QFA), considerado o mais prático e informativo método de avaliação da ingestão dietética. O QFA foi desenhado para obter informações qualitativas, semiquantitativas ou quantitativas sobre o padrão alimentar e a ingestão de alimentos específicos, podendo, assim, associá-lo com o risco de doenças. Possui

Quadro 1 Vantagens e desvantagens do recordatório de 24 horas

Vantagens	Desvantagens
Curto tempo de administração O procedimento não altera a ingestão do indivíduo Recordatórios seriados podem estimar a ingestão habitual Pode ser utilizado em qualquer faixa etária e em analfabetos Baixo custo	Depende da memória do entrevistado Depende da capacidade do entrevistador em estabelecer canais de comunicação Um recordatório não estima a ingestão habitual Dificuldade em estimar o tamanho das porções

Fonte: Fisberg et al., 2005.[8]

basicamente dois componentes: uma lista de alimentos e uma seção de respostas sobre a frequência de consumo de cada alimento. Para possibilitar a estimativa da ingestão de nutrientes, muitos instrumentos têm incorporado uma terceira coluna para o detalhamento do tamanho de porções. A lista de alimentos deve ser elaborada conforme os hábitos da população e os nutrientes que se deseja avaliar. Os questionários podem variar em relação ao número de alimentos incluídos, mas é importante lembrar que ao se aumentar a lista, aumenta-se a fidedignidade em relação à alimentação, mas perde-se na sua vantagem de rapidez e simplicidade.[9] O Quadro 2 apresenta as vantagens e desvantagens desse inquérito. Um exemplo de questionário pode ser encontrado na seção Anexos, ao final do livro.

Quadro 2 Vantagens e desvantagens do Questionário de Frequência Alimentar (QFA)

Vantagens	Desvantagens
Utilizado em estudos epidemiológicos Estima a ingestão habitual do indivíduo Rápido e simples de administrar Não altera o padrão de consumo Baixo custo Classifica os indivíduos em categorias de consumo Minimiza a variação intrapessoal ao longo dos dias	Depende da memória dos hábitos alimentares passados Desenho do instrumento requer esforço e tempo Pode haver limitações em analfabetos e idosos Informação passada "viés" pela informação atual A validade deve ser testada a cada novo questionário Dificuldade para o entrevistador conforme o número e a complexidade da lista de alimentos Quantificação pouco exata

Fonte: Fisberg et al., 2005.[8]

Além dos inquéritos, é importante realizar uma história alimentar detalhada, a fim de conhecer aspectos sobre hábitos alimentares atuais e passados, número de refeições realizadas diariamente, apetite, preferências e tabus alimentares, uso de suplementos alimentares, dietas já realizadas, entre outras. Algumas informações adicionais podem ainda ser obtidas, tais como tabagismo e atividade física.[8] O Quadro 3 sugere alguns assuntos que devem ser abordados na história clínica e alimentar.

Quadro 3 Assuntos que devem ser abordados na história clínica e alimentar

História	Perguntas
Clínica	Comorbidades clínicas, cirurgias já realizadas, antecedentes familiares, medicações em uso, hábito intestinal, desconforto abdominal frequente, gases/flatulência frequentes, diurese, menarca, número de gestações, ganho de peso gestacional, aleitamento materno, regularidade menstrual, dificuldades na TPM (em mulheres), histórico do peso, capacidade de concentração e memória, qualidade do sono, entre outros.
Alimentar	Se foi amamentado ou não, como era a alimentação e peso na infância/adolescência, se já fez dietas ou não, quais foram, uso de suplementos alimentares, atividade física, relação/satisfação com o corpo, mastigação, apetite, consumo de líquidos durante o dia e nas refeições, aversões ou intolerâncias alimentares, preferências alimentares, horário das refeições, entre outros.

EXAME FÍSICO

O exame físico é um método clínico utilizado para detectar sinais e sintomas associados à desnutrição.[7] No paciente psiquiátrico pode revelar também automutilações, tricotilomania (mania de arrancar pelos), *skin peacking* (mania de cutucar a pele), sinal de Russel (marca nas mãos dos pacientes que provocam vômitos frequentemente), entre outros.

Muitas vezes os pacientes psiquiátricos podem estar desnutridos. É o caso de pacientes com anorexia nervosa, depressão, dependência de álcool e outras drogas, entre outros. Nesses casos, é importante lembrar que frequentemente os sinais refletem uma desnutrição crônica, ou seja, só aparecem em estágios avançados da depleção nutricional e por essa razão o diagnóstico da desnutrição não pode só se basear nesse método. Para uma desnutrição aguda, devemos contar sempre com parâmetros bioquímicos.

Uma vez que o risco de desenvolver dislipidemias é aumentado em pacientes alcoolistas e naqueles usuários de certas medicações psicotrópicas, por exemplo, os antipsicóticos atípicos, também devemos ficar atentos a esses sinais nesses pacientes. Dois sinais marcantes dessa patologia são o arco córneo com anel branco e o xantelasma (pequenas bolsas amareladas ao redor dos olhos).[3,6]

A lista de sinais clínicos que devem ser observados durante o exame é extensa. O Quadro 4 apresenta os principais sinais que devem ser observados no paciente psiquiátrico.

Quadro 4 Sinais a serem observados no exame físico de pacientes psiquiátricos

Local	Sinal	Indicação
Pele	Cortes Amarelada Falhas de pelos Pequenos machucados	Automutilação Hepatite alcoólica Tricotilomania *Skin peacking*
Olhos	Amarelados	Hepatite alcoólica
Dentes	Esmalte manchado e/ou dentes corroídos Cáries	Excesso de vômitos Consumo excessivo de álcool e açúcares
Unhas	Roídas	Ansiedade
Sistema nervoso	Parestesia (formigamento nas extremidades) e dificuldade de contração de punhos e tornozelos Confusão mental	Hipovitaminose: tiamina Hipovitaminose: tiamina, demência, intoxicação medicamentosa
Glândulas	Aumento da paratireoide	Excesso de vômitos

Fonte: Adaptado de Waitzberg e Ferrini, 2000.[6]

EXAMES BIOQUÍMICOS

A mensuração das modificações de marcadores bioquímicos do estado nutricional fornece medidas objetivas das alterações nutricionais, mesmo que precoces, e tem a vantagem de possibilitar o monitoramento durante o tratamento.[10] Estados de desnutrição podem estar associados a alterações nas proteínas plasmáticas, que indicam catabolismo, hepatopatias, estados de infecção e inflamação. Competência imunológica e creatinina urinária também são parâmetros para se avaliar estados de desnutrição. Da mesma forma, o perfil lipídico pode auxiliar no diagnóstico de obesidade, além de indicar fatores de risco para doenças cardiovasculares e a curva glicêmica seria um bom indicador da resistência insulínica.[7,11]

Cada transtorno psiquiátrico exige atenção específica e os exames laboratoriais serão tratados nos seus respectivos capítulos. Porém, exemplificando, pacientes alcoolistas muitas vezes têm comprometimento hepático que deve ser avaliado.[12] Pacientes com anorexia nervosa costumam ter arritmias cardíacas, anemia, entre outros.[13] É importante lembrar que carências nutricionais podem favorecer a manifestação de irregularidades na saúde física e mental, gerando sintomas como ansiedade, apreensão, irritabilidade, nervosismo excessivo, agitação, hiperatividade, humor lábil ou deprimido, tristeza, entre outros, podendo até piorar o quadro psiquiátrico do paciente.[14]

A individualidade bioquímica faz com que os indivíduos possam reagir de maneira diferente, podendo desencadear processos crônicos durante a vida, que se manifestam por determinados sintomas. Quando não existe um diagnóstico das causas, e são tratados apenas os sintomas, apesar do seu controle, o processo fisiopatológico básico persiste, e provocará a reincidência do sintoma ou mesmo manifestações em outros órgãos de choque. Os órgãos mais sensíveis aos desequilíbrios orgânicos, normalmente estão ligados às predisposições genéticas.[14]

Algumas medicações psiquiátricas também podem comprometer o estado nutricional do paciente. Alguns antipsicóticos atípicos como a olanzapina e clozapina podem levar a alterações metabólicas importantes.[3] A clozapina pode comprometer também o estado imunológico e levar à leucopenia. O lítio, um estabilizador de humor, pode levar à intoxicação hepática.[15]

AVALIAÇÃO DA COMPOSIÇÃO CORPORAL

Antropometria

A antropometria consiste no estudo de medidas do corpo humano. Tem sido usada há mais de cem anos para avaliação do tamanho e das proporções dos vários segmentos do corpo. É um método objetivo, não invasivo, de fácil execução, rápido e de baixo custo.[7]

As técnicas antropométricas mais usadas na psiquiatria incluem as medidas de peso, estatura e circunferências abdominal. Em alguns casos, pode-se usar também as dobras cutâneas e bioimpedância. Por isso, o nutricionista deve primeiro traçar os objetivos do tratamento nutricional para depois identificar as técnicas antropométricas a serem utilizadas.

O peso corpóreo, principal medida antropométrica, deve ser aferido sempre no mesmo horário e nas mesmas condições, de preferência com o mesmo examinador em balança de uso hospitalar convenientemente aferida. É importante lembrar que em pacientes com transtornos alimentares esse momento pode causar grande angústia, ansiedade e expectativa. Portanto, estas devem ser pesadas preferencialmente de costas para que não saibam seus pesos, e o acesso à balança deve ser controlado.

Apesar de o peso corpóreo ser a soma de todos os componentes de cada nível de composição corpórea, ou seja, uma medida aproximada das reservas totais de energia do corpo, suas mudanças refletem mudanças no equilíbrio de energia. Dessa forma, o valor absoluto do peso e sua taxa de variação têm valor prognóstico.[6] A determinação da variação do peso pode ser realizada por meio da fórmula:

$$\text{Perda de peso (\%)} = \frac{(\text{peso usual} - \text{peso atual}) \times 100}{\text{Peso usual}}$$

A porcentagem obtida proporciona a significância da redução de peso em relação ao tempo, de acordo com a Tabela 1.

Tabela 1 Relação tempo e perda de peso

Tempo	Perda significativa de peso (%)	Perda grave de peso (%)
1 semana	1-2	> 2
1 mês	5	> 5
3 meses	7,5	> 7,5
6 meses	10	> 10

Fonte: Blackburn e Bistrian, 1977.[16]

É importante ainda discutir-se os vários tipos de peso:

- Peso atual: encontrado no momento da avaliação nutricional.
- Peso habitual ou usual: peso do indivíduo quando hígido e exercendo suas atividades usuais. É o peso antes da doença ou apresentado quando saudável, obtido recorrendo à memória do paciente.
- Peso ideal: aquele calculado de acordo com o sexo e a altura do paciente, levando-se em consideração os parâmetros de Índice de Massa Corpórea (IMC) para adolescentes e adultos, da OMS, 1997.[17]

Quando se associa uma medida antropométrica a outra medida, tem-se um indicador do estado nutricional. O indicador nutricional mais utilizado em adolescentes, adultos e idosos é o Índice de Quetelet ou Índice de Massa Corporal (IMC) - peso/altura^2. O IMC é calculado pela fórmula: peso (kg) dividido pela altura (m) elevada ao quadrado e é expresso em kg/m^2. A Tabela 2 apresenta a classificação do IMC e o risco de comorbidade. Para crianças e adolescentes (dos 5 aos 19 anos), o Ministério da Saúde[18] adotou os gráficos de referência da Organização Mundial da Saúde (OMS),[19] que constam das curvas de percentil de IMC por idade e sexo (verificar seção Anexos deste livro). Na adolescência, o IMC é mais adequado do que peso/altura e peso/idade, pois parece refletir melhor as mudanças da forma corporal.[20] Já a Tabela 3 apresenta a classificação de IMC para idosos, segundo o *Nutrition Screening Iniciative*,[21] método também adotado pelo Ministério da Saúde.[18]

Tabela 2 Classificação do IMC e risco de comorbidade para adultos

Classificação	IMC (kg/m^2)	Risco de comorbidade
Baixo peso grave	< 16,0	Muito severo
Baixo peso moderado	16,0-16,9	Severo
Baixo peso leve	17,0-18,4	Moderado
Adequado	18,5-24,9	____
Excesso de peso	≥ 25,0	____
Pré-obeso	25,0-29,9	Aumentado
Obesidade classe I	30,0-34,9	Moderado
Obesidade classe II	35,0-39,9	Severo
Obesidade classe III	≥ 40,0	Muito severo

Fonte: WHO, 1997.[17]

Tabela 3 Classificação do IMC para adultos

IMC (kg/m)	Classificação
< 22	Baixo peso
22,1-26,9	Eutrofia
> 27	Sobrepeso

Fonte: Incorporating Nutrition Screening and Interventions into Medical Practice, 1994.[21]

Peso possível: o peso viável para o indivíduo, que garanta a eutrofia e seu limiar. Muito utilizado para estabelecer metas no tratamento, pois considera alguns fatores que podem contribuir para o sobrepeso. Utilizado principalmente na obesidade classe II e III. Pode ser aplicado para indivíduos adultos de ambos os gêneros.

Operacionalização: calcula-se o peso ideal no limite máximo de normalidade de IMC. Com base no peso ideal obtido, adiciona-se na forma de "bônus em peso":

- 1 kg por década após 20 anos;
- 1 kg a cada 10 kg de sobrepeso;
- 1 kg para cada 10 anos de sobrepeso;
- 1 kg por gestação em mulheres.[22]

Peso desejado: aquele que o paciente gostaria de ter.

OUTRAS TÉCNICAS DE AVALIAÇÃO CORPORAL

A avaliação da composição corporal visa a avaliar os segmentos corporais, tais como massa muscular, gordura corporal e a quantidade de água corpórea (intra e extracelular). Em um primeiro momento, o tratamento de pacientes psiquiátricos não tem como objetivo aumento de massa muscular, mas sim a manutenção associada à melhora da saúde mental, à reeducação alimentar e à retomada dos autocuidados. Após a aquisição dessas habilidades, a melhora da composição corporal pode ser um novo objetivo, e nesse momento a quantidade de massa muscular pode ser melhorada. Nessa etapa, alguns outros métodos de avaliação corporal devem ser utilizados.

Nesse momento, faz-se necessário avaliar os compartimentos corporais, como, por exemplo, quantidade de massa magra e % de gordura corporal. A forma mais rápida e barata é a medição de dobras cutâneas, realizadas com a ajuda de um instrumento chamado de adipômetro (também conhecido como plicômetro). Existem outras maneiras de se avaliar a composição corporal, por exemplo, a bioimpedância elétrica (BIA). É também um método rápido e não invasivo, porém utiliza aparelhos mais sofisticados. Tanto as dobras corporais quanto a bioimpedância têm boa correlação com indicadores de saúde. Um método mais recente na prática ambulatorial é o ultrassom. Alguns outros métodos, tais como a densitometria óssea, são utilizados nos grandes centros de *check-up* ou clínicas médicas, com resultados até mais fidedignos, porém mais complexos na sua execução e com um custo mais elevado.[23]

NOVAS TENDÊNCIAS DE AVALIAÇÃO NUTRICIONAL

Com o desenvolvimento da medicina, apareceram novos métodos para fazer uma avaliação clínica mais aprofundada. É o caso dos testes genéticos e do microbioma intestinal. Por serem muito caros, sofisticados e sem cobertura pela maioria dos planos de saúde, são utilizados apenas em casos específicos. No caso dos testes genéticos, podem ajudar a definir o diagnóstico de alergias ou possíveis carências nutricionais congênitas que podem repercutir em quadros psiquiátricos. Já com o mapeamento do microbioma humano, podem ser identificados quadros de disbiose intestinal, inflamação e baixa imunidade, melhorando a especificidade do tratamento nutricional dos pacientes psiquiátricos.

IDEIAS PARA UMA ANAMNESE ALTERNATIVA E DIVERTIDA

Visando a melhorar e aprimorar a anamnese e destituir o paciente de um lugar passivo, transformando-o em agente da sua recuperação, algumas técnicas de avaliação nutricional têm sido desenvolvidas com base na Terapia Cognitivo-Comportamental (TCC), que conta com a colaboração das vivências do paciente e que é muito utilizada nos dias de hoje no ambiente psiquiátrico. A TCC se caracteriza pela intervenção estruturada, objetiva e focada no presente e futuro dos pacientes, abordando fatores cognitivos, emocionais, comportamentais e interpessoais do indivíduo.[24] A TCC trabalha pensamentos, crenças, valores e os comportamentos que levam o paciente a continuar com a conduta.[24]

Assim, o nutricionista treinado pode elaborar estratégias para avaliar comportamentos e crenças que serão trabalhadas durante as consultas e que podem ser fixadas na forma de lições de casa, possibilitando ao paciente que mapeie sua história alimentar, sua relação com o alimento e com seu corpo.[26] Essas técnicas podem ser direcionadas também para a avaliação nutricional, e algumas delas estão listadas a seguir:

- Linha da vida com a história alimentar: peça ao paciente que faça uma linha da vida na qual marque as flutuações de peso, início de dietas e também o período de aleitamento materno, menarca, gestações e menopausa (em mulheres), início do uso de medicações que influenciariam no ganho de peso, marcos vitais que podem ter influenciado na variação de peso, entre outros.
- Álbum de fotografias: peça ao paciente que prepare um álbum de fotografias de várias fases de sua vida, incluindo fotos de parentes próximos, como pais e irmãos. Esse trabalho permite ao profissional que avalie a tendência de peso de seu paciente, bem como as influências genéticas na sua composição corporal. Trabalhos de exposição a seus próprios corpos têm sido muito positivos em pacientes com transtornos alimentares,[27] podendo ser realizados também com outros pacientes que tenham problemas com imagem corporal.
- Mandala (ou tarântula?) alimentar: faça um círculo num papel e divida em seis partes. Intitule estas partes de: carnes, leite e derivados, energéticos, água, frutas e legumes, energéticos extras. Peça ao paciente que marque, com um pontinho, o quanto consome de cada um dos grupos. Perto do centro significa pouco, longe do centro significa muito. Ligue os pontos. A alimentação se parece mais com uma mandala bem equilibrada ou com uma tarântula entortada?[28]
- Inventário da dispensa/geladeira: peça ao paciente que liste os alimentos que tem em casa, o que significa examinar a despensa, armários e geladeira. Dessa forma, pode-se fazer um questionário de frequência alimentar divertido, no qual o paciente se questiona para que precisa de determinados alimentos em detrimento de outros e pode perceber que alguns alimentos saudáveis não estão disponíveis em casa. Paralelamente, o paciente pode também concluir que necessita de alguns alimentos, sendo saudáveis ou não.[28]

- Fotos de revistas/internet: peça ao seu paciente que busque em revistas/internet e cole numa folha de papel fotos de indivíduos que acreditem ter o mesmo corpo que eles. Numa outra folha, o paciente pode colar fotos de pessoas com o corpo que ele gostaria de ter. As escalas de avaliação de imagem corporal têm sido muito utilizadas na pesquisa científica, sendo uma das mais conhecidas a Escala de Figuras de Stunkard[29] e a de Kakeshita,[30] em que uma série de figuras humanas estão organizadas crescentemente em relação ao peso corporal, variando da desnutrição até obesidade, permitindo que o paciente se identifique com alguma delas, bem como assinale a silhueta que gostaria de ter. Buscar em revistas fotos/figuras que se assemelhem ao paciente aumentam muito o número de opções a serem escolhidas e acessam da mesma forma componentes inconscientes que são determinantes para a constituição da imagem corporal.
- Brinquedos: algumas empresas oferecem materiais lúdicos a fim de trabalhar temas relacionados aos hábitos alimentares, aliando o brincar ao conhecer. Mesmo sendo direcionado ao público infantil, os brinquedos podem ser utilizados por adultos, e são uma oportunidade para discutir crenças alimentares de forma descontraída e despretensiosa. Já existem no mercado também brinquedos como a escala de Bristol, referência de avaliação da qualidade das fezes.

CONSIDERAÇÕES FINAIS

O tratamento nutricional com pacientes psiquiátricos tem se desenvolvido muito nos últimos anos e nos dias de hoje com foco mais voltado à linha comportamental.

O conteúdo deste capítulo visa a colaborar para que uma avaliação nutricional adequada e direcionada aos pacientes psiquiátricos cumpra o seu papel, questionando com abrangência hábitos e costumes do entrevistado, assim como as suas dificuldades referentes à alimentação. Sabe-se que a alimentação é um importante autocuidado, habilidade que o paciente psiquiátrico deve desenvolver. Paralelamente, os hábitos de vida saudáveis são fundamentais para prevenir doenças crônico-degenerativas e o comportamento alimentar é um dos principais componentes do estilo de vida, portanto merece especial atenção.

É importante lembrar que a avaliação nutricional, atividade exclusiva do nutricionista, engloba muitos outros inquéritos e medidas antropométricas e que, dependendo do caso, deverão ser aplicadas, especialmente em quadros que apresentem comorbidades clínicas, atividade física compulsiva, e outros comportamentos prejudiciais identificados na anamnese.

REFERÊNCIAS BIBLIOGRÁFICAS

1. Vitolo MR. Nutrição da gestação ao envelhecimento. Rio de Janeiro: Rubio; 2008. p. 628.
2. Hammond KA. Avaliação dietética e clínica. In: Mahan LK, Stump SE. Krause: alimentos, nutrição e dietoterapia. 10. ed. São Paulo: Rocca; 2002. p. 341-66.
3. Malhi GS, Mitchell PB, Caterson I. Why getting fat, Doc? Wight gain and psychotropic medications. Australian and New Zealand Journal of Psychiatry. 2001;35:315-21.
4. Aronne LJ, Segal KR. Weight Gain in the treatment of mood disorders. J Clin Psychiatry. 2003;64:22-9.
5. Baxter YC, Waitzberg DL, Peres G. Métodos não convencionais; estudo dietético e medida da qualidade de vida. In: Waitzberg DL, editor. Nutrição oral, enteral e parenteral na prática clínica. 3. ed. São Paulo: Atheneu; 2002. v.1. p. 305-20.
6. Waitzberg DL, Ferrini MT. Exame físico e antropometria. In: Waitzberg DL. Nutrição oral, enteral e parenteral na prática clínica. 3. ed. v. 1. São Paulo: Atheneu; 2000. p. 255-78.
7. Kamimura MA, Baxmann A, Sampaio LR, Cuppari L. Avaliação nutricional. In: Cuppari L. Nutrição clínica no adulto. Barueri: Manole; 2002. p. 71-109.
8. Fisberg RM, Martini LA, Slater B. Métodos de inquéritos alimentares. In: Fisberg RM, Slater B, Marchioni DML, Martini LA. Inquéritos alimentares. Barueri: Manole; 2005. p. 1-31.
9. Cintra IP, Von der Heyde ED, Schmitz BAS, Franceschini SCC, Taddei JAAC, Sigulem DM. Métodos de inquéritos dietéticos. Cadernos de Nutrição. 1997;13:11-23.
10. Bottoni A, Oliveira GPC, Ferrini MT, Waitzberg DL. Avaliação nutricional: exames laboratoriais. In: Waitzberg DL. Nutrição oral, enteral e parenteral na prática clínica. 3. ed. v. 1. São Paulo: Atheneu; 2000. p. 279-94.
11. Carlson T. Dados laboratoriais na avaliação nutricional. In: Mahan LK, Stump SE. Krause: alimentos, nutrição e dietoterapia. 10. ed. São Paulo: Rocca; 2002. p. 367-85.
12. Kachani AT. Comparação da composição alimentar e do consumo alcoólico entre a fase folicular e a fase lútea tardia de mulheres dependentes de álcool [dissertação de mestrado]. São Paulo: Faculdade de Medicina da Universidade de São Paulo; 2008.
13. American Psychiatry Association. Practice guidelines for the treatment of patients with eating disorders. 3. ed. Washington: APA; 2005.
14. Carreiro DM. Alimentação, problema e solução para doenças crônicas. São Paulo: Referência; 2007. p. 190.
15. Moreno RA, Moreno DH. Lítio. In: Cordás TA e Moreno RA. Condutas em psiquiatria – consulta rápida. Porto Alegre: Artmed; 2008. p. 145-62.
16. Blackburn GL, Bistrian BR. Nutritional and metabolic assessment of the hospitalized patient. JPEN. 1977;1:11-22.
17. World Health Organization (WHO). Obesity: preventing and managing the global epidemic. Report of a WHO, Consultation on Obesity. Geneva: WHO; 1997.
18. Brasil. Ministério da Saúde. Coordenação Geral da Política de Alimentação e Nutrição. Orientações básicas para a coleta, processamento, análise de dados e informações em serviços de saúde para o sistema de vigilância alimentar e nutricional. Versão preliminar. Brasília: Ministério da Saúde; 2004.
19. Organização Mundial da Saúde (OMS/World Health Organization – WHO). Growth reference 5-19 years [Internet] [acesso em 3 jun. 2009]. Disponível em: http//: www.who.int/growthref/who2007_bmi_for_age/en/index.html.
20. Butte N, Garza C, de ONIS M. Evaluation of the feasibility of international growth standarts for school-aged children and adolescents. J Nutr. 2007;137:153-7.

21. Incorporating Nutrition Screening and Interventions into Medical Practice. A monograph for physicians. The Nutrition Screening Iniciative. Washington (DC): The American Dietetic Association; 1994.
22. Freiberg CK, Caramico DCO, Rossi L. Adultos. In: Rossi L, Caruso L, Galante AP. Avaliação nutricional: novas perspectivas. São Paulo: Roca; 2009. p. 271-90.
23. Freiberg CK, Rossi L, Caramico DCO. Antropometria e composiçãoo corporal. In: Rossi L, Caruso L, Galante AP. Avaliação nutricional: novas perspectivas. São Paulo: Roca; 2009. p. 85-110.
24. Beck JS. Terapia cognitiva: teoria e prática. Porto Alegre: Artmed; 1997.
25. Herrin M. Nutrition counseling in the treatment of eating disorders. New York: Brunnrt--Routledge; 2003. p. 284.
26. Vitousek KB. Cognitive-behavioral therapy for anorexia nervosa. In: Fairburn CG, Brownell KD. Eating disorders and obesity. 2. ed. New York: The Guilford; 2002. p. 308-13.
27. Levine D, Mishna F. A self psychological and relational approach to group therapy for university students with bulimia. Int J Group Psychother. 2007;2(57):167-85.
28. Cameron J. Escreva e emagreça. Fontanar: Rio de Janeiro; 2007. p. 239.
29. Stunkard A., Sorensen T, Schlusinger F. Use of Danish adoption register for the study of obesity and thinness. In: Kety S, Rowland LP, Sidman RL, Matthysse SW. The genetics of neurological and psychiatric disorders. New York, NY: Raven; 1983. p. 115-20.
30. Kakeshita IS, Silva AIP, Zanatta DP, Almeida SS. Construção e fidedignidade teste-reteste de escalas de silhuetas brasileiras para adultos e crianças. Psic Teor Pesq. 2009;25(2):263-70.
31. Furlan-Viebig R, Pastor-Valero M. Desenvolvimento de um questionário de frequência alimentar para o estudo de dieta e doenças crônicas não transmissíveis. Rev Saúde Pública. 2004;38(4):581-4.

4 Construindo um bom vínculo profissional-paciente

Maria Lucia de Souza Campos Paiva
Livia Maria Amaral de Brito
Adriana Trejger Kachani

*Celui qui mange n'est plus seul.**
G. Apollinaire

INTRODUÇÃO

Em uma consulta nutricional temos, de um lado, o paciente, que é alguém que vem em busca de solução para um problema que o aflige – às vezes mais de um problema – e, do outro, está o profissional que foi treinado para resolver o problema. Parece uma relação fácil à primeira vista, mas não é assim que sempre acontece. Por mais que o profissional tenha uma boa formação acadêmica ou um bom tempo de prática clínica, não se deve negligenciar a importância de uma boa relação terapêutica quando se visa à adesão e ao sucesso de qualquer tratamento na área da saúde.

Neste sentido, o primeiro contato entre profissional e paciente é muito importante. Ele pode ocorrer por meio de um telefonema, email ou mensagem na rede social. Independente da forma escolhida, é nesse momento que se dá o início do vínculo entre nutricionista e paciente. As sutilezas que permeiam esse primeiro contato devem ser bem entendidas e bem manejadas pelo profissional, para evitar uma resistência do paciente em aderir ao tratamento. Mesmo sendo a alimentação uma atividade essencial para nossa subsistência desde que nascemos, o ato de comer pode se transformar em um problema e acarretar sintomas e quadros patológicos complexos, e tornar difícil a tarefa de falar sobre o "alimentar-se".

Muitos sentimentos, fantasias e marcas de memória estão associados ao ato de se alimentar, pois além da ingestão de nutrientes, comer é uma atividade social.

* Aquele que come não está mais só (tradução livre das autoras).

Estar ciente disso é fundamental para compreender minimamente as dificuldades que enfrenta o paciente que procura a ajuda de um nutricionista. Trata-se de um trabalho delicado, de longo prazo e exige do profissional muita dedicação, paciência, preparo teórico e clínico para lidar com a diversidade de subjetividades e referenciais culturais que cada paciente porta.

RECEBENDO O PACIENTE

Na marcação da consulta nutricional, alguns pacientes querem falar por alguns minutos, seja por telefone ou por outro meio, antes de decidir se irá realmente dar início ao tratamento. Geralmente esse contato envolve um certo grau de ansiedade, que precisa ser acolhida pelo profissional. Atendê-lo bem, responder algumas dúvidas, não significa fazer uma consulta neste momento, mas sim oferecer um acolhimento necessário para que o paciente consiga chegar à primeira consulta. Mesmo que o profissional tenha uma secretária que organize a marcação das consultas, ela precisa ser orientada em como deve proceder para acolher adequadamente o paciente.

Procure entender, já no início do atendimento, se o paciente foi encaminhado por outro profissional ou chegou por desejo próprio. Entender como se deu a procura pelo atendimento fornecerá importantes elementos para compreender o quanto o paciente consegue avaliar e refletir sobre a própria alimentação e o quanto está disposto a fazer alterações em sua rotina alimentar.

Em relação à expectativa inicial de quem chega buscando um atendimento nutricional, devemos ficar atentos ao grau em que a expectativa ocorre, pois geralmente o paciente deseja um "milagre" e promete seguir todas as orientações dadas para alcançá-lo. O profissional não deve se entusiasmar, nem com os entusiasmos iniciais, nem com propostas inviáveis produzidas pelo paciente. O que a pessoa deseja alcançar e como ela vê sua própria capacidade para atingir tal objetivo estão geralmente atravessados por desejos que podem ser inatingíveis. Por isso, é importante conhecer um pouco como ele funciona e se as metas que ele se propõe a executar são para ele fáceis de conseguir. Desse modo, as propostas feitas pelo profissional poderão ter resultados melhores. Um paciente, por exemplo, fala que seguirá tudo que o nutricionista sugerir, entretanto, ao falar de sua vida cotidiana, conta que não consegue fazer nada do que se propõe a fazer, que é muito desorganizado e pouco persistente! Uma boa orientação para esse tipo de paciente seria pensar em pequenas metas viáveis para que ele consiga rever bem devagar seus hábitos alimentares.

A empatia é uma estratégia importante para romper qualquer barreira nesse início de tratamento. Ou seja, oferecer uma escuta sem julgamentos é condição fundamental para o sucesso de qualquer atendimento clínico. O profissional precisa tomar cuidado para não ser muito incisivo ou rígido em suas colocações iniciais, evitando o risco de causar uma reação de repúdio por parte do paciente. O modo como ele se apresenta nas consultas preliminares é um indício importante e reflete as dificuldades que virão durante o processo. Precisa estar atento e saber ler os sinais à sua frente. Se o paciente mostra atitudes de desconfiança, inveja e competição, o nutricionista pode se sentir questionado, atacado e até desqualificado. Nessa hora é importante não se sentir provocado e entender que se trata de uma resistência inicial ao tratamento e não à pessoa que está oferecendo o tratamento. Quando o profissional consegue manejar bem a situação, a competição e os ataques invejosos tendem a desaparecer e a dupla consegue achar um modo efetivo de se comunicar e trabalhar em conjunto.[1]

A resistência pode estar presente em qualquer tipo de atendimento clínico e precisamos estar atentos a ela. Há uma ambivalência que permeia a maior parte dos atendimentos: o desejo consciente não é necessariamente o mesmo que o desejo inconsciente.[2] Conscientemente, o paciente quer mudar o modo como se alimenta, mas inconscientemente não. É fundamental entender que o nutricionista terá de lidar com essa dinâmica desejante ambivalente do paciente. Se houver uma escuta sensível e acolhedora para as dificuldades do paciente em mudar seus hábitos, aos poucos uma **aliança terapêutica** se formará entre a dupla e, desse modo, conseguirão superar os entraves que possam surgir durante o tratamento. É dessa forma que os autoboicotes serão mais facilmente identificados e abordados.

No caso de pacientes com algum transtorno alimentar, por exemplo, o trabalho envolve especificidades que precisam ser consideradas. São geralmente pacientes pouco disponíveis para pensar sobre a própria alimentação. Podem chegar à primeira consulta desconfiados e ariscos frente a qualquer tipo de proposta alimentar apresentada. Apesar de buscarem um nuricionista, já leram muito sobre alimentação e têm um pensamento pouco flexível para qualquer tipo de intervenção. Justamente por isso, uma boa relação deve ser cultivada desde os momentos iniciais do tratamento.

DURANTE O TRATAMENTO

A fábula *Omelete de Amoras*[3] relata a história de um rei que pede ao seu talentoso cozinheiro que reproduza uma omelete de amoras que ele havia comido há 50 anos, em um contexto bem peculiar. Essa estória ilustra e nos faz lembrar que "para além da alimentação, o ato de comer é pleno de significados e nos remete diretamente às relações constitutivas do sujeito".[4]

Carregamos em cada refeição um legado de histórias familiares, de afeto e desejos conscientes e inconscientes que se expressam e podem se concretizar no ato de comer. Essa fábula é encantadora pela beleza que o autor consegue reproduzir ao relatar a discrepância entre o desejo do rei e a impossibilidade do cozinheiro de atendê-lo, já que a cena, recheada de afetos que envolviam aquela refeição nunca poderá ser reproduzida. Também nos ensina que entre a dupla profissional-paciente deve haver um outro entendimento em relação ao que contém um prato de comida, uma vez que em uma refeição há muito mais que calorias. Precisamos questionar: do que se alimenta essa pessoa? Quais histórias, angústias e desejos temperam uma refeição? A resposta a essas perguntas vai muito além de temperos básicos como sal, pimenta e outros mais. Há temperos que mudam de gosto conforme o estado emocional de quem come. Não é à toa que o ditado popular afirma que "O melhor tempero é a fome". Há temperos e histórias emocionais que podem azedar ou adoçar uma refeição. Na maioria dos casos o paciente nunca pensou a esse respeito e nem sabe nomear o que ele busca, simbolicamente falando, em um simples prato de comida.

Em caso de pacientes obesos, o alimento costuma ser seu principal companheiro, aquele que preenche suas necessidades e lhe proporciona uma satisfação emocional e não apenas uma saciedade física. Já em relação aos transtornos alimentares, o profissional precisa ter em mente que os sintomas a eles relacionados são complexos e que simplesmente tentar eliminá-los, por meio de uma alteração da conduta alimentar, não impede seu retorno no futuro. Todo sintoma psíquico traz em sua essência um conflito emocional não resolvido. Não adianta insistir de forma categórica com uma paciente com anorexia nervosa, dizendo que ela precisa comer para ganhar peso. Por ser bastante sensível à demanda de uma outra pessoa, essa orientação pode ser recebida como um imperativo invasivo contra o qual ela está justamente tentando se defender. Ao entender o que o paciente vivencia psiquicamente quando come ou recusa determinado alimento, o nutricionista poderá, com cuidado e delicadeza, acessar suas angústias, e, então, proporcionar um acolhimento adequado.

Em função de toda essa complexidade, falar sobre alimentação não é tarefa fácil. Mas conforme o vínculo for se formando, o paciente conseguirá explicitar o que pensa e sente quando não conseguir sustentar as orientações alimentares que recebeu. Sem pressa, o nutricionista poderá esclarecer mitos e crenças que circundam a alimentação, procurando afastar modismos e "paranoias", além de apresentar orientações e reflexões em pequenas doses para não serem indigestas ao paciente.

Se pudéssemos sugerir alguma receita para estabelecer um bom vínculo, poderíamos nos apoiar no conceito de *mãe suficientemente boa* que Winnicott[5] propõe. Na relação mãe e bebê, o vínculo vai se constituindo aos poucos e a *mãe suficientemente boa* usa toda a sua capacidade inata e natural para se adaptar às necessidades de seu filho. Ao se aproximar e se identificar com o bebê, a mãe permitirá que ele se desenvolva, vivendo, no início, poucas frustrações. Um bebê recém-nascido precisa de muitos cuidados e não consegue administrar e conhecer o mundo sem um ***holding**** materno.

O paciente pode projetar no nutricionista a imagem idealizada de um profissional que irá resolver todas as suas questões alimentares. Sabemos que no início de um vínculo, um tanto de idealização é necessária para que a pessoa se sinta nas mãos de um profissional competente. O paciente supõe um saber no profissional, que é necessário para o engajamento no tratamento. Entretanto, se o nutricionista for endeusado pelo paciente, essa idealização em excesso pode se tornar uma ameaça à adesão do tratamento.

O profissional precisa ser cuidadoso e lembrar que está influenciando seu paciente, não só com sua fala, mas também com sua postura e sua imagem. Precisa, durante o trabalho, estar sensível e atento aos comentários que o paciente faz de sua figura, os ataques velados, a inveja disfarçada em elogios etc. Não é benéfico se apresentar ao paciente como um exemplo de perfeição ou um *expert* na área da nutrição. Colocar-se em um pedestal, por mais excelente que seja sua formação acadêmica e tenha ampla experiência clínica, certamente dificultará que se estabeleça uma boa aliança terapêutica. Alguns pacientes precisam endeusar o profissional, mas é preciso ficar atento, pois ao menor deslize que o nutricionista possa cometer, a desilusão pode ser tão forte que o paciente rompe com o tratamento. Como somos humanos, é muito difícil o nutricionista não provocar algum tipo de frustração durante seu trabalho. Uma experiência mais próxima e verdadeira entre o profissional e o paciente pode ajudar a suportar os momentos mais delicados e frustrantes que surjam durante o processo.

Sabemos que mudanças significativas nos padrões de alimentação se dão por meio de um processo não linear, que envolve quase sempre algum tipo de boicote ou recaída a antigos padrões alimentares. Se o nutricionista for muito rígido em suas colocações, pode ser visto como um castrador de desejos e, dessa forma, dificilmente conseguirá êxito em sua proposta de trabalho.

Acolhimento à demanda do paciente também significa que o profissional não pode esquecer que seus próprios valores e ideais estarão sempre na mesa. Ele deve procurar empatizar com o paciente e não querer impor certas estratégias que para o paciente possam ser muito difíceis de adotar, como o tipo ou quantidade

---

* Conceito que o autor utiliza para explicitar a provisão ambiental necessária para que o bebê se sinta seguro, amparado, sustentado por sua mãe ou por outra pessoa que exerça a função materna. A qualidade do ambiente proposto ao bebê promove a saúde mental do indivíduo. A sustentação e a qualidade do que deve ser oferecido ao bebê vão além de um espaço físico. Envolvem afeto, empatia de um adulto em relação ao bebê, que precisa de cuidados adaptados às suas necessidades físicas e psíquicas. Transpondo esse conceito de *holding* para o atendimento nutricional, podemos dizer que alguns pacientes chegam emocionalmente muito sensíveis e desorganizados.[6]

de alimento. Para o profissional pode ser fácil cortar o consumo de vinho, por exemplo, mas para o paciente tomar vinho é um hábito da sua cultura italiana, em que a presença dessa bebida na mesa sempre foi diária. Por outro lado, para o nutricionista que gosta muito de chocolate, ele pode ser mais condescendente e flexível com o paciente que resiste a cortar esse item da sua rotina alimentar.

Simples atitudes no contato com o paciente podem ter efeitos potentes. O nutricionista pode, por exemplo, presentear o paciente com alguma amostra grátis de produtos, tomar um chá ou comer algum alimento saudável com o paciente durante a consulta, ou até mesmo conversar sobre assuntos pessoais fora do âmbito da alimentação. Neste momento, o profissional se descola de um lugar distante, de um saber absoluto e se aproxima emocionalmente do paciente, contribuindo para o engajamento no tratamento.

Nos casos em que o paciente tem muita necessidade de aprovação e aceitação, ele pode querer agradar o nutricionista, mostrando que é um "bom paciente" ao obedecer suas instruções. Mas ser um bom paciente é muito mais do que simplesmente seguir instruções. Em alguns casos, quando termina o processo de reorganização da dieta alimentar e a pessoa obtém alta, o paciente retoma seu antigo esquema alimentar. Isso demonstra que não houve um ganho contínuo e real com o tratamento, mas apenas que atuou no papel de paciente obediente frente às orientações que lhe foram dadas. O profissional precisa deixar o mais claro possível o motivo de suas estratégias e garantir que o paciente compreenda e se aproprie de fato das mudanças alimentares e da nova rotina proposta.

É importante lembrar também que nutricionista não é um escultor de corpos. Ele deve conversar com o paciente sobre as fantasias em torno da imagem corporal, com o intuito de elucidar que estratégias e comportamentos alimentares saudáveis nem sempre garantem a conquista do corpo imaginado e almejado. A forma do corpo pode ser uma consequência dos comportamentos alimentares, de atividades físicas e características oriundas da genética. O paciente precisa saber que algumas mudanças são impossíveis de atingir, pois existe uma barreira genotípica que as dietas não conseguem modificar ou transpor.

Além disso, as referências socioculturais nos invadem a todo momento com sinais ambíguos dos meios de comunicação. São mensagens diárias de estímulo ao consumo em forma geral e, em especial, de comida. Ao mesmo tempo, de forma antagônica, a mídia impõe um padrão corporal de magreza como um ideal de beleza. Lembre-se desse fenômeno para melhor compreender os pedidos e desejos dos pacientes que procuram atendimento nutricional. Importante salientar que os *guidelines* que os profissionais de saúde utilizam para peso etc. são referências necessárias, mas sozinhos, sem uma percepção de quem está à frente do profissional, passa a ser algo rígido, apenas um número que impede que o profissional se aproxime do paciente, de sua singularidade, de suas características físicas, psíquicas e sociais.[7]

Em relação às etapas do tratamento, uma estratégia interessante a ser adotada é estabelecer metas graduais ao longo do processo. É muito mais difícil para o paciente imaginar uma meta muito grande, que lhe parece inatingível, quando pensa a partir da perspectiva do momento presente. Pequenas metas servem

Quadro 1 Como receber o paciente no consultório

Ao receber o paciente	Durante o tratamento
1. Procurar saber se o paciente foi encaminhado por outro profissional ou veio por desejo próprio com o intuito de melhor avaliar sua implicação no tratamento.	1. A qualidade do vínculo vai depender do quanto o profissional consegue transmitir segurança e tranquilidade ao paciente.
2. Oferecer uma escuta sem julgamentos, buscando entender sua demanda neste momento.	2. Derrubar mitos, modismos e paranoias, frutos das mensagens veiculadas pela publicidade enganosa em torno do ideal de beleza da contemporaneidade.
3. Atentar para a expectativa inicial do paciente e não alimentar fantasias e idealizações excessivas.	3. Esclarecer que uma alimentação saudável nem sempre garante a conquista do corpo fantasiado e almejado. E que a forma do corpo advém da alimentação, atividade física e composição genética.
4. Oferecer explicações e orientações detalhadas e simplificadas, respeitando a linguagem do paciente.	4. Ter cuidado com a influência exercida sobre o paciente, pois a imagem idealizada do profissional pode servir tanto como estímulo como ameaça ao tratamento.
5. Estabelecer metas graduais por etapas ao longo do tratamento para não desanimar e desestimular o paciente.	5. Lembrar que uma mudança significativa na alimentação é um processo não linear e que envolve boicote e/ou recaídas a antigos padrões alimentares durante o tratamento.
6. Procurar conhecer a cultura alimentar de sua família para melhor adequar suas orientações.	6. Acolher a demanda do paciente e ser flexível para não impor estratégias que ele tenha muita dificuldade em sustentar.
7. Recorrer aos outros profissionais envolvidos e tomar cuidado para não interferir na direção do tratamento e estratégias propostas por eles. No caso de alguma discordância, procurar manter um diálogo dentro da equipe, visando a atingir um consenso.	

tanto para o peso como para a aquisição de novos hábitos alimentares. Uma caminhada de mil quilômetros começa com o primeiro passo. A escalada do Everest, por exemplo, se divide em vários campos por etapas ao longo da subida. O escalador não faz seu percurso de uma vez, mas sim por etapas, com paradas para o descanso e para se habituar com a quantidade de oxigênio em cada altitude. Podemos utilizar essa analogia para pensar o caminho do tratamento nutricional e suas mudanças graduais.

CONSIDERAÇÕES FINAIS

A relação nutricionista-paciente pode ser muitas vezes complicada, principalmente na contemporaneidade. Temos acesso rápido à muita informação e estamos na "era dos *apps*" que são serviços rápidos e eficientes, que promovem a solução de nossos problemas sem muito investimento pessoal. Baixamos o *app* e pronto, conseguimos satisfazer, pelo menos momentaneamente, o que desejamos. Nesse contexto atual, o nutricionista propõe algo diferente, não oferece solução rápida ou mágica. Seu trabalho é bastante complexo. O valor agregado em um atendimento presencial é propor um espaço em que a escuta é valorizada. Nesse sentido, personalizar o atendimento, propor algo singular a cada paciente que procura um trabalho alimentar é algo que nenhum *app* pode oferecer. Lembre-se que o nutricionista tem em suas mãos a possibilidade de um olhar e uma escuta singular, articulando seus saberes durante todo o processo do trabalho de orientação alimentar.

É importante, por fim, lembrar que o atendimento do nutricionista fundamenta seu trabalho na visão do paciente como um todo, entendendo as vicissitudes da complexidade de seu processo alimentar. Dessa forma, a adesão ao trabalho proposto pelo nutricionista bem como seu sucesso estão apoiados na qualidade da aliança terapêutica formada pela dupla profissional-paciente.

REFERÊNCIAS BIBLIOGRÁFICAS

1. Freud S. Conferências Introdutórias sobre Psicanálise (Parte III). Salomão J, direção de tradução. Rio de Janeiro: Imago; 1916-1917/1970. Transferência. p. 503-21. (Edição standard brasileira das obras psicológicas completas de Sigmund Freud, v. 16).
2. Freud S. Cinco Lições de Psicanálise, Leonardo da Vinci e outros trabalhos. Salomão J, direção de tradução. Rio de Janeiro: Imago, 1910[1909] /1970. Cinco Lições de Psicanálise. p. 3-51. (Edição standard brasileira das obras psicológicas completas de Sigmund Freud, v. 11).
3. Benjamin W. Rua de mão única. 5. ed. São Paulo: Brasiliense; 1995. (Obras escolhidas II)
4. Gurfinkel AEC. Sexualidade feminina e oralidade: comer e ser comida. Revista Percurso – Instituto Sedes Sapientiae. 2001;(26):69-78.
5. Winnicott DW. Textos selecionados: da pediatria à psicanálise. Rio de Janeiro: Francisco Alves; 1956/1993. Capítulo 24, Preocupação materna primária. p. 491-499.

6. Winnicott DW. A família e o desenvolvimento individual. São Paulo: Martins Fontes; 1960/1993. Capítulo 2, O relacionamento inicial entre uma mãe e seu bebê; p. 21-8.
7. Malzyner G. O que a obesidade representa para a criança [Trabalho apresentado no VII Simpósio de Dificuldades Alimentares do Instituto PENSI: A obesidade como dificuldade alimentar]. São Paulo: Universidade Presbiteriana Mackenzie; 29/30 nov. 2019.

5

Escalas de avaliação do comportamento alimentar

Marcela Salim Kotait
Caroline de Oliveira Gallo

PRÁTICAS ALIMENTARES

A alimentação, enquanto atividade essencial à sobrevivência humana, deve ser compreendida como um fenômeno complexo, que perpassa diversas ciências biológicas e humanas, entre as quais medicina, nutrição, psicologia, epidemiologia, sociologia e economia.[1] As escolhas alimentares são determinadas por um conjunto de fatores que interagem entre si e podem ser divididos em: aspectos individuais – sexo, idade, estado fisiológico, necessidades nutricionais e história individual; psicológicos – valores pessoais, crenças e afetos; socioculturais e econômicos – classe social, nível de informação, influência da mídia e dos pares, sistema cultural e ambiente alimentar nos quais o indivíduo está inserido.[2-4]

Portanto, o ato de comer não deve ser pensado somente sob a ótica biológica ou pós-deglutição. A comida e o ato de comer carregam profundos significados emocionais, simbólicos e representações coletivas, expressando a identidade cultural de uma sociedade. Comemos por necessidade vital e conforme o meio em que vivemos, a cultura, os simbolismos e as crenças, os processos de aprendizagem e socialização, as condições materiais e o acesso aos alimentos. Mais do que ingerir nutrientes, comemos "comida", que tem, então, não apenas valor utilitário enquanto função fundamental de garantia da sobrevivência e manutenção da saúde, mas também valor simbólico, inserindo-se em um complexo indissociável formado por indivíduo, organismo, cultura, ambiente e comida.[5-7]

CONCEITUAÇÕES RELACIONADAS ÀS PRÁTICAS ALIMENTARES

Para o estudo das práticas alimentares é importante compreender e diferenciar os construtos relacionados ao universo da alimentação e da nutrição. Entende-se por consumo alimentar e nutricional a ingestão de alimentos, nutrientes e energia consumidos, ou seja, refere-se ao **que** se come, enquanto o padrão alimentar diz respeito à combinação dos alimentos e preparações, isto é, à maneira pela qual são consumidos pelo indivíduo. A estrutura da alimentação, por sua vez, engloba os horários, o tipo e a regularidade das refeições.[8]

O conceito de comportamento alimentar também passa pelo consumo, mas abrange todas as ações relacionadas ao ato de comer, ou seja, **o que, como e de que forma** se come, dialogando com a cultura, a sociedade e a experiência dos indivíduos com os alimentos. Comportamentos alimentares aprendidos e repetidos de forma automática, geralmente inconsciente, constroem os hábitos alimentares de indivíduos e coletividades.[9,10]

Finalmente, a expressão "atitude alimentar" pode ser entendida por uma definição mais ampla, constituindo a relação dos indivíduos com a alimentação. Alvarenga et al. (2010)[11] define-a como o conjunto de "crenças, pensamentos, sentimentos, comportamentos e relacionamento com os alimentos". A definição de práticas alimentares se comunica com o conceito de atitudes alimentares, envolvendo a forma pela qual os indivíduos se relacionam com a alimentação em suas diferentes esferas: consumo, comportamentos, opiniões, valores, atitudes e símbolos.[1]

Os aspectos da alimentação descritos interagem entre si e são moldados tanto por fatores externos, como família, cultura e sociedade, quanto por fatores internos, como crenças, pensamentos e sentimentos.[1,10]

CONTEXTO ALIMENTAR ATUAL

Para a compreensão dos processos relacionados à alimentação humana, é fundamental considerar o cenário alimentar atual, marcado por profundas transformações na alimentação das sociedades contemporâneas, no que tange tanto ao **que** se come quanto ao **modo como** se come. A transição nutricional, vivenciada por diversos países nas últimas décadas, é caracterizada pela substituição de dietas tradicionais para as chamadas dietas modernas, resultado das mudanças geradas pela globalização e modernização das sociedades.[12-14]

Associado a esse cenário epidemiológico, observa-se atualmente uma perturbação na relação dos indivíduos com a comida, advinda do avanço científico, dos padrões de beleza impostos, da produção industrial de alimentos e da massificação da cultura. Informações sobre alimentação e nutrição nunca foram tão veiculadas pelas mídias, ao mesmo tempo em que a obesidade e as doenças crônicas persistem como questões de saúde pública.[15,16]

Observa-se também um paradoxo na sociedade atual, em que um ambiente com enorme oferta alimentar convive com rigorosas exigências corporais e estéticas, levando a comportamentos e atitudes alimentares disfuncionais.[7] Destaca-se a incidência crescente de transtornos alimentares (TA), doenças psiquiátricas caracterizadas por comportamentos inadequados relacionados à alimentação e ao controle de peso, associados à insatisfação corporal e baixa autoestima.

Os TA atingem principalmente mulheres adolescentes e jovens adultas, porém a incidência tem aumentado entre faixas etárias cada vez menores e junto a membros do sexo masculino.[17-20] Também se observam formas parciais de TA, espectro dos problemas relacionados à alimentação,[21] caracterizadas por sintomas clássicos de TA com menor frequência ou gravidade que os quadros completos, denominados "comer transtornado".[22]

Sendo assim, o estudo e a compreensão das dinâmicas alimentares e do comportamento alimentar de indivíduos e grupos populacionais tornam-se essenciais ao desenvolvimento de ações no âmbito individual, direcionadas a tratamentos clínicos, e no âmbito coletivo, objetivando a prevenção e a promoção da saúde.

AVALIAÇÃO DAS PRÁTICAS ALIMENTARES

Métodos de avaliação das práticas alimentares devem levar em conta a natureza interdisciplinar e a complexidade do ato de comer. É essencial compreender não somente o consumo alimentar objetivo, passível de observação e mensuração direta, mas também os processos simbólicos e subjetivos não mensuráveis diretamente associados às práticas alimentares.[23]

Segundo Poulain e Proença (2003),[1] algumas questões metodológicas se colocam na avaliação das práticas alimentares, relacionadas a três componentes: (1) natureza dos dados, (2) técnicas de coleta de dados e (3) vias de entrada no espaço social alimentar. No que concerne ao primeiro componente, existem diferentes categorias de dados para descrever e compreender o fenômeno alimentar, indo dos mais objetivos aos mais subjetivos, ou seja, dos comportamentos realmente realizados pelos comedores às suas mais diversas representações – normas, opiniões, valores, atitudes e símbolos. Em relação às diferentes técnicas para coletar dados (2), destaca-se a observação participante, ou armada; os questionários; as entrevistas semiestruturadas (individuais ou coletivas – grupos focais); a história alimentar e os dados secundários.

Os questionários ou escalas incluem, por sua vez, a entrevista pessoal ou telefônica e os questionários de autoadministração. Eles permitem transformar dados de natureza qualitativa em informações quantitativas, passíveis de maior exploração estatística.

No que tange às vias de entrada no espaço social alimentar (3), existem quatro níveis de leitura do fenômeno: as disponibilidades de alimento na escala dos países, as aquisições de alimentos analisadas por categorias sociais, as práticas domésticas de compra, de preparação e de consumo de alimentos e, por fim, as diferentes modalidades de consumo individual. Seja no cenário de prática clínica ou no epidemiológico, o profissional deve considerar esses fatores.

INSTRUMENTOS DE AVALIAÇÃO DAS PRÁTICAS ALIMENTARES

Os instrumentos específicos para o estudo dos TA e instrumentos que avaliam comportamento e prática alimentar gerais são úteis não somente na avaliação de indivíduos portadores de distúrbios alimentares ou no rastreamento de comportamentos de risco para o desenvolvimento dessas doenças, mas também no levantamento dos comportamentos alimentares sob uma perspectiva não patológica.

É importante ressaltar que, no caso dos TA, dada sua natureza multifatorial, a investigação deve ser aprofundada e o uso de escalas não deve excluir a prática clínica.[24,25]

De todo modo, esses instrumentos possibilitam a mensuração do comportamento alimentar, transformando um dado subjetivo em um dado quantitativo, passível de análise estatística e comparação com um padrão de normalidade.[26] No campo da pesquisa, as entrevistas estruturadas, os questionários ou as escalas padronizam a medição para todos os participantes, independentemente de suas características individuais. Na clínica, por sua vez, tais ferramentas tornam-se úteis no acompanhamento da evolução do paciente ao longo do tratamento, no melhor registro de informações sobre presença e gravidade dos sintomas e na seleção de problemas que exigem maior atenção.

Os testes psicológicos visam a mensurar ou estimar de forma objetiva um construto que não pode ser observado diretamente – nesse caso, trata-se do comportamento alimentar humano.[26] A construção desses testes ou escalas ocorre por meio de uma concepção teórica do tema e envolve as seguintes etapas: (i) estabelecimento da dimensionalidade do construto, ou seja, se o atributo é um construto único ou possui componentes; (ii) definição constitutiva, que é a definição semântica clara e precisa do construto; (iii) definição operacional, referindo-se à expressão do construto em comportamentos; e (iv) operacionalização do construto em tarefas comportamentais, para avaliar a magnitude da presença do construto.[27]

No que concerne às escalas de avaliação do comportamento alimentar, embora cada escala contemple os construtos relacionados ao seu objetivo, observa-se na literatura sete construtos principais: (1) *Resposta à alimentação*: aponta o interesse e desejo de comer, avaliando as respostas individuais aos sinais externos para comer; (2) *Resposta à saciedade*: indica a sensação de saciedade após a refeição e cessação do ato de comer; (3) *Comer na ausência de fome*: refere-se à medida direta da fome hedônica ou indicativo de sinais fracos ou rápidos de saciedade; (4) *Valor reforçador do alimento*: avalia a força de um alimento em particular como reforçador do comportamento; (5) *Desinibição alimentar*: indica o comer em resposta a determinado estímulo alimentar ou a estados emocionais positivos ou negativos; (6) *Impulsividade*: refere-se à tendência de agir sem premeditação, de ser insensível às consequências, e à incapacidade de inibir comportamentos inadequados; e, por fim, (7) *Autocontrole*: aponta os processos de autocontrole que modulam a reatividade, controlando a atenção e inibindo as respostas.[28]

Aspectos acerca da elaboração de instrumentos devem ser considerados, como as características psicométricas e a adaptação transcultural. As características psicométricas incluem a confiabilidade e a validade, ou seja, a reprodutibilidade da medida no mesmo sujeito e a sua capacidade de mensurar aquilo que se propõe a medir, isto é, o construto para o qual foi desenvolvido, respectivamente.[27]

Tendo em vista que grande parte dos instrumentos atualmente disponíveis são provenientes de outros países, com realidades socioculturais próprias, a adaptação transcultural torna-se um processo fundamental para que o instrumento possa ser utilizado em outras populações. Essa etapa envolve tanto a tradução literal do idioma para o português quanto um processo de sintonização com o contexto cultural e o estilo de vida da população-alvo da versão.[29]

INSTRUMENTOS

A seguir, apresentam-se alguns instrumentos voltados à avaliação do comportamento e prática alimentar gerais e à identificação de comportamentos de risco para TA que possuem versões disponíveis na língua portuguesa, sintetizados no **Quadro 1**.

Restraint Scale (RS)

Inicialmente criada por Herman & Mack em 1975,[30] a *Restraint Scale* mensura a preocupação com o peso corporal e a prática crônica de dieta para controle de peso, tendo sido a primeira escala criada para avaliar restrição dietética, sendo amplamente utilizada.[31] Scagliusi et al. (2005)[31] adaptaram a escala para o português com boa confiabilidade e validade.

Children's Eating Behaviour Questionnaire (CEBQ)

Criado por Wardle et al. em 2001,[32] o questionário é voltado a crianças de 2 a 7 anos para avaliar o comportamento alimentar infantil, sendo aplicado para pais ou responsáveis. O instrumento divide-se em oito domínios: resposta à alimentação; subingestão ou superingestão em resposta a estados emocionais; prazer em comer; desejo por líquidos; resposta à saciedade; lentidão para se alimentar e seletividade alimentar.

O instrumento foi adaptado e validado para população brasileira em 2008 por Viana e Sinde.[33]

Disordered Eating Attitude Scale (DEAS)

A Escala de Atitudes Alimentares Transtornadas foi desenvolvida e validada no Brasil para mulheres jovens e possui boas propriedades psicométricas em amostra de homens e de adolescentes.[11,34,35] O instrumento tem o objetivo de avaliar atitudes alimentares transtornadas, definidas como crenças, pensamentos, sentimentos e comportamentos inadequados em relação à alimentação. A escola também pode ser utilizada para o rastreamento de indivíduos com atitudes alimentares inadequadas e com maior vulnerabilidade ao desenvolvimento de TA.

Eating Attitudes Test (EAT)

O *Eating Attitudes Test* é o instrumento mais utilizado em todo o mundo para identificação de indivíduos com risco para TA. Foi inicialmente criado em 1979 por Garner & Garfinkel[36] para aferir sintomas de mulheres com anorexia nervosa e compreendia 40 itens, sendo posteriormente criadas versões com 26[37] e 12 itens.[38] A escala com 26 itens (EAT-26) foi validada em amostra de adolescentes do sexo feminino.[39] O EAT-26 é a versão mais utilizada em função da praticidade e objetividade e aborda atitudes transtornadas em relação à alimentação e ao peso corporal.

O instrumento, entretanto, apresenta algumas limitações quanto às características psicométricas e relevância das perguntas considerando o cenário alimentar e nutricional atual.[25]

Children's Eating Attitudes Test (ChEAT)

Desenvolvido para crianças e adolescentes de 8 a 13 anos com base no EAT-26, o *Children's Eating Attitudes Test* mensura comportamentos alimentares restritivos, relação do indivíduo com os alimentos, sintomas bulímicos e preocupação com o peso corporal.[40,41] O questionário é autoaplicável e utiliza uma linguagem simplificada do EAT-26 para adultos; sua pontuação é dada da mesma forma.

Barillari et al. (2011)[42] traduziram e adaptaram o teste para o português com bons resultados no processo de adaptação transcultural, sendo necessárias ainda análises de validade externa, equivalência de mensuração e reprodutibilidade.

Bulimic Investigatory Test, Edinburgh (BITE)

O teste BITE foi construído por Henderson & Freeman em 1987[43] para identificar a presença e severidade de sintomas de bulimia nervosa em indivíduos adultos, apresentando boa validade e confiabilidade. Pode ser usado tanto no contexto epidemiológico, como uma ferramenta de rastreamento de quadros subclínicos e clínicos de bulimia nervosa, quanto no contexto clínico, para acompanhar a evolução de pacientes submetidos a tratamento, uma vez que mensura a gravidade do quadro.

Na língua portuguesa, há uma versão traduzida por Cordás & Hochgraf (1993)[44] e outra com adaptação transcultural para adolescentes com elevada validade e consistência interna.[45] Essa escala tem sido utilizada em estudos nacionais com diferentes amostras, como crianças e adolescentes,[46-48] estudantes universitários da área da saúde,[49,50] profissionais de dança,[51] entre outras.

Binge Eating Scale (BES)

A *Binge Eating Scale* foi desenvolvida por Gormally et al. em 1982[52] para avaliar a gravidade da compulsão alimentar em indivíduos com obesidade. A escala avalia pensamentos, cognições e comportamentos envolvidos no quadro de compulsão alimentar.

Freitas et al.[53] traduziram e adaptaram a escala para o português em 2001, chamada de Escala de Compulsão Alimentar Periódica (ECAP) e mostraram boa validade como ferramenta de rastreamento para transtorno da compulsão alimentar em mulheres obesas brasileiras que procuram tratamento para obesidade.[54] A *Binge Eating Scale* tem sido utilizada para averiguar compulsão alimentar em indivíduos que buscam tratamento para perda de peso e em pacientes antes e após realizarem cirurgia bariátrica.[55-57]

Food Neophobia Scale (FNS)

A *Food Neophobia Scale* foi desenvolvida por Pliner & Hobden em 1992[58] para analisar a neofobia alimentar em indivíduos adultos – relutância em comer e/ou evitar novos alimentos. Previato & Herman Behrens[59] adaptaram a escala para a língua portuguesa em 2015 com boa consistência interna.

The Three Factor Eating Questionnaire (TFEQ)

Originalmente desenvolvida por Stunkard & Messick em 1985,[60] essa escala mensura três dimensões do comportamento alimentar em um questionário com 51 itens: *restrição alimentar cognitiva*, *desinibição* e *fome*. Uma versão com 18 itens foi desenvolvida em estudo com indivíduos suecos com obesidade[61] e, posteriormente, foi construída uma versão com 21 itens (TFEQ-R21) em estudo com gêmeos suecos do sexo masculino.[62] Natacci & Júnior (2011)[63] e Santana (2016)[64] apresentaram versões traduzidas e adaptadas para o português.

O TFEQ ganhou popularidade por mensurar aspectos do comportamento alimentar associados ao controle do peso corpóreo, relacionados a diferentes padrões alimentares – envolvidos, por sua vez, no desenvolvimento de obesidade e distúrbios da alimentação.[65]

Questionnaire on Eating and Weight Patterns (QEWP-R)

O *Questionnaire on Eating and Weight Patterns* foi inicialmente criado por Spitzer et al. em 1992[66] para o diagnóstico de transtorno da compulsão alimentar, com base nos critérios estabelecidos pelo DSM-IV, e quadros subclínicos de compulsão alimentar.

Foi revisado em 1993 (QEWP-R) e permitia o diagnóstico diferencial com bulimia nervosa purgativa e não purgativa, classificação não mais presente no DSM-5.[67] Essa versão da escala foi validada para o português por Borges et al. (2005).[68]

O questionário foi atualizado em 2015 por Yanovski et al.,[67] de forma a contemplar os critérios diagnósticos adotados pelo DSM-5 (QEWP-5) e pode ser usado para fins de pesquisa ou na prática clínica para identificar indivíduos com transtorno da compulsão alimentar.

Johnson et al. (1999)[69] desenvolveram uma versão da escala para crianças e adolescentes (QEWP-A) e outra para preenchimento pelos pais e responsáveis (QEWP-P), a primeira com adaptação transcultural e validação para o português.[70]

No Quadro 1, apresentam-se os instrumentos de avaliação do comportamento alimentar citados neste capítulo, acompanhados de um resumo de seus objetivos e aplicações.

CONSIDERAÇÕES FINAIS

Instrumentos de avaliação do comportamento alimentar são valiosos por permitirem a mensuração objetiva de comportamentos e práticas alimentares transtornadas, permitindo a identificação do risco para TA em indivíduos ou populações.

No âmbito clínico, essas ferramentas podem auxiliar no estabelecimento de diagnóstico, na condução do tratamento e na avaliação da evolução do paciente (ou grupo de pacientes) e do resultado de intervenções. No campo da saúde

Quadro 1 Instrumentos de avaliação de comportamento alimentar

Escala	Referências	Aspectos avaliados
Restraint Scale	Herman & Mack (1975) Scagliusi et al. (2005)	Restrição alimentar
Children's Eating Behaviour Questionnaire	Wardle et al. (2001) Viana & Sinde (2008)	Comportamento alimentar em crianças
Disordered Eating Attitude Scale	Alvarenga et al. (2010) Carvalho et al. (2013) Alvarenga et al. (2016)	Atitudes alimentares transtornadas
Eating Attitudes Test	Garner & Garfinkel (1979) Garner et al. (1982) Lavik et al. (1991) Bighetti (2003)	Atitudes alimentares transtornadas
Children's Eating Attitudes Test	Maloney et al. (1988) Smolak & Levine (1994) Barillari et al. (2011)	Atitudes alimentares transtornadas em crianças e adolescentes
Bulimic Investigatory Test, Edinburgh	Henderson & Freeman (1987) Cordás & Hochgraf (1993) Ximenes et al. (2011)	Presença e gravidade de sintomas de bulimia nervosa
Binge Eating Scale	Gormally et al. (1982) Freitas et al. (2001)	Gravidade da compulsão alimentar em indivíduos com obesidade
Food Neophobia Scale	Pliner & Hobden (1992) Previato & Herman Behrens (2015)	Neofobia alimentar
The Three Factor Eating Questionnaire	Stunkard & Messick (1985) Natacci & Júnior (2011) Santana (2016)	Restrição alimentar cognitiva, desinibição e fome (versão original) Restrição cognitiva, comer emocional e descontrole alimentar (versão reduzida e revisada)
Questionnaire on Eating and Weight Patterns	Spitzer et al. (1992) Johnson et al. (1999) Borges et al. (2005) Yanovski et al. (2015) Siqueira et al. (2015)	Transtorno da compulsão alimentar e quadros subclínicos de compulsão alimentar

coletiva, o rastreamento e o diagnóstico de grupos populacionais permitem a elaboração de estratégias de intervenção visando à prevenção e tratamento precoce de comportamentos alimentares de risco e de TAs. Ademais, o rastreamento possibilita a construção de bases da dados passíveis de exploração estatística e análises epidemiológicas.

Todavia, tais instrumentos trazem especificidades e limitações. Por se tratar de informações padronizadas a respeito de determinado construto, não abrangem a subjetividade individual e correm o risco de deixar passar comportamentos e atitudes além das estabelecidas pelo instrumento. O profissional deve adaptar as ferramentas aos seus objetivos, aliando o uso de questionários com investigações e entrevistas mais aprofundadas quando necessário. Características psicométricas, por influenciarem os resultados encontrados, devem ser consideradas na escolha do instrumento mais adequado aos objetivos de interesse.

Embora existam muitos questionários com validação para a língua portuguesa e adaptação para a cultura brasileira – tal como apresentado neste capítulo –, é importante ressaltar que há diversos outros instrumentos desenvolvidos ao redor do mundo. Conforme esses instrumentos forem sendo adaptados no futuro, as possibilidades de seu uso entre profissionais e pesquisadores da área crescerá.

REFERÊNCIAS BIBLIOGRÁFICAS

1. Poulain JP, Proença RP da C. Reflexões metodológicas para o estudo das práticas alimentares. Rev Nutr. 2003;16(4):365-86.
2. Cruwys T, Bevelander KE, Hermans RCJ. Social modeling of eating: A review of when and why social influence affects food intake and choice. Appetite. 2015;86:3-18.
3. Jomori MM, Proença RPDC, Calvo MCM. Food choice factors. Rev Nutr. 2008;21(1):63-73.
4. Silva I, Pais-Ribeiro J, Cardoso H. Why we eat what we eat: Psychosocial determinants of food selection. Psicol Saúde Doenças. 2008;9(2):189-208.
5. Canesqui AM, Garcia RWD. Antropologia e nutrição: um diálogo possível [Internet]. Rio de Janeiro: Fiocruz; 2005 [acesso em 1 jan. 2020]. Disponível em: http://books.scielo.org.
6. Lupton D. Food, memory and meaning: the symbolic and social nature of food events. Sociol Rev. 1994;42(4):664-85.
7. Scagliusi FB, Alvarenga MS, Philippi ST. Conceituação de alimentação saudável sob a perspectiva biopsicossocial. In: Nutrição e transtornos alimentares: avaliação e tratamento. Barueri: Manole; 2011. p. 37-58.
8. Alvarenga MS, Philippi ST. Estrutura, padrão, consumo e atitude alimentar: conceitos e aplicações nos transtornos alimentares. In: Nutrição e transtornos alimentares: avaliação e tratamento. Barueri: Manole; 2011. p. 17-36.
9. Alvarenga MS, Koritar P. Atitude e comportamento alimentar – determinantes de escolhas e consumo. In: Nutrição comportamental. Barueri: Manole; 2015. p. 23-50.
10. Klotz-Silva J, Prado SD, Seixas CM. Alimentação e nutrição: do que estamos falando? Physis. 2016;26(4):1103-23.
11. Alvarenga MS, Scagliusi FB, Philippi ST. Development and validity of the disordered eating attitude scale (DEAS). Percept Mot Skills. 2010;110(2):379-95.

12. Conde WL, Monteiro CA. Nutrition transition and double burden of undernutrition and excess of weight in Brazil. Am J Clin Nutr. 2014;100(suppl):1617S-22S.
13. Monteiro CA, Conde WL, Popkin BM. The burden of disease from undernutrition and overnutrition in countries undergoing rapid nutrition transition: a view from Brazil. Am J Public Health. 2004;94(3):433-4.
14. Sproesser G, Ruby MB, Arbit N, Akotia CS, Alvarenga MS, Bhangaokar R, et al. Understanding traditional and modern eating: the TEP10 framework. BMC Public Health. 2019;19(1):1606.
15. Mennucci L, Timerman F, Alvarenga MS. Como a subjetividade influencia o comportamento alimentar. In: Nutrição comportamental. Barueri: Manole; 2015. p. 51-67.
16. Rozin P, Fischler C, Imada S, Sarubin A, Wrzesniewski A. Attitudes to food and the role of food in life in the U.S.A., Japan, Flemish Belgium and France: Possible implications for the diet-health debate. Appetite. 1999;33(2):163-80.
17. American Psychiatric Association. Manual Diagnóstico e Estatístico de Transtornos Mentais – DSM-5. 5. ed. Porto Alegre: Artmed; 2014.
18. Campbell K, Peebles R. Eating disorders in children and adolescents: State of the art review. Pediatrics. 2014;134(3):582-92.
19. Hoek HW, Van Hoeken D. Review of the Prevalence and Incidence of Eating Disorders. Int J Eat Disord. 2003;34(4):383-96.
20. Lavender JM, Brown TA, Stuart MB. Men, Muscles, and Eating Disorders: An Overview of Traditional and Muscularity-Oriented Disordered Eating. Curr Psychiatry Rep. 2017;19(6):32.
21. American Dietetic Association. Position of the American Dietetic Association: Nutrition intervention in the treatment of anorexia nervosa, bulimia nervosa, and other eating disorders. J Am Diet Assoc. 2006;106(12):2073-82.
22. Leal G, Philippi ST, Alvarenga MS. Comer transtornado em adolescentes. In: Transtornos Alimentares e Nutrição: da prevenção ao tratamento. Barueri: Manole; 2020. p. 151-67.
23. Bosi MLM, Prado SD, Lindsay AC, Machado MMT, da Veiga Soares Carvalho MC. O enfoque qualitativo na avaliação do consumo alimentar: Fundamentos, aplicações e considerações operacionais. Physis Rev Saúde Coletiva. 2011;21(4):1287-96.
24. Cordás TA, Neves JEP das. Escalas de avaliação de transtornos alimentares. In: Escalas de avaliação clínica em psiquiatria e psicofarmacologia. 2. ed. São Paulo: Leitura Médica; 2008. p. 345-53.
25. Koritar P, Moraes J, Alvarenga MS. Instrumentos de avaliação do comportamento alimentar e de risco para transtornos alimentares. In: Transtornos alimentares e nutrição: da prevenção ao tratamento. Barueri: Manole; 2020. p. 169-205.
26. Hutz CS. O que é avaliação psicológica - métodos, técnicas e testes. 1. ed. In: Psicometria. Porto Alegre: Artmed; 2015. p. 11-21.
27. Pasquali L. Princípios de elaboração de escalas psicológicas. In: Escalas de avaliação clínica em psiquiatria e psicofarmacologia. 2. ed. São Paulo: Leitura Médica; 2008. p. 15-28.
28. French SA, Epstein LH, Jeffery RW, Blundell JE, Wardle J. Eating behavior dimensions. Associations with energy intake and body weight. A review. Appetite. 2012;59(2):541-9.
29. Reichenheim ME, Moraes CL. Operacionalização de adaptação transcultural de instrumentos de aferição usados em epidemiologia. Rev Saúde Pública. 2007;41(4):665-73.
30. Herman PC, Mack D. Restrained and unrestrained eating. J Pers. 1975;43(4):647-60.
31. Scagliusi FB, Polacow VO, Cordás TA, Coelho D, Alvarenga MS, Philippi ST, et al. Test-retest reliability and discriminant validity of the Restraint Scale translated into Portuguese. Eat Behav. 2005;6(1):85-93.
32. Wardle J, Guthrie CA, Sanderson S, Rapoport L. Development of the children's eating behaviour questionnaire. J Child Psychol Psychiatry Allied Discip. 2001;42(7):963-70.

33. Viana, V, Sinde, S. O comportamento alimentar em crianças: adaptação e validação de um questionário para a população portuguesa (CEBQ). Análise Psicológica. 2008; 26:111-20.
34. Alvarenga MS, Carvalho PHB, Philippi ST, Scagliusi FB. Propriedades psicométricas da Escala de Atitudes Alimentares Transtornadas para adultos do sexo masculino. J Bras Psiquiatr. 2013;62(4):253-60.
35. Alvarenga MS, Koritar P, Pinzon VD, Figueiredo M, Fleitlich-Bilyk B, Philippi ST, et al. Validação da escala de atitudes alimentares transtornadas para adolescentes. J Bras Psiquiatr. 2016;65(1):36-43.
36. Garner DM, Garfinkel PE. The Eating Attitudes Test: An index of the symptoms of anorexia nervosa. Psychol Med. 1979;9(2):273-9.
37. Garner DM, Bohr Y, Garfinkel PE. The Eating Attitudes Test: Psychometric Features and Clinical Correlates. Psychol Med. 1982;12(4):871-8.
38. Lavik NJ, Clausen SE, Pedersen W. Eating behaviour, drug use, psychopathology and parental bonding in adolescents in Norway. Acta Psychiatr Scand. 1991;84(4):387-90.
39. Bighetti F. Tradução e validação do Eating Attitudes Test (EAT-26) em adolescentes do sexo feminino na cidade de Ribeirão Preto-SP [dissertação]. Ribeirão Preto: Universidade de São Paulo; 2003.
40. Maloney MJ, Mcguire JB, Daniels SR. Reliability Testing of a Children's Version of the Eating Attitude Test. J Am Acad Child Adolesc Psychiatry. 1988;27(5):541-3.
41. Smolak L, Levine MP. Psychometric properties of the eating attitudes test. Int J Eat Disord. 1994;16(3):275-82.
42. Barillari ML, Teixeira PC, Hearst N, Kotait MS, Cordas TA, Conti MA. Adaptação transcultural preliminar do children's eating attitude test (Cheat) para o idioma portugues. Rev Bras Saude Matern Infant. 2011;11(4):437-44.
43. Henderson M, Freeman CPL. A self-rating scale for bulimia: The "BITE." Br J Psychiatry. 1987;150(JAN.):18-24.
44. Cordás TA, Hochgraf PB. O "BITE": instrumento para avaliacao da bulimia nervosa: versão para o portugues. J Bras Psiquiatr. 1993;3(42):141-4.
45. Ximenes RCC, Colares V, Bertulino T, Couto GBL, Sougey EB. Versão brasileira do "BITE" para uso em adolescentes. Arq Bras Psicol. 2011;63(1):52-63.
46. Mendonça Vilela JE, Lamounier JA, Dellaretti Filho MA, Barros Neto JR, Horta GM. Transtornos alimentares em escolares. J Pediatr (Rio J). 2004;80(1):49-54.
47. Vale AMO do, Kerr LRS, Bosi MLM. Comportamentos de risco para transtornos do comportamento alimentar entre adolescentes do sexo feminino de diferentes estratos sociais do Nordeste do Brasil. Ciência & Saúde Coletiva. 2011;16(1):121-32.
48. Brandt LMT, Fernandes LHF, Aragão AS, Luna TP da C, Feliciano RM, Auad SM, et al. Comportamento de risco para bulimia em adolescentes. Rev Paul Pediatr. 2019;25:1-7.
49. Lofrano-Prado MC, Prado WL do, Barros MVG de, Tenório TRS, Souza SL de. Obstetric complications and mother's age at delivery are predictors of eating disorder symptoms among Health Science college students. Einstein. 2015;13(4):525-9.
50. Nascimento VS do, Santos AV dos, Arruda SM, Silva GA da, Cintra JDS, Pinto TCC, Ximenes RCC. Association between eating disorders, suicide and depressive symptoms in undergraduate students of health-related courses. Einstein. 2020;18:1-7.
51. Ribeiro LG, Veiga GV da. Imagem corporal e comportamentos de risco para transtornos alimentares em praticantes de exercícios e atletas: evidências científicas. Acta Sci Hum Soc Sci. 2014;41(1):31-41.
52. Gormally J, Black S, Daston S, Rardin D. The assessment of binge eating severity among obese persons. Addict Behav. 1982;7(1):47-55.

53. Freitas S, Lopes CS, Coutinho W, Appolinario JC. Tradução e adaptação para o português da Escala de Compulsão Alimentar Periódica. Rev Bras Psiquiatr. 2001;23(4):215-20.
54. Freitas SR, Lopes CS, Appolinario JC, Coutinho W. The assessment of binge eating disorder in obese women: A comparison of the binge eating scale with the structured clinical interview for the DSM-IV. Eat Behav. 2006;7(3):282-9.
55. Bittencourt SA, Lucena-Santos P, Moraes JFD, Oliveira M da S. Anxiety and depression symptoms in women with and without binge eating disorder enrolled in weight loss programs. Trends Psychiatry Psychother. 2012;34(2):87-92.
56. Costa A, Pinto S. Transtorno da compulsão alimentar periódica e qualidade de vida de pacientes candidatos a cirurgia bariátrica. ABCD Arq Bras Cir. 2015;28(suppl 1):52-5.
57. Ribeiro G, Giapietro H, Belarmino L et al. Depressão, ansiedade e compulsão alimentar antes e após cirurgia bariátrica: problemas que persistem. Arq Bras Cir Dig. 2018;31(1):1-4.
58. Pliner P, Hobden K. Development of a scale to measure the trait of food neophobia in humans. Appetite. 1992;19(2):105-20.
59. Previato HDR de A, Behrens JH. Translation and Validation of the Food Neophobia Scale (FNS) to the Brazilian Portuguese. Nutr Hosp. 2015;32(2):925-30.
60. Stunkard AJ, Messick S. The three-factor eating questionnaire to measure dietary restraint, disinhibition and hunger. J Psychosom Res. 1985;29(1):71-83.
61. Karlsson J, Persson LO, Sjöström L, Sullivan M. Psychometric properties and factor structure of the Three-Factor Eating Questionnaire (TFEQ) in obese men and women. Results from the Swedish Obese Subjects (SOS) study. Int J Obes. 2000;24(12):1715-25.
62. Tholin S, Rasmussen F, Tynelius P, Karlsson J. Genetic and environmental influences on eating behavior: The Swedish Young Male Twins Study. Am J Clin Nutr. 2005;81(3):564-9.
63. Natacci LC, Ferreira Júnior M. The three factor eating questionnaire - R21: tradução para o português e aplicação em mulheres brasileiras. Rev Nutr. 2011;24(3):383-94.
64. Santana MDS. Contribuição da insatisfação corporal e de variáveis demográficas e acadêmicas no comportamento alimentar de estudantes universitários brasileiros e portugueses [dissertação]. Araraquara: Universidade Estadual Paulista "Júlio de Mesquita Filho"; 2016.
65. Bryant EJ, Rehman J, Pepper LB, Walters ER. Obesity and eating disturbance: The role of TFEQ restraint and disinhibition. Curr Obes Rep. 2019;363-72.
66. Spitzer RL, Devlin M, Walsh BT, Hasin D, Wing R, Marcus M, et al. Binge eating disorder: A multisite eld trial of the diagnostic criteria. Int J Eat Disord. 1992;11(3):191-203.
67. Yanovski SZ, Marcus MD, Wadden TA, Walsh BT. The Questionnaire on Eating and Weight Patterns-5 (QEWP-5): An updated screening instrument for binge eating disorder. International J Eat Disord. 2015;48(3):259-61.
68. Ferrari Borges MB, Morgan CM, Claudino AM, Da Silveira DX. Validation of the Portuguese version of the Questionnaire on Eating and Weight Patterns – Revised (QEWP-R) for the screening of binge eating disorder. Rev Bras Psiquiatr. 2005;27(4):319-22.
69. Johnson WG, Grieve FG, Adams CD, Sandy J. Measuring binge eating in adolescents: Adolescent and parent versions of the questionnaire of eating and weight patterns. Int J Eat Disord. 1999;26(3):301-14.
70. de Siqueira TF, Colares V, Ximenes R. Questionário sobre padrões de peso e alimentação para adolescents (QEWP-A): Avaliação transcultural e adaptação para o Português. Adolesc e Saude. 2015;12(2):29-41.

6 Tratamento medicamentoso e ganho de peso

Eduardo Wagner Aratangy
Adriana Trejger Kachani
Táki Athanássios Cordás

INTRODUÇÃO

O surgimento da psicofarmacologia no início dos anos 1950 representou uma enorme revolução na assistência àqueles que sofriam de transtornos psiquiátricos e iniciou uma nova era científica para a Psiquiatria. Muitos pacientes que antes se viam condenados a viver em asilos, isolados de (e por) suas famílias, com elevado risco de suicídio e má qualidade de vida, puderam ser reintegrados ao convívio social. Porém, medicações, independentemente do grupo farmacológico a que pertençam, possuem efeitos indesejáveis. Alguns mais e outros menos relevantes, o que torna a escolha de um tratamento farmacológico uma relação de custo e benefício.

A partir dos anos 1960 alguns psicofármacos mostraram levar a efeitos adversos relacionados ao ganho de peso. Já a partir dos anos 1980 e décadas posteriores, o lançamento dos inibidores seletivos de recaptação de serotonina (ISRS) e alguns antipsicóticos atípicos (por exemplo, aripripazol e ziprazidona) ofereceram algumas possibilidades para evitar ou minimizar o ganho de peso, mas o problema persiste até hoje.[1,2]

Porém é importante recordar que, anteriormente à descoberta dos psicofármacos, há diferentes relatos de predisposição maior à obesidade e diabetes em pacientes psiquiátricos, apontando não apenas para uma possível inatividade física relacionada com a doença – o que levaria ao ganho de peso – como também a repercussões metabólicas ligadas ao próprio quadro de base

ALGUMAS DEFINIÇÕES IMPORTANTES

Muitas substâncias são capazes de alterar funções mentais, tais como aumentar resistência, mitigar temores e promover estados de êxtase com finalidades recreativas, religiosas ou médicas. Os **psicofármacos** são drogas que atuam obrigatoriamente no sistema nervoso central (SNC), mais especificamente nos processos psíquicos, normais ou patológicos. O psicofármaco ideal seria aquele com efeito terapêutico específico, isento de efeitos colaterais, com mecanismo de ação completamente conhecido e de baixo custo, mas isto ainda está longe de ser uma realidade.[3]

A **potência** de um psicofármaco se refere à dose necessária para se obter efeito terapêutico. Seu nível plasmático efetivo (NPE) é a concentração mínima do fármaco no plasma necessária para que ocorra um efeito terapêutico. Por outro lado, temos a **concentração máxima tolerada** (CMT) como o nível máximo do fármaco no plasma acima do qual ocorrerá efeito tóxico. Em alguns fármacos a CMT deve ser bem observada. O lítio possui faixa terapêutica entre 0,6 e 1,2 mEq/L. Níveis séricos maiores que 1,5 mEq/L podem indicar intoxicação, causando náuseas e vômitos, dor abdominal, sintomas neurológicos e alterações renais.[4]

A **tolerância** é a diminuição do efeito de um fármaco ao longo do tempo. Tal fenômeno faz com que sejam necessárias doses crescentes de uma droga para se manter o efeito inicial. A maior parte das medicações psiquiátricas não está sujeita à tolerância, esta aparece principalmente naquelas que possuem potencial de causar dependência química, como é o caso dos benzodiazepínicos. A **síndrome de abstinência** é outro fenômeno próprio das substâncias que geram dependência. Quando se diminui drasticamente ou suspende-se bruscamente o uso de certas substâncias surgem sintomas físicos e psíquicos que podem ter repercussões clínicas, como arritmias cardíacas, tremores, ansiedade extrema, alterações da consciência e raramente morte.[3]

FARMACOCINÉTICA

Os princípios básicos que determinam os processos de ação dos psicofármacos são essencialmente os mesmos para os demais fármacos, exceto que por atuarem no SNC, pois essa classe de medicamentos necessita que seus metabólitos atravessem a barreira hematoencefálica.[5]

Absorção

É a passagem da droga de seu local de aplicação para a corrente sanguínea. A aplicação pode ser feita por diversas vias. A via oral (VO) é a mais comum e as drogas ministradas por essa via terão sua absorção influenciada pela concentração da droga, lipossolubilidade, pH do sítio de absorção, motilidade e superfície de absorção do tubo gastrointestinal, presença de alimentos no tubo, droga administrada em solução ou forma sólida. A aplicação intravenosa (IV) promove ação mais rápida, pois a droga chega diretamente ao sangue, mas acarreta maiores riscos quando comparada a outros tipos de aplicação. A aplicação intramuscular (IM) também fornece ação rápida, mas com menores riscos. Outras formas de aplicação são transcutânea (pomadas, adesivos, cremes), respiratória (medicações em pó e spray), intrarretal (supositórios, clisteres), intradérmica (insulina), oftalmológica (colírios), sublingual e mucosa.[5]

Distribuição

É a chegada da droga aos diferentes tecidos do corpo. A distribuição depende da solubilidade da droga no plasma e sua ligação às proteínas plasmáticas (em especial a albumina), da afinidade dos diferentes tecidos pela substância (por exemplo, da tireoide pelo lítio), da irrigação sanguínea do tecido e da lipossolubilidade. Idade, sexo, estado nuticional, algumas doenças também influenciam a distribuição. Os psicofármacos são lipossolúveis e é isso que determina sua ação no SNC, pois essa característica é fundamental para que o fármaco atravesse a barreira hematoencefálica. Uma outra consequência desse fato é que tais substâncias também atravessam a barreira hematoplacentária, ou seja, passam da mãe para o feto durante a gestação. Em decorrência de tal fato o uso de psicofármacos durante a gestação deve ser rigorosamente avaliado por profissional competente.[5]

Metabolismo

É o conjunto de alterações químicas que as drogas sofrem no organismo. Tais processos ocorrem principalmente por vias enzimáticas (oxidação, redução, hidrólise e conjugação), sendo o fígado o principal responsável pela metabolização das drogas. O metabolismo tem por função tornar a substância aproveitável ao corpo ou passível de ser eliminada. Os principais fatores que influenciam o metabolismo são a função hepática e o uso de outras medicações ao mesmo tempo, o que pode acarretar indução ou inibição enzimática, acelerando ou dificultando a metabolização de certas substâncias. Tais condições são importantíssimas em farmacologia, pois podem alterar completamente a quantidade de substâncias circulando pelo corpo.[5]

Excreção

É a eliminação da substância pelo organismo. A principal forma de excreção dos fármacos é a urina, mas também ocorre pelas fezes, saliva, lágrimas, suor, bile e leite materno.[5]

CLASSES DE PSICOFÁRMACOS

Os psicofármacos são divididos em algumas classes de acordo com seus mecanismos de ação. O Quadro 1 apresenta lista dos principais psicofármacos do mercado e seus efeitos adversos.

Antidepressivos

Os antidepressivos são os psicofármacos mais amplamente utilizados. Possuem diversas aplicações em Psiquiatria e os novos compostos desenvolvidos pela indústria farmacêutica têm atingido bons resultados terapêuticos com menor incidência de efeitos colaterais. Em tese todos os antidepressivos atuam modulando neurotransmissores na fenda sináptica.

Indicações: depressão, transtornos ansiosos (transtorno obsessivo-compulsivo, transtorno do pânico, fobias e outros), bulimia nervosa, transtorno da compulsão alimentar periódica, dor crônica, ejaculação precoce.

Academicamente separaremos os antidepressivos em quatro categorias:

- **Tricíclicos.** Mecanismo de ação: bloqueio neuronal da recaptação das aminas biogênicas noradrenalina, serotonina e dopamina.
- **Inibidores seletivos da recaptação de serotonina (ISRS).** Mecanismo de ação: inibição seletiva da recaptação de serotonina.
- **Inibidores da monoaminoxidase (Imao).** Mecanismo de ação: inibição da enzima monoaminoxidase, que é responsável pela destruição das aminas biogênicas.
- **Antidepressivos com outros mecanismos de ação.** De modo geral diferentes mecanismos de ação sobre a recaptação de aminas biogênicas noradrenalina, serotonina, dopamina. A agomelatina possuiria uma ação agonista dos receptores da melatonina e antagonista dos receptores da serotonina-2C. A bupropiona, por exemplo, é um inibidor da recaptação da noradrenalina e dopamina. A venlafaxina e a mirtazapina seriam chamados de duais por ação em noradrenalina e serotonina.

Estabilizadores do humor

Os estabilizadores de humor são medicações heterogêneas, classificadas conjuntamente para fins didáticos.

Indicações: tratamento e prevenção de fases de mania, hipomania e depressão no transtorno afetivo bipolar, controle do impulso, epilepsia (para os anticonvulsivantes), dor (para alguns) e potencializador de outros fármacos.

Antipsicóticos

A primeira geração de antipsicóticos é composta por aqueles denominados antipsicóticos típicos ou neurolépticos. A segunda geração dessas drogas reúne os antipsicóticos denominados atípicos.

Indicações: quadros psicóticos (incluindo a esquizofrenia), estados confusionais agudos, agitação psicomotora, transtornos de personalidade e impulsividade, em alguns quadros afetivos, e como potencializador de outras medicações.

- **Típicos (neurolépticos).** Mecanismo de ação: bloqueio dopaminérgico, em especial do receptor D2.
- **Atípicos.** Mecanismo de ação: fraco bloqueador dopaminérgico D2; antagonista dos receptores serotoninérgicos 5HT2. Em alguns casos é bloqueador dopaminérgico com intensidade diferencial em regiões cerebrais distintas.

Benzodiazepínicos (ansiolíticos)

Indicações: transtornos ansiosos (quadros agudos), síndrome de abstinência ao álcool, insônia, epilepsia em alguns casos.

Mecanismo de ação: potencializam a ação do ácido gama-aminobutírico (GABA), principal neurotransmissor inibitório do sistema nervoso central.

Outras medicações de uso psiquiátrico

Há diversos fármacos utilizados para outros fins em Psiquiatria:

- Indutores de sono não benzodiazepínicos. Muitas vezes chamados de grupo Z. Ex: zolpidem, zopiclona.
- Medicações para déficits cognitivos e demência. Ex: donepezil, rivastigmina, amantadina, galantamina, tacrina.
- Medicações clínicas com efeitos psíquicos. Ex: anti-hipertensivos (para sintomas físicos da ansiedade, tremores e taquicardia), anti-histamínicos (para auxílio do sono e sedação e aumento do apetite), biperideno (para combater efeitos colaterais dos antipsicóticos).
- Medicações usadas no tratamento de algumas dependências químicas. Ex: naltrexona, dissulfiram, acamprosato.
- Anorexígenos e estimulantes. Ex: sibutramina, metilfenidato, anfetamínergicos.

MECANISMOS DE GANHO DE PESO

O ganho de peso e as disfunções da esfera sexual são os dois motivos de maior falta de aderência aos tratamentos com psicofármacos, com causas ainda não claramente elucidadas pela literatura. Entre as hipóteses estariam o aumento de compulsões alimentares com predileção por carboidratos, a melhora do apetite durante o tratamento em função da melhora do quadro clínico ou alterações metabólicas.[1]

O ganho de peso parece estar relacionado com os mecanismos de ação das drogas como: bloqueio de receptores H1-histamínicos, 5HT2c – serotoninérgicos, N3 – colinérgicos e alfa1 adrenérgicos; alterações do metabolismo de glicose; disfunção hipotalâmica;[4,6] alterações no metabolismo basal;[7,8] e no caso dos antipsicóticos, uma variação genética em função do polimorfismo da leptina e de seus receptores,[9] bem como variações genéticas do Brain-derived neurotrophic fator (BDNF).[10] O problema é que essas medicações diferem enormemente no que diz respeito ao seu efeito no peso e também nas diferenças individuais de metabolismo.[11]

O ganho de peso pode ocorrer indistintamente em relação à idade, podendo ocorrer em crianças e adolescentes e independente do sexo do paciente.[12] Acredita-se que dentro das diferentes classes de antidepressivos os ISRS seriam aqueles com menor risco relativo de ganho de peso. Aparentemente algumas drogas dessa classe de medicamento, (como a fluoxetina) poderiam diminuir o consumo alimentar e promover uma perda de peso transitória durante a fase aguda do tratamento. Porém na fase de manutenção mais de 30% das pacientes têm relatado um discreto aumento de peso, principalmente com a utilização de paroxetina, descrita como estimulador do apetite, mas também no uso de fluoxetina, sertralina e citalopram e escitalopram.[7] Himmerich et al.[11] demonstraram, em trabalho que acompanhou 24 pacientes durante as seis primeiras semanas de uso de antidepressivos, que o ganho de peso no início de tratamento pode prognosticar uma tendência de aumento de peso durante o tratamento medicamentoso. Em estudo recente esse achado foi corroborado por Asmar et al.[13] no seguimento de 280 pacientes com transtorno depressivo maior, demonstrando que o ganho de peso no primeiro mês seria o melhor preditivo para ganho de peso ao longo do tratamento.

Em relação aos IMAOs, poucos estudos foram realizados de forma sistemática. Já sugeriu-se que o ganho de peso fosse semelhante àquele conferido ao uso de antidepressivos tricíclicos. Hoje sabe-se que IMAOs reversíveis (p. ex: moclobemida) parecem conferir menor ganho de peso do que IMAOs irreversíveis (p. ex: fenelzina e tranilcipromina).[1] É importante salientar que o uso do IMAO tende a bloquear a MAO e aumentar os níveis de tiramina, aminoácido que tem papel na regulação da pressão arterial. Esse acúmulo pode levar a crises hipertensivas, dores de cabeça, taquicardia, dor no peito, suores, vômitos, desmaios, entre outros.[14] Sendo assim, uma dieta restrita em tiramina deve ser orientada a pacientes que fazem uso desses medicamentos.[15] O conteúdo de tiramina nos alimentos varia em virtude de diferenças no processamento, fermentação, maturação, entre outros, e sua toxicidade está relacionada à quantidade de tiramina consumida. Isso significa que um alimento de baixo risco, se consumido em grandes quantidades, pode causar problemas ao paciente. De 10 a 25 mg de tiramina costumam causar uma reação mediana. O Quadro 2 apresenta três listas de alimentos que podem ser utilizadas na elaboração da dieta do paciente usuário de IMAOs. No caso dos IMAOs reversíveis, a ressíntese das aminoxidases ocorre lentamente, e as interações medicamentosas podem ocorrer até quatro semanas após a retirada do medicamento.[14] Infelizmente, esse efeito tem levado novas gerações de psiquiatras a abandonarem essa preciosa opção para o tratamento de casos depressivos graves.

Os antipsicóticos atípicos também podem aumentar o peso, mas por mecanismos diferentes daqueles relacionados aos antidepressivos. O efeito iatrogênico de ganho de peso relacionado a essa classe de medicamentos pode repercutir também no desenvolvimento de síndrome metabólica, bem como importante risco cardiovascular.[8]

O ganho de peso em geral relaciona-se com o tipo de medicamento, dieta, atividade física e susceptibilidade individual dos pacientes. Clozapina e olanzapina, embora muito eficazes, são as drogas que demonstram aumentar mais o peso, enquanto a risperidona, quetiapina, aripripazol e ziprazidona parecem apresentar menor risco.[16] Katzman et al.[17] afirmam que o ganho de peso oriundo do uso de antipsicóticos atípicos pode acontecer já nas primeiras semanas, causando estresse psicológico relacionado com a autoestima. Dislipidemias, doenças cardiovasculares, *diabetes mellitus* tipo 2, são alguns dos possíveis efeitos adversos desses medicamentos, além de diminuição da qualidade de vida e desconforto psicológico.[7,11,18,19]

Assim como com os antidepressivos e antipsicóticos, os principais estabilizadores de humor também podem levar a um aumento de peso, caso da carbamazepina, lítio e ácido valproico.[2] Particularmente o lítio e ácido valproico podem promover o ganho de peso alterando o metabolismo de carboidratos e gorduras, aumentando o apetite por doces e carboidratos e produzindo mudanças endócrinas, em particular o hipotireoidismo.[7] Essas complicações não estão relacionadas ao gênero, mas sim à dose utilizada e ao tempo de tratamento. O uso de estimulantes no tratamento de pacientes com comorbidade entre transtorno bipolar e transtorno do déficit de atenção exige muito cuidado, além do uso obrigatório de um estabilizador (ou mais) associado. Esses achados favorecem tentativas do uso de lisdexanfetamina quando da presença de episódios de compulsão alimentar sempre com o cauteloso controle do quadro de base.[20]

Pensando no efeito adverso de ganho de peso dos psicofármacos, Nyboe et al.[21] alertam que um programa de acompanhamento nutricional é fundamental para usuários de tais medicamentos, e em 2004, a Food and Drug Administration (FDA) determinou que todo o paciente em uso de antipsicóticos atípicos seja monitorado em relação ao efeito metabólico dessa classe de medicamentos.[2] Sugerimos que todo o paciente em início de tratamento com um psicofármaco deve ser orientado sobre esses efeitos colaterais e, idealmente, ter um acompanhamento nutricional.

As pesquisas a respeito do assunto não cessaram. Levando em consideração que os anticonvulsivantes – em especial o topiramato – podem reduzir o ganho de peso, essa classe de medicamentos têm sido muitas vezes prescrita associadamente com estabilizadores de humor para controlar o aumento de peso. Sua forma de ação não está bem estabelecida, mas a medicação tem tido resultados positivos não só na perda de peso como também no controle de compulsões alimentares.[7]

Um estudo canadense mostrou que pacientes que fazem uso de antidepressivos ou antipsicóticos podem ter sucesso na perda e manutenção de peso em um programa bem estruturado que envolve reeducação alimentar e prática de atividades físicas, contrabalançando os efeitos de psicofármacos no ganho de peso.[22] Em revisão sistemática atual, foi verificado que atividade física e orientações práticas de alimentação e culinária também são muito efetivas para diminuir o ganho de peso em indivíduos usuários de medicação psiquiátrica.[21]

Quadro 1 Principais efeitos adversos dos psicofármacos

Classe	Tipo	Nome genérico	Nome comercial	Efeitos adversos
Antidepressivos	Tricíclicos	Imipramina Clomipramina Amitriptilina Nortriptilina	Tofranil Anafranil, Clo Tryptanol, Amytril Palemor	Boca seca, visão turva, obstipação intestinal, retenção urinária, hipotensão postural, retardo da condução elétrica cardíaca, sedação, diminuição do convulsivo, alterações da memória e consciência, redução da libido, retardo ejaculatório, inibição do orgasmo e ganho de peso

(continua)

Quadro 1 Principais efeitos adversos dos psicofármacos (*continuação*)

Classe	Tipo	Nome genérico	Nome comercial	Efeitos adversos
Antidepressivos	ISRS	Fluoxetina Sertralina Paroxetina Citalopran Escitalopram Fluvoxamina	Prozac, Daforin Zoloft, Assert Aropax, Pondera Cipramil, Denyl Lexapro Luvox	Náuseas, vômitos, diarreia (diminuem com o tempo), insônia ou sonolência excessiva, piora inicial da ansiedade e disfunções sexuais
	IMAO	Tranilcipromina Moclobemida Selegilina	Parnate Aurorix Deprilan	Hipotensão postural, crise hipertensiva após a ingestão de tiramina, interações medicamentosas importantes com cocaína, anfetaminas, alguns antidepressivos e medicações para enxaqueca, alguns antigripais
	Com outros mecanismos de ação	Mirtazapina Venlaflaxina Desvenlafaxina Bupropiona Duloxetina Trazodona Nefazodona Agomelatina Vortioxetina	Remeron Efexor, Venlift Pristiq Zybam Wellbutrin Cymbalta Donaren Serzone Valdoxan Brintellix	Depende do medicamento: similares aos dos ISRS e, em alguns casos, mais similares aos tricíclicos
Estabilizadores de humor		Lítio	Carbolitium	Aumento da ingestão de água e da produção de urina, diarreia, hipotireoidismo, nefropatias, ganho de peso e intoxicação

(continua)

Quadro 1 Principais efeitos adversos dos psicofármacos (*continuação*)

Classe	Tipo	Nome genérico	Nome comercial	Efeitos adversos
Estabilizadores de humor		Carbamazepina	Tegretol	Leucopenia, hepatoxicidade, disfunção tireoidiana e sedação, ganho de peso, interações medicamentosas importantes
		Ácido valproico	Depakote	Leucopenia, hepatoxicidade, dispepsia, ganho de peso, queda de cabelo
		Oxcarbazepina Gabapentina Lamotrigina Topiramato Pregabalina	Trileptal Neurontin Lamictal Topamax Lyrica	Sonolência e sedação, alterações cognitivas e neurológicas, tontura, alterações cutâneas, cálculo renal
Antipsicóticos	Típicos (neurolépticos)	Haloperidol Clorpromazina Levomeprazina Tioridazina Periciazina	Haldol Amplictil Neozine Melleril Neuleptil	Sintomas neurológicos extrapiramidais (marcha "robotizada", diminuição da expressão facial, síndrome parkinsoniana etc.), distonia agudas (cãimbras, espasmos musculares), acatisia (inquietação psicomotora), discinesia tardia, sedação, ganho de peso, galactorreia

(continua)

Quadro 1 Principais efeitos adversos dos psicofármacos (*continuação*)

Classe	Tipo	Nome genérico	Nome comercial	Efeitos adversos
Antipsicóticos	Atípicos	Olanzapina Risperidona Clozapina Quetiapina Amisulprida Aripiprazol Ziprasidona Paliperidona Lurasidona Brexpiprazol	Zyprexa Risperdal Leponex Seroquel Socian Abilify Geodon Invega Latuda Rexulti	Sedação, alterações gastrointestinais, ganho de peso, alterações metabólicas (aumento da glicemia e dislipidemias) e de agranulocitose (efeito colateral hematológico potencialmente grave que pode ocorrer com o uso da clozapina)
Benzodiazepínicos (ansiolíticos)		Diazepam Clonazepam Bromazepam Lorazepam Midazolam Alprazolam Clobazam	Diempax, Valium Rivotril Lexotan Lorax Dormonid Frontal, Alpraz Frisium, Urbanil	Sedação, dependência química, alterações da consciência

Quadro 2 Lista de alimentos para dieta durante o uso de IMAOS

Alimentos a serem evitados	Alimentos a serem usados com cautela (1/2 xícara ou 120 mL)
Queijos maturados Peixes defumados ou enlatados Vinho Chianti ou Vermont Favas Casca de banana e banana-verde Caldo de carne Levedo de cerveja e cerveja Embutidos	Abacate Morangos Molho de soja Chocolate Vinho e destilados Oleaginosas Leite e derivados não pasteurizados
Alimentos com insuficientes evidências para restrição	
Peixe fresco Cogumelos Beterraba Milho-verde Frutas enlatadas	Uva-passa Suco de tomate Curry Coca-Cola *Cookies*

(continua)

Quadro 2 Lista de alimentos para dieta durante o uso de IMAOS (*continuação*)

Alimentos com insuficientes evidências para restrição	
Molhos de salada industrializados Pão fermentado Ovos	Queijos frescos: cottage, minas, *cream cheese* Coalhada
Todos os alimentos, principalmente os proteicos, só devem ser usados frescos e com um breve período de armazenamento.	

Fonte: Adaptado de McCabe, 1986.[14]

REFERÊNCIAS BIBLIOGRÁFICAS

1. Fava M. Weight gain and antidepressants. J Clin Psychiatry. 2000;61(11):37-41.
2. Teixeira PJR, Rocha FL. Efeitos adversos metabólicos de antipsicóticos e estabilizadores de humor. Rev Psiquiatr RS. 2006;28(2):186-96.
3. Schatzberg AF, Nemeroff CB. The American Psychiatric Publishing Textbook Of Psychopharmacology. 3. ed. Arlington: Amer Psychiatric Pub Inc, 2008.
4. Cordioli AV, editor. Psicofármacos: consulta rápida. 5. ed. Porto Alegre: Artmed; 2015. p. 21-314.
5. Gorenstein C, Marcourakis T. Princípios Gerais da ação de psicofármacos. In: Cordás TA e Moreno RA. Condutas em psiquiatria. Porto Alegre: Artmed; 2008. p. 13-31.
6. Salvi V, Mencacci C, Barone – Adesi, F. H1 – histamine receptor affinity predicts weight gain with antidepressants. European Neuro Psycho Pharmacology. 2016;26(10):1673-7.
7. Malhi GS, Mitchell PB, Caterson I. Why getting fat, Doc? Wight gain and psychotropic medications. Australian New Zealand J Psychiatry. 2001;35:315-21.
8. Neovius M, Eberhard J, Lindstrom E, Levander S. Weight development in patients treated with risperidone: a 5-year naturalistic study. Acta Psychiatr Scand. 2007;115:277-85.
9. Brandl EJ, Frydrychowicz C, Tiwari AK, Lett TAP, Kitzrow W, Büttner S, et al. Association study of polymorphisms in leptin and leptin receptor genes with antipsychotic-induced body weight gain. Progr Neuropsychopharmacol Biol Psychiatry. 2012;38(2):134-41.
10. Zai GCM, Zai CCH, Chowdhury NI, Tiwari AK, Souza RP, Lieberman JA, et al. The role of brain-derived neurotrophic factor (BDNF) gene variants in antipsychotic response and antipsychotic-induced weight gain. Progr Neuropsychopharmacol Biol Psychiatry. 2012;39(1):96-101.
11. Himmerich H, Schuld A, Haack M, Kaufmann C, Pollmacher T. Early prediction of changes in weight during six weeks of treatment with antidepressants. J Psychiatry Res. 2004;38:485-9.
12. Reekie J, Hosking SPM, Prakasch C, Kaokt JM, Sabin MA. The effect of antidepressants and antipsychotics on weight gain in children and adolescents. Obesity Reviews. 2015;16(1):566-580.
13. Khalil EA, Fève B, Colle R, Gressier F, Vievard A, Trabado S, et al. Early weight gain predicts later weight gain in depressed patients treated with antidepressants: Findings from the METADAP cohort. J Affect Disord. 2018;241:22-8.
14. McCabe BJ. Dietary tyramine and other pressor amines in MAOI regimens: A review. J Am Diet Assoc. 1986;86:1059-64.
15. Fuzikawa CS, Hara C, Gloria MBA, Rocha FL. IMAO e Dieta: Atualização – orientações práticas para o uso clínico. J Bras Psiquiatr. 1999;48(10):453-60.
16. Stroup TS, Gray N. Management of common adverse effects of antipsychotic medications. World Psychiatry. 2018;17(3):341-56.

17. Katzman MA, Jacobs L, Marcus M, Vermani M, Logan AC. Weight gain and psychiatric treatment: is there as role for green tea and conjugated linoleic acid? Lipids Health Disease. 2007;6:14.
18. Aronne LJ, Segal KR. Weight gain in the treatment of mood disorders. J Clin Psychiatry. 2003;64(8):22-9.
19. Schwartz TL, Nihalani N, Jindal S, Virk S, Jones N. Psychiatric medication – induced obesity: a review. Obesity Reviews. 2004;5:115-21.
20. Puzantian T, Carlat D. Medication Fact Book For Psychiatric Practice. 5. ed. Newburyport: Carlat Publishing; 2020.
21. Nyboe L, Lemcke S, Moller AV, Stubbs B. Non-pharmacological interventions for preventing weight gain in patients with first episode schizophrenia or bipolar disorder: a systematic review. Psychiatry Res. 2009;281:112656.
22. Warthon S, Kuk JL, Petrova L, Rye PI, Taylor VH, Christensen RAG. Effectiviness of a Community-based weight management program for patients taking antidepressants and/or antipsychotics. Obesity. 2019;27(9):1539-44.

7 Nutrição comportamental

Fernanda Timerman
Marle S. Alvarenga
Manoela Figueiredo
Cynthia M. A. Azevedo
Samantha S. Macedo

O QUE É NUTRIÇÃO COMPORTAMENTAL

A ciência da nutrição, classicamente, enfatiza o aspecto biológico da alimentação, prioriza os nutrientes e seus efeitos no corpo humano, ou seja, o que e quanto comemos. Algumas questões são preocupantes, como a medicalização da saúde e da alimentação;[1] o nutricionismo como paradigma que valoriza o nutriente mais do que a comida;[2] e a ortorexia nervosa – obsessão pela ingestão exclusiva de alimentos ditos "saudáveis" – que traz valores puristas, perfeccionistas e moralistas à comida, se aproximando dos transtornos alimentares.[3] Mesmo buscando promover saúde, essas tendências não têm contribuído para que efetivamente as pessoas estejam mais saudáveis. Pelo contrário, os índices de doenças crônicas e obesidade são crescentes, assim como os psiquiátricos, em que o Brasil, inclusive, lidera o ranking do país com o maior número de pessoas ansiosas do mundo.[4]

Os nutricionistas precisam desenvolver habilidades e ir em busca de outros recursos além do que é aprendido na graduação para trabalharem com pacientes psiquiátricos, em especial com diagnóstico de transtornos alimentares. Por meio da pesquisa e prática clínica com pacientes do Ambulim-IPq-HC-FMUSP foi possível conhecer e se aprofundar em técnicas, estratégias e abordagens de mudança de comportamento e aperfeiçoá-las para aplicação em outras situações. Então, em 2014, o Instituto Nutrição Comportamental® sistematizou uma abordagem para lidar com a nutrição de forma mais humanizada e eficaz, nomeada nutrição comportamental (NC).[5] Essa abordagem, baseada em ciência, tem como objetivo a prática de uma nutrição que realmente contemple um foco biopsicossociocultural para ampliar a atuação e a comunicação do nutricionista.[5]

A abordagem NC tem uma série de diferenciais com relação ao modelo "tradicional" de tratamento nutricional, pois vai além da educação e da prescrição, e considera verdadeiramente toda a gama de aspectos que determinam o comer;

valoriza o **porquê** se come o que se come, o **porquê** deixa-se de comer alguns alimentos, quais são os sentimentos, pensamentos e valores atribuídos, e também **como** se come.[5] Ao defender essa premissa a abordagem NC afirma que entender por que comemos o que comemos e como comemos é central pois são nossos valores, crenças, ideais, conceitos e sentimentos que determinam nossas escolhas alimentares e nossos comportamentos.[6]

A proposta da NC é auxiliar os nutricionistas a trabalharem verdadeiramente com a mudança de comportamento, e não com prescrição de dietas restritivas de forma mandatória, listas de alimentos permitidos e proibidos, e restrições que normalmente não são sequer seguidas.

Utilizando as bases teóricas de diversas correntes da psicologia, a abordagem NC define comportamento alimentar como as ações e condutas alimentares regidas por um conjunto de cognições (pensamentos) e afetos.[7] Tal definição considera as diferentes teorias sobre comportamento e mudança de comportamento, e o construto de atitudes alimentares. As atitudes alimentares têm três componentes e o comportamental é um deles. Assim o como, o que, com quem, onde comemos (ações) são regidos e influenciam diretamente os sentimentos e as cognições sobre comida e alimentação.[6] Portanto, se queremos promover a mudança de comportamentos – ou, a maneira das pessoas se relacionarem com a comida – não podemos simplesmente prescrever uma dieta ou dizer "coma isto". Precisamos trabalhar as crenças, conhecimentos, maneira de interpretar o mundo e os sentimentos para com a alimentação.

Sabe-se que a prescrição pode ser uma forma de coerção, e não muda comportamentos; bem como educar – ensinar sobre a importância e valor dos nutrientes – também não tem esse efeito garantido. Assim, a mudança de comportamento deve começar pelo entendimento profundo dos determinantes de escolha alimentar de uma pessoa, de seus afetos, conhecimentos, crenças e valores.[6]

Os pilares da nutrição comportamental

A abordagem da NC se desenvolve em dois eixos:

Prática clínica: baseia-se em estratégias não prescritivas e olhar amplo para a alimentação, que contempla o comer considerando emoção, situação e contexto sociocultural. Para tanto a orientação nutricional é fundamentada em estratégias comportamentais centradas no paciente e utiliza técnicas de aconselhamento nutricional para possibilitar mudança real e consistente do comportamento alimentar. Uma premissa importante é a valorização do prazer em comer, que muitas vezes é negligenciado. Outra questão fundamental é a educação sobre a ineficácia e consequências negativas das dietas restritivas em longo prazo; das quais se destacam o alto índice de reganho de peso, a promoção do efeito sanfona e desregulação dos sinais de fome e saciedade, que podem desencadear compulsões alimentares.[8]

O objetivo da abordagem da NC é ajudar o indivíduo a resgatar e confiar nos seus sinais internos de autorregulação de fome-saciedade e, dessa forma, ter autonomia de suas escolhas e hábitos alimentares.

Comunicação: foca em mensagens positivas, consistentes e ponderadas, para estabelecer a comunicação do nutricionista com seus diferentes públicos. A comunicação responsável é essencial para cumprir o papel de informar, influenciar e estimular indivíduos na adesão de comportamentos alimentares saudáveis. Entretanto, alguns desafios estão presentes, como criar uma comunicação moderna e atraente, sem apelar para o sensacionalismo; preservar a imagem e a credibilidade do profissional, mesmo colocando-o em evidência e posicionando-o de maneira diferenciada. Além disso, a comunicação humanizada, que valoriza a escuta, faz perguntas abertas e responde de acordo com o nível de motivação e prontidão do paciente é essencial e no caso de pacientes resistentes e com distorções cognitivas importantes, como em casos de transtornos alimentares, é ainda mais necessária.

Essa habilidade de comunicação permite ao nutricionista realizar um trabalho mais efetivo, que parte do entendimento das reais necessidades de seu paciente ou grupo, estabelece mensagens realistas, que possam levar os indivíduos a uma conexão verdadeira com o seu corpo e sua mente e que faça sentido para sua vida.[9]

APLICABILIDADE DA ABORDAGEM DA NUTRIÇÃO COMPORTAMENTAL EM PSIQUIATRIA

A abordagem da NC é inclusiva, e pode ser utilizada em diferentes áreas de atuação do nutricionista, somando as suas outras expertises e especializações, de forma a melhorar seu relacionamento com os pacientes, sua comunicação com diferentes interlocutores e ajudando a promover mudança de comportamento.

O ambiente nutricional atual é complexo, assolado por modismos, *fake news* e controvérsias nas mensagens sobre alimentação e nutrição, o que pode ser ainda mais desafiador no contexto da psiquiatria, na qual os pacientes têm questões psicológicas importantes e limites cognitivos, especialmente na área dos transtornos alimentares.

Especificamente para o tratamento dos transtornos alimentares (TA), as diretrizes da American Dietetic Association[10] afirmam que além de realizar avaliação e monitoramento nutricional clássico, o profissional precisa de treinamento avançado em estratégias de mudança de comportamento, como a terapia cognitivo-comportamental e entrevista motivacional.

No caso dos TA, a presença do nutricionista nas equipes interpessoais é mandatória,[10] mas esse profissional deve ser especializado em TA, o que envolve além de conhecimento aprofundado nesses quadros, as habilidades antes mencionadas. Essas estratégias, assim como outros modelos e teorias, são incorporadas à abordagem da NC, não apenas para o tratamento de TA, mas para as mais diversas situações clínicas, uma vez que são eficazes e comprovadas cientificamente.

Como este trabalho é focado em aconselhamento nutricional,[10] o profissional não é apenas um técnico ou prescritor e sim um terapeuta nutricional (TN), pois deve promover um bom estado nutricional e alimentação saudável visando à mudança de atitudes e comportamentos alimentares e para com o corpo.[11]

Alinhado às premissas da abordagem NC, para atender pacientes com TA, o nutricionista deve assumir uma postura de não julgamento, sobretudo em relação aos medos, angústias e crenças disfuncionais de seus pacientes.[12] Seu papel, juntamente com a equipe, é de suporte, de guia do processo, ajudando os pacientes a transformarem suas relações com a comida e corpo, e a adquirirem novas atitudes e comportamentos.[11,13]

Para trabalhar com a mudança de comportamento, o nutricionista precisa desenvolver habilidades interpessoais e de comunicação.[14] No contexto da psiquiatria, o nutricionista pode auxiliar em um atendimento mais acolhedor, para pacientes com diferentes diagnósticos, se tiver essas habilidades ampliadas.

TÉCNICAS, MODELOS E ESTRATÉGIAS INCORPORADOS PELA ABORDAGEM COMPORTAMENTAL

A mudança comportamental deve avaliar a motivação das pessoas, sua prontidão e confiança para mudar, por isso explorar e estimular a motivação deve ser mais uma das tarefas do nutricionista, além do aconselhamento, cuidado e educação nutricional.[15,26]

A maneira como o nutricionista fala com os pacientes, ouve e lida com questões específicas, é determinante na criação de um ambiente que propicie a mudança, em especial em casos psiquiátricos. Um bom vínculo paciente-nutricionista é essencial na motivação dos pacientes e eficácia do tratamento. Por isso são necessários novos paradigmas, abordagens, habilidades de comunicação e de aconselhamento.[16]

O aconselhamento nutricional considera todas essas questões e é definido como um processo de ajuda para estimular o paciente a fazer as suas próprias escolhas alimentares. E nesse sentido o nutricionista – ou terapeuta nutricional, quando assume papel de guia e facilitador do processo – deve saber avaliar comportamentos alimentares habituais e disfuncionais, deve conhecer modelos, teorias e estratégias para auxiliar o processo de comportamentos alimentares mais saudáveis e necessários aos pacientes.[13]

Dentre esses modelos, a entrevista motivacional é uma técnica que auxilia a mudança de comportamento e que demanda habilidades (inatas e adquiridas) do terapeuta, como: respeito, empatia, colaboração e capacidade de escutar. É importante ressaltar que motivação é algo individual e que não somos capazes de motivar o outro, mas podemos reconhecer e estimular certos tipos de motivação para ajudar a promover mudanças. Dependendo do tipo de motivação e do estágio de mudança, as estratégias de ação são diferentes.[15,26]

Na prática clínica o nutricionista se depara com pacientes sem motivação, com motivação intrínseca ou extrínseca. No caso de um paciente ser levado para tratamento contra sua vontade – por indicação médica ou imposição de algum familiar, por exemplo – não há motivação, o que muitas vezes prediz a falta de adesão. A motivação intrínseca é a mais genuína e tem maior possibilidade de adesão, acontece quando se procura um tratamento espontaneamente, com o objetivo de mudar algo que considera disfuncional na alimentação, e que tem um significado pessoal importante – como uma questão de saúde ou um desejo de melhorar a relação com o corpo e a comida. Já na motivação extrínseca, o paciente pode até vir por vontade própria, mas pode estar procurando aprovação alheia (emagrecer para uma ocasião específica, por exemplo), ou ter sido impulsionado-estimulado por alguém que considera importante (amigo ou namorado que se queixa da dificuldade de convívio pelo fato de a pessoa ser muito restritiva e isso atrapalhar o relacionamento pessoal e social, por exemplo).[15]

Para explorar as motivações do paciente, que são os motivos para mudar ou permanecer como se está, é necessário entender a ambivalência. O nutricionista deve procurar entender quais funções determinado comportamento tem na vida da pessoa e, junto com ela, analisar as crenças, contradições, significados e sofrimento que esse comportamento traz. A partir disso, sempre que o profissional identificar a ambivalência deve reforçar os motivos que o paciente traz para mudar.[15]

Após considerar a questão da motivação e prontidão pode-se escolher estratégias e ferramentas para se trabalhar de maneira individualizada a mudança de comportamento. Como, por exemplo, a terapia cognitivo-comportamental (TCC), a qual tem como princípio que as emoções e comportamentos são determinados pela forma como interpretamos a realidade. Na nutrição se foca no uso de técnicas específicas de forma adaptada, para que as alterações nos modos disfuncionais de pensamento possam se tornar funcionais, no que se refere à maneira de comer e se relacionar com a comida.[12,17] A TCC é provavelmente a estratégia terapêutica mais estudada para tratamento dos TA, e também de outros quadros como depressão, tendo portanto aplicabilidade especial na área da psiquiatria.[17] A NC também usa ferramentas de *coaching* adaptadas para o contexto da nutrição, por exemplo, o uso de metas para trabalhar de maneira clara, objetiva e detalhada a mudança de comportamento.[18]

Muitos pacientes não estão conscientes de que seus comportamentos têm origem em um pensamento, que pode ser disfuncional, por exemplo, "já saí da dieta e comi um chocolate, agora vou comer tudo o que tiver na geladeira", e não conseguem sair desse ciclo dicotômico – tudo ou nada. Focar na solução de problemas e no momento presente irá ajudar o paciente a refletir sobre seus pensamentos, para que a mudança se dê por meio de um controle consciente do paciente e não por meios e regras externas.[17]

A automonitoração, que consiste na observação e registro de comportamentos, como o diário alimentar, que pode envolver o registro (por escrito e/ou fotográfico) da quantidade e qualidade dos alimentos ingeridos, como também da fome e da saciedade antes e depois de comer, os sentimentos e pensamentos associados, a frequência da atividade física, do consumo de água etc., é uma ferramenta extremamente eficaz durante todo o processo de mudança. Com base no registro, na observação e na consciência dos hábitos e comportamentos, torna-se possível o trabalho com tarefas graduais, ou metas, que possibilitam a mudança de um comportamento. As metas devem ser encaradas como um processo que será combinado de forma conjunta entre nutricionista e paciente; além disso, as metas devem ser específicas, fazer sentido para o paciente, serem alcançáveis e sustentáveis.[17,18]

Muitas pessoas não percebem e podem até negligenciar os sinais físicos de fome e saciedade. No contexto dos TA isso é ainda pior pelas alterações fisiológicas relacionadas aos quadros e também pelo medo de engordar. Confiar e atender aos sinais internos de fome, apetite e saciedade é uma habilidade que deve ser resgatada ou até mesmo aprendida, o que pode ser realizado com ajuda de diferentes técnicas, como comer intuitivo, comer com atenção plena e competências alimentares.

O comer intuitivo (CI) é um modelo que passou a ser estudado sistematicamente mostrando uma série de efeitos positivos,[19] tanto comportamentais como a redução de fatores de risco para transtornos alimentares (principalmente na diminuição de compulsões alimentares); aumento do prazer em comer, menos prática de dietas e menor ansiedade com relação à comida; como efeitos clínicos, incluindo redução dos níveis de colesterol, triglicérides e índice de massa corpórea.[20]

O CI tem três pilares: permissão incondicional para comer; comer para atender às necessidades fisiológicas e não emocionais, e apoiar-se nos sinais internos de fome e saciedade para determinar o que, quanto e quando comer.[19] O CI promove uma sintonia com a comida, a mente e as emoções. Ao incorporar o CI, a abordagem NC defende o fazer as pazes com a comida, a importância de não se trabalhar com dietas restritivas, o respeito ao corpo de forma holística.[20]

Ajudar as pessoas a valorizarem e se conectarem com o ato de comer, sem julgamentos, também é essencial para o trabalho com foco em comportamento alimentar, por isso a abordagem NC considera importante a abordagem do comer com atenção plena (*Mindful eating*), que se define como atenção sem julgamento ou críticas às sensações físicas e emocionais despertadas durante o ato de comer ou em contexto relacionado à comida.[18,21] É uma experiência que envolve todos os sentidos e propõe uma conexão com as cores, aromas, texturas e sabores envolvidos desde a escolha e preparo da comida até o ato de comer. Prestar atenção no como, onde, quando e por que se come facilita a conexão e percepção dos sinais internos de fome e saciedade, ademais da percepção das outras razões pelas quais as pessoas comem, além da fome física, como o comer emocional, e nossos pensamentos e sentimentos envolvidos nesse contexto.[22]

A prática regular da meditação, assim como do *mindfulness* (atenção plena), é uma premissa para se obter os benefícios do comer com atenção plena.[18] A prática frequente e bem orientada de meditação contribui para a capacidade de estar plenamente atento ao momento presente e busca adquirir uma atitude curiosa e observadora de si mesmo, visando a diminuir a mente reativa, responsável por respostas precipitadas e automáticas, como quando se come para lidar com um estresse emocional.

Inclusive a prática do *mindfulness* é associada à melhora de diversas doenças psiquiátricas incluindo estresse, ansiedade, depressão e transtornos alimentares.[12,18,23] O *mindful eating* é desaconselhado para casos de AN e comportamentos de ortorexia nervosa em fase aguda, pois esses pacientes têm dificuldade em respeitar seus sinais de fome, apetite e saciedade, sendo mais indicado para pacientes com BN e TCA. À medida que refeições mais estruturadas e uma rotina alimentar vão se estabelecendo, o TN pode começar a trabalhar com o paciente maior autonomia para comer, pois ele vai ficando mais preparado para perceber e honrar a fome e a saciedade.[12]

Colaborando com essa discussão, estudo de Richards et al.[24] mostrou que pacientes com AN, BN e outros transtornos alimentares em tratamento, e após se recuperarem clinicamente, conseguiram desenvolver habilidades do comer intuitivo e que essas habilidades foram associadas positivamente com a melhora do TA.

A NC pretende, portanto, contribuir para que os pacientes aprendam a reconhecer e entender como comem, o que comem, quando comem e por que comem para que tenham consciência e autonomia nas suas escolhas e hábitos alimentares, que devem ser guiadas pelos seus sinais internos, pela motivação pessoal, por metas realistas.

Para que todas as estratégias, técnicas e ferramentas que a NC incorpora sejam aplicadas de forma efetiva, a linguagem utilizada na comunicação **sobre** e **com** os pacientes tem uma importância notável. Uma linguagem positiva, sem julgamentos, que oferece opções para lidar com as barreiras e reconhece as dificuldades e frustrações que acompanham o tratamento pode ajudar as pessoas a se sentirem mais confiantes em conduzir mudanças no comportamento alimentar.[9,25]

Em suma, a NC é uma estratégia baseada em ciência que visa a instrumentalizar nutricionistas com técnicas de mudança de comportamento. A proposta é uma

Quadro 1 Perguntas e reflexões que ajudam o nutricionista a identificar os pontos relevantes de seus pacientes para trabalhar a mudança do comportamento alimentar

Como explicar a abordagem da nutrição comportamental para o paciente

A mudança de comportamento alimentar é um processo e acontece de forma gradual e realista, para que possa se consolidar. O nutricionista atua como guia disposto a buscar os melhores caminhos em conjunto com o paciente e, dependendo da sua condição de saúde mental e/ou física, algumas vezes terá de ser mais incisivo e outras, mais flexível. A perda de peso (quando for essa a demanda) pode acontecer como consequência das mudanças, mas não deve ser considerada um resultado. A alimentação e a nutrição têm um papel na saúde que vai muito além da ingestão qualitativa e quantitativa de nutrientes. Esse processo de mudança de comportamento é um modelo de saúde que vai impactar em todos os aspectos da vida – sono, disposição, funcionamento intestinal etc. Essa explicação é essencial para que o paciente possa rever seus conceitos sobre alimentação e possa se engajar de forma otimista no seu processo.

É importante que o nutricionista foque nas questões qualitativas e quantitativas da alimentação, mas que possa ir além e perguntar sobre as crenças, sentimentos e pensamentos do paciente em relação à comida e também questionar como o paciente come: com quem, de que forma, tempo, atenção, onde, velocidade, rotina familiar etc.

Seguem algumas perguntas que ajudam nesse questionamento:

- O que te trouxe aqui?
- O que você gostaria de mudar na sua alimentação? Consegue identificar as razões para mudar? Qual a importância das mudanças para você?
- Você já foi em algum nutricionista? Como foi sua experiência?
- Como era sua alimentação na infância e na adolescência? E a da sua família?
- Desde quando você faz acompanhamento psiquiátrico? Seu tratamento influenciou sua alimentação? Como?
- Teve alteração de peso? [Se o paciente trouxer a informação de que seu peso aumentou após a inclusão de medicamentos psiquiátricos, explique sobre os possíveis efeitos colaterais de certas medicações.]
- Me conte sobre a sua relação com o corpo, a comida e o peso ao longo da vida. [Se o paciente trouxer a demanda e houver um pedido/desejo de perder peso, cabe levantar o histórico de dietas e de variação de peso ao longo da vida e discutir as consequências fisiológicas e emocionais negativas das dietas.]
- O que a comida significa para você (e sua família)? [Explorar memórias, sentimentos e valores e talvez algum comer emocional.]
- O quanto se sente preparado para mudar?
- Quais são as barreiras e facilitadores para uma mudança de comportamento alimentar? O que você acha que pode ajudá-lo, e que coisas podem dificultar [explorar também quem pode ajudar].

compreensão mais holística do ser humano para entender seu comportamento e, dessa forma, atuar de forma mais assertiva para promover as mudanças que forem necessárias. Para isso, há necessidade da integração das ciências humanas (sociologia, antropologia, psicologia) para complementar o foco tradicionalmente mais biológico da nutrição.

Não existe uma dieta que altere o estado psiquiátrico, a exceção é a recuperação do estado nutricional na AN, mas isso não se dá por uma combinação específica de nutrientes, e sim pela recuperação do peso e estado metabólico. Também sabemos que há influência de uma alimentação saudável na saúde e humor, mas é inviável pautar a recomendação para melhorar depressão ou ansiedade em apenas alimentos ou dietas específicas.

Assim, a abordagem da nutrição comportamental ajuda grandemente no trabalho do nutricionista em psiquiatria ao focar na prática clínica e na comunicação de forma ampla e humanizada, trazendo estratégias, modelos e teorias que auxiliam a efetiva mudança de comportamento e ajudam a entender e trabalhar a resistência dos pacientes desafiadores. Ainda, para lidar com pacientes psiquiátricos, é aconselhável que o nutricionista procure supervisão com profissionais experientes em casos de pacientes mais desafiadores, e que trabalhe em equipe interdisciplinar.

REFERÊNCIAS BIBLIOGRÁFICAS

1. Castiel LD, Diaz CAD. A saúde persecutória os limites da responsabilidade. Rio de Janeiro: Fiocruz; 2007.
2. Scrinis G. Nutritionism: The science and politics of dietary advice. Columbia: University Press; 2013.
3. Martins MCT, Alvarenga MS, Vargas SVA, Sato KSCJ, Scagliusi FB. Ortorexia nervosa: reflexões sobre um novo conceito. Revista de Nutrição. 2011;24(2):45-357.
4. Organização Mundial da Saúde (OMS). Obesity and Overweight [Internet]. 2018 fev 16. [acesso em 4 dez. 2019]. Disponível em: https://www.who.int/news-room/fact-sheets/detail/obesity-and-overweight
5. Alvarenga MS, Figueiredo M, Timerman F, Antonaccio CMA. Nutrição comportamental. 2. ed. Barueri: Manole; 2019.
6. Alvarenga MS, Koritar P, Moraes J. Atitude e comportamento alimentar – determinantes de escolhas e consumo. In: Alvarenga MS, Figueiredo M, Timerman F, Antonaccio CMA. Nutrição comportamental. 2. ed. Barueri: Manole; 2019. p. 25-56.
7. Taragano R, Alvarenga MS. Fundamentos teóricos sobre mudança comportamental. In: Alvarenga MS, Figueiredo M, Timerman F, Antonaccio CMA. Nutrição comportamental. 2. ed. Barueri: Manole; 2019. p. 1-29.
8. Alvarenga MS, Figueiredo M, Polacow VO. Consequências da restrição para o comportamento alimentar. In: Alvarenga MS, Figueiredo M, Timerman F, Antonaccio CMA. Nutrição comportamental. 2. ed. Barueri: Manole; 2019. p. 73-114.

9. Antonaccio CMA, Godoy C, Figueiredo M, Macedo S, Alvarenga MS. Nutrição comportamental para uma comunicação responsável em saúde e nutrição. In: Alvarenga MS, Figueiredo M, Timerman F, Antonaccio CMA. Nutrição comportamental. 2. ed. Barueri: Manole; 2019. p. 149-72.
10. Ozier AD, Henry BW. Position of the American Dietetic Association: Nutrition intervention in the treatment of eating disorders. Journal of the American Dietetic Association. 2011;111(8):1236-41.
11. Alvarenga MS, Figueiredo M, Timerman F. Abordagens diferenciais no tratamento nutricional dos transtornos alimentares. In: Alvarenga MS, Dunker KLL, Philippi ST. Transtornos alimentares e nutrição – da prevenção ao tratamento. Barueri: Manole; 2020. p. 293-312.
12. Timerman F, Alvarenga M, Fabbri A, Costa AC, Pisciolaro F, Figueiredo M, et al. Nutrição comportamental no tratamento dos transtornos alimentares. In: Alvarenga MS, Figueiredo M, Timerman F, Antonaccio CMA. Nutrição comportamental. 2. ed. Barueri: Manole; 2019. p. 401-32.
13. Alvarenga MS, Dias NMA. Aconselhamento Nutricional na prática clínica. In: Cuppari L. Nutrição clínica no adulto. 4. ed. Barueri: Manole; 2018. p. 151-68.
14. Alvarenga MS, Figueiredo M, Timerman F. Abordagens diferenciais no tratamento nutricional dos transtornos alimentares. In: Alvarenga MS, Dunker KLL, Philippi ST. Transtornos alimentares e nutrição – da prevenção ao tratamento. Barueri: Manole; 2020. p. 293-312.
15. Dunker K, Alvarenga M, Timerman F, Vicente Jr C, Teixeira P. Fundamentos da técnica da entrevista motivacional para nutrição. In: Alvarenga MS, Figueiredo M, Timerman F, Antonaccio CMA. Nutrição comportamental. 2. ed. Barueri: Manole; 2019. p. 201-26.
16. Alvarenga MS, Antonaccio CMA, Macedo S, Vicente Jr C. Habilidades interpessoais e de comunicação para o nutricionista. In: Alvarenga MS, Figueiredo M, Timerman F, Antonaccio CMA. Nutrição comportamental. 2. ed. Barueri: Manole; 2019. p. 173-201.
17. Pisciolaro F, Figueiredo M, Paulino E, Alvarenga MS. Terapia cognitivo-comportamental na nutrição. In: Alvarenga MS, Figueiredo M, Timerman F, Antonaccio CMA. Nutrição comportamental. 2. ed. Barueri: Manole; 2019. p. 299-328.
18. Figueiredo M, Costa AC, Timerman F, Polacow VO. Comer com atenção plena (mindful eating). In: Alvarenga MS, Figueiredo M, Timerman F, Antonaccio CMA. Nutrição comportamental. 2. ed. Barueri: Manole; 2019. p. 257-78.
19. Tribole E, Resch, E. Intuitive eating: A revolutionary program that works. New York: St. Martin's; 1995.
20. Alvarenga MS, Figueiredo M. Comer intuitivo. In: Alvarenga MS, Figueiredo M, Timerman F, Antonaccio CMA. Nutrição comportamental. 2. ed. Barueri: Manole; 2019. p. 227-56.
21. Antonaccio C. Figueiredo M. Mindful eating: comer com atenção Plena. São Paulo: Abril; 2018.
22. Bays JC. Mindful eating – A guide to discovering a healthy and joyful relationship with food. Boston & London: Shambala; 2009.
23. Kabat-Zinn J. Full catastrophe living: Using the wisdom of your body to face stress, pain, and illness. New York: Delta; 1990.
24. Richards PS, Crowton S, Michael E. Berrett, Smith MH, Passmore K. Can patients with eating disorders learn to eat intuitively? A 2-year pilot study, Eating Disorders. 2017;25(2):99-113.
25. Speight J, Conn JJ, Dunning T, Skinner TC. Diabetes Australia position statement. A new language for diabetes: improving communications with and about people with diabetes. Diabetes Res Clin Pract. 2012;97(3):425-31.
26. Prochaska JO, Redding CA, Evers KE. The transtheoretical model and stages of change. In: Glanz K, Lewis FM, Rimer BK. Health behavior and health education: Theory, research, and practice. 2. ed California: Jossey-Bass; 1996.

8 Imagem corporal

Adriana Trejger Kachani
Ester Zatyrko Schomer
Bianca Thurm

O meu corpo é um jardim,
a minha vontade, o seu jardineiro.
William Shakespeare

INTRODUÇÃO

Na medida em que vivemos em sociedade, atribuímos muita importância à nossa imagem, principalmente à nossa imagem corporal. O corpo é nossa comunicação com o mundo, nosso cartão de visitas, nosso existir na construção de nossa realidade. O modo como nos percebemos se forma desde o nascimento até a fase adulta. Conhecido como imagem corporal (IC), essa percepção tem grande influência em nossa identidade e em nossa relação externa. O conceito de **imagem corporal** como um fenômeno psicológico foi a princípio formulado pelo escritor alemão Schilder, em 1935, como "a imagem que formamos em nossa mente do nosso corpo".[1] Anos mais tarde, Slade[2] expandiu esse conceito, definindo-o como a imagem que temos em nossas mentes do tamanho, do contorno e da forma de nossos corpos, bem como nossos sentimentos com relação a tais características e às partes constituintes do nosso corpo. Dessa forma, a imagem corporal teria um componente de percepção e outro de atitude.[3] A dimensão perceptiva refere-se a como o indivíduo percebe e reconhece o tamanho do seu corpo. Já a dimensão atitudinal refere-se a sentimentos, pensamentos, emoções e comportamentos em relação ao seu corpo.

O conceito individual sobre o corpo é particular e possibilita a cada um sensações e percepções que permitam viver no contexto de sua realidade externa. Assim, a **insatisfação corporal** pode ser descrita como a discrepância entre o corpo ideal e o corpo percebido.[4] A maioria das mulheres superestima as dimensões de seus corpos. Em estudo com uma amostra significativa de mulheres (n = 676), Crawford e Campbell[5] observaram que 95% estavam acima do peso que consideravam ideal, apesar de apenas 45% estarem objetivamente com sobrepeso (Índice de Massa Corpórea – IMC > 25 kg/m^2). Os autores também verificaram que 30% das entrevistadas gostariam de ter seu IMC < 20 kg/m^2. Já Ortega e col.[6] observaram que 1/3 das mulheres com esse IMC gostariam de perder peso. Em outro trabalho, Kiefer e col.[7] constataram que 19% das pacientes com IMC adequado gostariam de perder peso. Kjaerbye-Yhygesen e col.[8] verificaram que 10% das mulheres com IMC entre 18,5 e 21 kg/m^2 de sua amostra gostariam de perder peso. Todos esses resultados apontam uma baixa percepção corporal das pacientes, o que pode ser considerado uma expressão da insatisfação corporal. Não se sabe quando a insatisfação corporal começa a aparecer, porém, sabe-se que o risco do fenômeno é aumentado em casos em que acontecem problemas pessoais na adolescência (separação dos pais, mudança de escola, problemas com o namorado, entre outros), fazendo com que essas mulheres tenham risco maior de prejuízos com a autoestima.[8]

Diferente da insatisfação corporal, a **distorção de imagem corporal** se caracteriza por afetar a percepção que o indivíduo tem da própria imagem corporal, levando-o a ter preocupações irracionais sobre defeitos em alguma parte de seu corpo. Essa percepção distorcida pode ser totalmente falsa (imaginária) ou estar baseada em alterações sutis da aparência. Uma vez que a distorção de imagem corporal acarreta uma incapacidade de reconhecer a dimensão corporal de forma precisa, ela quase sempre está relacionada com uma grande insatisfação corporal.[9] Normalmente as partes do corpo em que a pessoa apresenta maior grau de insatisfação estão relacionadas com as regiões corporais percebidas de forma mais distorcida.[10] Quando as reações a respeito são exageradas com importante prejuízo no funcionamento pessoal, familiar, social e profissional, é caracterizado o **transtorno dismórfico corporal** (TDC) ou **dismorfofobia**.[11]

Indivíduos com distorção de imagem corporal podem superestimar as dimensões corporais, o que implica o componente perceptivo. Já a insatisfação corporal, ou seja, a diferença entre o tamanho atual do corpo e do corpo idealizado, estaria relacionada ao componente atitudinal do conceito,[3] ou seja, está relacionada principalmente a uma grande preocupação e supervalorização do peso e a forma do corpo e um medo intenso de engordar. Para controle do corpo, é comum os indivíduos terem o hábito de checarem seus corpos, por meio de automedição com fita métrica, balança, espelho, comparação com outras pessoas, ou de forma oposta, evitar totalmente a checagem corporal. Para aqueles com transtornos relacionados à imagem, a checagem corporal pode se tornar obsessiva ou até ser evitada.[12,13]

Problemas relacionados à imagem corporal são comuns em pacientes psiquiátricos. Nos transtornos da alimentação (TA), chegam a ser critério diagnóstico, apesar de haver controvérsias a respeito de qual componente (perceptivo ou atitudinal) atinge mais intensamente cada um dos subtipos desse transtorno.[15,16] Os transtornos obsessivo-compulsivos (TOC) também se relacionam com problemas de imagem corporal, que podem ser considerados de espectro compulsivo, uma vez que comportamentos ritualizados como a checagem sistemática do corpo e pensamentos indesejados frequentes conduzem os pacientes a comportamentos repetitivos, convivências de incompletude semelhantes àquelas do TOC.[11] Mulheres dependentes de álcool e de outras drogas também costumam ter problemas de imagem corporal, em geral, relacionados à baixa autoestima.[16]

INFLUÊNCIA CULTURAL NA IMAGEM CORPORAL

"Belo", "bonito", "maravilhoso" e expressões similares são adjetivos usados frequentemente para algo que nos agrada. Nesse sentido, aquilo que é belo ganha a conotação de algo bom, e de fato, em diversas épocas históricas, criou-se um laço estreito entre o belo e o bom. Na experiência cotidiana as pessoas tendem a definir aquilo que é bom não apenas como o que lhes agrada, mas também como algo que gostariam de ter.[17]

A sociedade discrimina os indivíduos não atraentes em uma série de situações cotidianas importantes. Pessoas julgadas pelos padrões vigentes como belas parecem receber mais suporte e encorajamento no desenvolvimento de repertórios cognitivos socialmente seguros e competentes. Dessa forma, indivíduos tidos como não atraentes estão sujeitos a encontrar ambientes sociais que variam do não responsivo ao rejeitador, o que pode prejudicar o desenvolvimento de habilidades sociais e desencadear um autoconceito desfavorável.[18]

Hoje, normas socioculturais têm perpetuado o estereótipo da associação entre magreza e atributos positivos, sobretudo entre as mulheres. Para elas, o desejo de melhorar a aparência física, diminuir o descontentamento com o corpo e deixar de ser alvo de discriminações parece motivar a mudança relativa a tamanho e forma corporais, nem que para isso sejam necessárias buscas incansáveis da redução de peso.[19] Colabora para tanto a indústria do belo, oferecendo cada vez mais produtos que estimulam essa conduta. Nos dias atuais podem ser encontrados no mercado aparelhos de musculação, dietas milagrosas, cirurgias plásticas financiadas em 12 prestações, massagens, entre outros itens que teriam o apelo de alcançar o corpo desejado.[20]

Análises têm estabelecido que modelos, atrizes e outros ícones femininos vêm se tornando mais magras ao longo das décadas. Nossa cultura está saturada de representações de corpos de mulheres cuja forma e tamanho são dificilmente encontrados no dia a dia.[21] O corpo passa a ser instrumento de prestígio, e a beleza tornou-se imperativo absoluto: deixou de ser obra da natureza e passou a ser qualidade moral.[22] Dessa forma, os indivíduos se sentem pressionados pela mídia e redes sociais para serem magros, e aqueles com uma imagem corporal fraca respondem a esses estímulos julgando-se gordos e exibindo uma forte tendência a superestimarem as dimensões de seus corpos.[3] Comparar-se com corpos esculpidos e vidas saudáveis apresentadas em redes como Facebook e Instagram podem ter um impacto negativo para pessoas com baixa autoestima[23] e em adolescentes com risco de transtornos alimentares.[24] Paralelamente, indivíduos com tendências a transtornos da alimentação reportam terem aprendido técnicas não saudáveis de controle de peso, como vômitos, exercícios rigorosos e dietas drásticas em grupos de incentivo à doença.[25]

Recentemente tem sido observado que o ambiente sociocultural, ao lado da influência da mídia, tem um papel importante na imagem que temos do nosso corpo e no ideal de corpo que gostaríamos de ter. Isso significa que, em qualquer grupo, existe uma imagem do corpo que é um símbolo provocador de sentimentos de identificação ou rejeição dos sujeitos em relação a determinadas imagens. Se a imagem dominante valorizada socialmente for a de uma pessoa magra, emagrecer será o ideal de todos, e aqueles que não o conseguirem poderão sofrer muito.[20] Um trabalho realizado com adolescentes australianas apontou que, nessa faixa etária, a influência dos pais e a opinião dos colegas influenciam tanto quanto a mídia na insatisfação corpoal.[26] A pressão dos pais para que os filhos sejam magros bem como sua busca pessoal pelo corpo ideal são exemplos de como a família pode influenciar na insatisfação corporal. Comparar-se com amigos ou ser motivo de piadas na escola também pode levar a essa insatisfação.[27]

De acordo com as ciências sociais, existem dois processos que promovem atitudes e comportamentos: o reforço social e o modelo. Reforço social refere-se ao processo no qual indivíduos internalizam atitudes e exibem comportamentos aprovados por seus pares. No contexto da imagem corporal, os comentários e as ações servem de suporte e perpetuação ao ideal de beleza feminina, que, em sua internalização, poderia levar à insatisfação corporal. Por sua vez, o modelo diz respeito ao processo em que indivíduos se comportam de forma similar ao que observam. Por exemplo, uma adolescente que observa sua mãe usar laxante como forma de controle de seu peso estará propensa a repetir esse comportamento.[21]

Concluindo, os modelos exigidos culturalmente em relação à aparência física atuam de forma repressiva na construção da imagem corporal, afetando a consciência em relação a nossos corpos, assim como nossa autoestima.[28]

INFLUÊNCIA DA IMAGEM CORPORAL NA AUTOESTIMA

A imagem corporal reflete como o indivíduo se coloca no mundo, um processo que utiliza de sua realidade externa e interna. Assim, por meio do contato com o mundo externo, o corpo se modifica e, percebendo essas modificações, o indivíduo se conhece melhor, amplia sua visão de mundo, ao mesmo tempo em que desenvolve a base de sua identidade. A imagem corporal é uma concepção interna e subjetiva do corpo, uma experiência psicológica multifacetada que, na realidade, não se refere exclusivamente à aparência corporal, mas também à atitude que essa pessoa tem com a percepção de sua aparência.[29]

A autoestima está relacionada à avaliação que o indivíduo faz de si, expressando uma atitude de aprovação ou de repulsa. Ela engloba o autojulgamento em relação a competência e a valores.[30] Inclui o que uma pessoa pensa e o quanto gosta de si. A autoestima começa a se formar na infância, influenciada pelo tratamento recebido, está relacionada à maneira como um indivíduo valoriza suas habilidades físicas, suas aptidões, suas capacidades interpessoais, seus papéis familiares e sua imagem corporal. Logo, tem impacto também no modo como vê seu corpo.

O corpo, principalmente seu exterior, constitui a origem das sensações. Entre essas, a visão tem papel especial, uma vez que, por meio dela, é possível conhecer o outro e se conhecer, definir o contorno das várias partes do corpo e, só por olhar no espelho, conhecer o próprio rosto. É de fato com base no olhar que se cria a imagem de si. A visão de si mesmo – a imagem – e a visão de mundo refletem um ponto de vista, o estar no mundo, com pensamentos, sentimentos e ações.[31]

Além da informação visual, o sistema somatossensorial é outra fonte importante na construção neurológica do mapa corporal (componente perceptivo) do corpo no cérebro. As informações recebidas por meio dos diversos receptores localizados no corpo são fonte importante para que o sujeito reconheça as partes que compõem seu corpo, sua dimensão, o limite corporal e a relação do corpo com o espaço ao seu redor. Essa capacidade de comunicação entre o corpo e o cérebro faz com que o sujeito reconheça seu corpo mesmo de olhos fechados e estabele uma referência precisa do corpo.[32,33]

Assim, a imagem corporal é construída pelo contato que o corpo tem com a realidade externa. Esse contato é uma experiência ativa em que umas partes do corpo são aceitas e outras rejeitadas.[34]

O corpo registra e assimila vivências, bem como sofre as marcas do tempo. Muitas vezes, a representação interna do corpo, a imagem corporal e a imagem fornecida pelo espelho não coincidem, bem como a imagem falada pelo outro. O corpo pode ser objeto de prazer, mas também de sofrimento e de angústia. O desejo em relação ao corpo está sempre presente: desejo de se ver, de ser visto, de ser reconhecido, de despertar o interesse do outro. O insuportável é o não ser olhado. Ou ser olhado e não ser visto. Da mesma forma que o eu, instância sobretudo imaginária, sofre modificações ao longo do tempo, a imagem corporal também se modifica com as mudanças de olhar para o mundo, para os outros e, acima de tudo, para si mesmo.[31]

INFLUÊNCIA DA IMAGEM CORPORAL NA ALIMENTAÇÃO

A imagem corporal pode levar a atitudes de avaliação/interpretação da aparência, o que, por sua vez, influencia as experiências em relação ao corpo e leva a investimentos direcionados à aparência desejada e a como mantê-la ou alcançá-la.[35] Esses investimentos podem estar dirigidos a condutas saudáveis e atividade física adequada, mas também a dietas restritivas e atitudes de compensação da ingestão calórica.[26]

Se, por um lado, a mídia não é a única vilã no desenvolvimento dos transtornos de imagem corporal, por outro, ela sem dúvida tem papel fundamental na alimentação daqueles indivíduos insatisfeitos com seus corpos, uma vez que, onipresente, dá dicas e divulga calorias. A *fat talk*, ou seja, conversas a respeito do quanto se está gordo, de tipo de dietas, sobre quem está seguindo determinada dieta, entre outros, também influencia sobremaneira no que e no quanto se deve comer.[26] Nesse contexto, cabe ao nutricionista esclarecer eventuais dúvidas, desmistificar crenças e introduzir novos conceitos alimentares que ajudem o paciente a alcançar seus objetivos da forma mais saudável possível. Sabe-se que o comportamento alimentar é um fenômeno complexo, que vai além do ato de comer. A ingestão de alimentos responde a estímulos internos e externos; deve-se, então, considerar fatores orgânicos, psicológicos e sociais, envolvendo vivências emotivas e conflituosas que independem da fome.[28]

AVALIAÇÃO DA IMAGEM CORPORAL

A identificação de alterações na imagem corporal é importante para o diagnóstico de transtornos da alimentação e do transtorno dismórfico corporal, sendo possível avaliar sintomas desses quadros, mesmo antes de o transtorno se manifestar como um todo.[1] Além disso, visto que a imagem corporal é componente da autoestima, a identificação de problemas relacionados à autoimagem dos pacientes auxilia no tratamento de problemas de baixa autoestima.

Normalmente autoaplicáveis, as escalas para avaliação da imagem corporal são fáceis de empregar e econômicas na avaliação de grande número de indivíduos. Várias delas apresentam propriedades psicométricas adequadas e permitem aos respondentes revelar comportamentos vergonhosos que poderiam deixá-los relutantes numa entrevista face a face.[36] É importante salientar que as escalas avaliam o componente atitudinal da imagem corporal.[37] No entanto, algumas pesquisas recentes indicam que, no caso específico do TA, os pacientes reagem de forma negativa a questões sobre o corpo apresentadas de forma não contextualizada, sobretudo quando envolvem julgamentos sobre estímulos ambíguos, como é o caso das escalas que mostram silhuetas que os fazem superestimarem seus corpos.[38]

De qualquer forma, uma vez que as pesquisas sobre imagem corporal vêm aumentando bastante no Brasil, várias escalas têm estado em processo de validação. Três delas têm sido amplamente utilizadas nas pesquisas para a população brasileira: Escala de Figuras de Stunkard, Questionário de Imagem Corporal (*Body Shape Questionnaire* – BSQ) e Questionário de Atitudes Corporais (*Ben – TOvin and Walker Body Attitudes Questionnaire* – BAQ). Outras duas são muito novas, recém-validadas, mas ampliam a possibilidade de pesquisa sobre o assunto: *Body Dismorphic Disorder Examination* (BDDE) e Escala de Avaliação de Insatisfação Corporal para Adolescentes.

A Escala de Figuras de Stunkard foi desenvolvida por Stunkard, Sorenson e Schulusinger,[39] e possui uma série de nove figuras humanas organizadas em ordem crescente em relação ao peso corporal, variando da desnutrição até a obesidade. De forma simples e direta, essa escala solicita ao entrevistado que assinale a figura que mais se parece com ele próprio, bem como aquela que mais se assemelha com o que ele gostaria de ser. Assim, a escala fornece três medidas: o tamanho atual percebido, o tamanho desejado e o escore de discrepância, interpretado como o **grau de insatisfação corporal** dos entrevistados.[40,41] A escala foi validada para a população brasileira por Scagliusi e col.[42]

Já o BSQ foi desenvolvido por Cooper e col.[43] e **mede as preocupações com a forma do corpo, a autodepreciação em relação à aparência física e à sensação de "estar gordo"**.[44] É um questionário autoaplicável, com 34 questões relativas ao estado do entrevistado nas últimas quatro semanas, e foi adaptado para uso da população brasileira por Di Pietro e Silveira.[1]

O BAQ foi desenvolvido por Ben-Tovin e Walker[45] como uma promissora escala para **avaliar as atitudes em relação ao corpo**. É uma escala Likert autoaplicável, com 44 questões, que pode ser avaliada em seis subescalas: depreciação do corpo, sentir-se gordo, gordura nos membros inferiores, saliência (importância pessoal do tamanho e da forma corporais), atração física e aptidão física. A escala foi traduzida e validada para a população brasileira por Scagliusi e col.[46]

O BDDE foi desenvolvido por Rosen e Reiter[47] e validado para a população brasileira por Jorge e col.[48] Segundo os autores, trata-se de um instrumento específico para **avaliar a qualidade de vida relacionada à imagem corporal, ajudando no diagnóstico do transtorno dismórfico corporal**. Possui uma escala Likert com 34 questões.

A Escala de Avaliação da Insatisfação Corporal para Adolescentes foi elaborada por Guillém e col.[49] para **avaliar a insatisfação corporal de jovens de ambos os sexos, na faixa etária de 12 a 19 anos**. Possui 32 questões de autopreenchimento na forma de escala Likert e foi validada para a população brasileira por Conti e col.[50]

Para identificar se uma pessoa apresenta ou não distorção da dimensão corporal, o teste mais indicado é a Avaliação da Dimensão Corporal® (ADC*)*. Esse teste avalia com acurácia a percepção da dimensão corporal, ou seja, a diferença entre a medida percebida do próprio corpo e a medida real do sujeito.[37] O teste calcula um índice de percepção corporal (IPC) e com base nele é possível classificá-la em 3 tipos: (1) percepção adequada ou patológica, (2) hipoesquematia (quando o sujeito se percebe menor do que ele é) e (3) hiperesquematia, leve moderada ou grave (quando o sujeito se percebe maior do que ele realmente é).[10,47] O teste apresenta duas grandes vantagens: fornece não apenas o grau de distorção da percepção corporal global, mas também sua distribuição em relação a partes específicas do corpo. Paralelamente, fornece também um desenho esquemático mostrando o tamanho real e o percebido do sujeito trazendo para o concreto uma sensação de tamanho que o paciente sente, disponibilizando um recurso visual que facilita a compreensão tanto do profissional quanto do paciente da distorção do tamanho do corpo.[10]

O fato é que os profissionais hoje procuram entender e compreender o quão satisfeitos os sujeitos estão com sua aparência física e a crescente validação de instrumentos vêm satisfazer essa necessidade. Porém, o uso dos instrumentos é ainda inadequado, sendo necessário um melhor treinamento dos profissionais envolvidos na pesquisa científica.[29]

CONSIDERAÇÕES FINAIS

Padrões culturais, necessidade de ser amado e aceito, satisfação ou insatisfação com o corpo e seus atributos, entre outros aspectos, fazem parte de uma adequação e de uma aceitação compatível com o desenvolvimento do corpo e possível imagem corporal positiva. O corpo é visto como primeira aparição para o mundo, só depois se percebe o conteúdo interior.

O incentivo à dieta para emagrecimento não é exclusivo dos níveis pessoal e familiar. O ambiente sociocultural é muito favorável a essa prática, independentemente dos danos que possa provocar à saúde. A indústria corporal, utilizando os meios de comunicação, encarrega-se de criar desejos e reforçar imagens, padronizando corpos e esquecendo das diferenças individuais.

Dessa forma, indivíduos com baixa autoestima, o que é comum em pacientes psiquiátricos, podem ter uma autoimagem corporal negativa, cabendo ao profissional da saúde usar técnicas para detectar tais situações e impedi-los de usar formas não saudáveis para alcançar seus objetivos em relação à imagem corporal.

Particularmente, o nutricionista tem a capacidade de fazer uma avaliação nutricional objetiva, que comprove ao paciente a adequação de seu peso. Em casos em que a insatisfação corporal seja sustentada por um sobrepeso real, o profissional deve esclarecer crenças e mitos relacionados à alimentação a fim de que o paciente não utilize dietas inadequadas para perda de peso.

PERGUNTAS QUE NÃO PODEM FALTAR NA ANAMNESE

- De que parte de seu corpo você mais gosta?
- De que parte de seu corpo você menos gosta?
- Como você gostaria que fosse seu corpo?
- Você costuma checar se engordou ou emagreceu? De que forma? Com que frequência?
- Você costuma comparar seu corpo com o de amigas ou de atrizes/modelos?
- O que os outros dizem do seu corpo? Você se incomoda?
- Você costuma buscar informação na mídia sobre dietas?
- Você tem vergonha de colocar roupa de banho para ir à piscina ou à praia?
- Você percebe relação do seu humor com a percepção que tem com seu corpo?

REFERÊNCIAS BIBLIOGRÁFICAS

1. Di Pietro M, Silveira DX. Internal validity, dimensionality and performance of the Body Shape Questionnaire in a group of Brazilian college students. Rev Bras Psiquiatr. 2009 Mar;31(1):21-4.
2. Slade PD. Body image in anorexia nervosa. Br J Psychiatry Suppl. 1988 Jul;(2):20-2.
3. Slade PD. What is body image? Behav Res Ther. 1994 Jun;32(5):497-502.
4. Cororve Fingueret M, Gleaves DH, Pearson CA. On the methodology of body image assessment: the use of figural rating scales toe evaluate body dissatisfaction and the ideal body standarts of women. Body Image. 2004 May;1(2):207-12.
5. Crawfod D, Campbell K. Lay definitions of ideal weight and overweight. Int J Obes Relat Metab Disord. 1999 Jul;23(7):738-45.
6. Ortega RM, Requejo AM, Quintas E, Sánchez-Quiles B, López-Sobaler AM, Andrés P. Estimated energy balance in female university students: Differences with respect to body mass index and concern about weight. Int J Obes Relat Metab Disord. 1996 Dec;20(12):1127-9.
7. Kiefer I, Leitner B, Bauer R, Rieder A. Body weight: The male and female perception. Sozial-und Praventivmedizin. 2000;45:274-8.
8. Kjaerbye-Thygesen A, Munk C, Ottesen B, Kruger Kjaer S. Why do slim women consider themselves too heavy? A characterization of adult women considering their body weight as too heavy. Int J Eat Disord. 2004 Apr;35(3):275-85.
9. Williamson DA, Perrin L, Blouin DC, Barbin JM. Cognitive bias in eating disorders: Interpretation of ambiguous body-related information. Eat Weight Disord. 2000;5:143-51.
10. Thurm BE. Perfil da percepção corporal e a insatisfação corporal em mulheres com transtornos alimentares – uma proposta de intervenção corporal [tese de doutorado]. São Paulo: Universidade São Judas Tadeu; 2012.
11. Torres AR, Ferrão YA, Miguel EC. Transtorno dismórfico corporal: uma expressão alternativa do transtorno obsessivo-compulsivo? Rev Bras Psiquiatr. 2005 Jun;27(2):1-3.
12. Kachani AT, Brasiliano S, Cordás TA, Hochgraf PB. Body checking and associated cognitions among Brazilian outpatients with eating disorders. Body Image. 2013;10:127-30.
13. Waldman A, Loomes R, Mountford VA, Tchanturia K. Attitudinal and perceptual factors in body image distortion: an exploratory study in patients with anorexia nervosa. J Eat Disord. 2013;1:17.
14. American Psychiatric Association (APA). Manual diagnóstico e estatístico de transtornos mentais (DSM-5) Porto Alegre: Artmed; 2014.

15. Skrzypek S, Wehmeier PM, Remschmidt H. Body image assessment using body size estimation in recent studies on anorexia nervosa. A brief review. Eur Child Adolesc Psychiatry. 2001 Dec;10(4):215-21.
16. Kachani AT. Comparação da composição alimentar e do consumo alcoólico entre a fase folicular e a fase lútea tardia de mulheres dependentes de álcool [dissertação]. São Paulo: Faculdade de Medicina da Universidade de São Paulo; 2008.
17. Eco U. História da beleza. São Paulo: Record; 2004.
18. Adams GR. Physical attactiveness research: toward a developmental social psychology of beauty. Human Development. 1977;20(4):217-39.
19. Almeida GAN, Santos JE, Pasian SR, Loureiro SR. Percepção do tamanho e forma corporal de mulheres: estudo exploratório. Psico Estud. 2005 Jan;10(1):27-35.
20. Russo R. Imagem corporal: construção através da cultura do belo. Movimento & Percepção. 2005;5(6):80-90.
21. Stice E, Shaw HE. Role of body dissatisfaction in the onset and maintenance of eating pathology: A synthesis of research findings. J Psychosom Res. 2002 Nov;53(5):985-93.
22. Baudrillard J. A sociedade de consumo. Rio de Janeiro: Edições 70; 1991. p. 136-52.
23. Lira AG, Ganen AP, Lodi AS, Alvarenga MS. Uso de redes sociais, influência da mídia e insatisfação com a imagem corporal de adolescentes brasileiras [Internet]. Jornal Brasileiro de Psiquiatria. 2017;66(3),164-71 [acesso em 26 set. 2019]. Disponível em: http://www.scielo.br/scielo.php?script=sci_arttext&pid=S0047-20852017000300164&lng=en&nrm=iso.
24. Wilksch SM, O'Shea A, Ho P, Byrne S, Wade TD. The relantionship between social media use and disordered eating in young adolescents. Int J Eat Disord. 2019:1-11.
25. Teufel M, Hofer E, Junne F, Sauer H, Zipfel S, Giel KE. A comparative analysis of anorexia nervosa groups on Facebook. Eat Weight Disord. 2013;18:413-20.
26. Dunkley TL, Wertheim EH, Paxton SJ. Examination of a model of multiple sociocultural influences on adolescent gil's body dissatisfaction and dietary restraint. Adolescence. 2001; 36(142):265-79.
27. Stice E. Sociocultural influences on body image ad eating disturbance. In: Fairburn CG, Bronwell KD. Eating disorders and obesity: a comprehensive handbook. 2. ed. New York: Guilford; 2002. p.103-7.
28. Castilho SM. A imagem corporal. Santo André: ESETec; 2001.
29. Stenzel LM. In: Nunes MA. Transtornos alimentares e obesidade. 2. ed. Porto Alegre: Artmed; 2006. p. 73-81.
30. Avancini JQ, Assis SG, Santos NC, Oliveira RVC. Adaptaçãao transcultural de escala de auto--estima para adolescentes. Psicol Reflex Crit. 2007;20(3):397-405.
31. Campos SCS. A imagem corporal e a constituição do eu. Reverso. 2007 Set;29(54):63-9.
32. Graziano MSA, Gross J. A bimodal map of space – somatosensory receptive fields in the macaque putamen with corresponding visual receptive fields. Experimental Brain Research. 1993;97(1):96-109.
33. Holmes N, Spence C. The body schema and the multisensory representation of peripersonal space. Cogn Process. 2004;5(2):94-105.
34. Tavares MCGCF. Imagem corporal: conceito e desenvolvimento. Barueri: Manole; 2003.
35. Muth JL, Cash TF. Body-image attitudes: What difference does gender make? J Appl Soc Psychol. 1997 Jul;27(16):1438-52.
36. Freitas S, Gorenstein C, Appolinário JC. Instrumentos para a avaliação dos transtornos alimentares. Rev Bras Psiquiatr. 2002;24(SuplIII):34-8.

37. Thurm BE. Review of methods employed in the assessment of body size in patients with eating disorders. J Bras Psiquiatr. 2011;60:331-6.
38. Williamson DA, Muller SL, Reas DL, Thaw JM. Cognitive bias in eating disorders: implications for theory and treatment. Behav Modif. 1999 Oct;23(4):556-77.
39. Stunkard A, Sorensem T, Schlusinger F. Use of Danish adoption register for the study of obesity and thinness. In: Kety S, Rowland LP, Sidman RL, Matthysse SW. The genetics of neurological and psychiatric disorders. New York: Raven; 1983. p. 1151-20.
40. Gardner RM, Friedman BN, Jackson NA. Methodological concerns when using silhouettes to measure body image. Percept Mot Skills. 1998 Apr;86(2):387-95.
41. Bulik CM, Wade TD, Heath AC, Martin NG, Stunkard AJ, Eaves LJ. Relating body mass index to figural stimuli: Population-based normative dara for Caucasians. Int J Obes Relat Metab Disord. 2001 Oct;25(10):1517-24.
42. Scagliusi FB, Alvarenga M, Polacow VO, Cordas TA, De Oliveira Queiroz GK, Coelho D, et al. Concurrent and discriminant validity of the stunkar's figure rating scale adapted into portuguese. Apptite. 2006 Jul;47(1):77-82.
43. Cooper MJ, Fairburn CG. Thougts about eating, weigt and shape in anorexia nervosa and bulimia nervosa. Behav Res Ther. 1992 Sep;30(5):501-11.
44. Cordás TA, Neves JEP. Escalas de avaliação de transtornos alimentares. In: Gorenstein C, Andrade LHSG, Zuardi AW. Escalas de avaliação clínica em psiquiatria e psicofarmacologia. São Paulo: Lemos; 2000. p. 345-53.
45. Ben-Tovim DI, Walker MK. The development of the Ben-Tovim Walker Body Attitudes Questionnaire (BAQ), a new measure of women's attitudes towards their own bodies. Psychol Med. 1991 Aug;21(3):775-84.
46. Scagliusi FB, Polacow VO, Cordás TA, Coelho D, Alvarenga M, Philippi ST, et al. Psychometric testing and applications of the Body Attitudes Questionnaire translated into Portuguese. Perceptual Mot Skills. 2005 Aug;101(1):25-41.
47. Rosen JC, Reiter J. Development of the body dismorphic disorder examination. Behav Res Ther. 1996 Sep;34(9):755-66.
48. Jorge RT, Sabino Neto M, Natour J, Veiga DF, Jones A, Ferreira LM. Brazilian version of the body dysmorphic disorder examination. São Paulo Med J. 2008 Mar 6;126(2):87-95.
49. Guillém Grima F, Garrido Landíva E, Baile Ayensa JI. Desarrollo y validación de uma escala de insatisfacción corporal para adolescntes. Med Clin (Bar). 2003;121(5):173-7.
50. Conti MA, Slater B, Latorre MRDO. Validação e reprodutibilidade da Escala de Avaluación de Insatisfacción Corporal para Adolescentes. Rev Saúde Pública. 2009 Maio-Jun;43(3):515-24.
51. Segheto W, Segheto K, Silva B, Gama EF. Body schema and level of physical activity in young adult college students. Rev Bras Ciência Mov. 2011;19:29-36.

9 Cirurgia bariátrica: avaliação multidisciplinar pré e pós-cirúrgica em pacientes psiquiátricos

Patricia Brunfentrinker Hochgraf
Adriana Trejger Kachani
Flavia Cardoso
Táki Athanássios Cordás

INTRODUÇÃO

A obesidade é um grave problema de saúde pública no Brasil e no mundo, e no ano 2000 a Organização Mundial da Saúde (OMS) intitulou-a como epidemia global.[1] Trata-se de uma condição crônica e de origem multifatorial, envolvendo aspectos genéticos, ambientais, culturais, psicossociais, entre outros. Principalmente quando atinge o nível mórbido (IMC ≥ 40) se associa com comprometimento de quase todos os sistemas corporais e assim diminui dramaticamente a qualidade e a expectativa de vida.[2] O adoecimento em saúde mental também está associado à obesidade, apesar de a causalidade ainda não estar totalmente elucidada.

Em 2016 havia 650 milhões de obesos no mundo (IMC ≥ 30), portanto 13% dos adultos (acima dos 18 anos) eram obesos. Cabe ressaltar que essa prevalência triplicou de 1975 a 2016. A consequência é que 2,8 milhões de pessoas morrem a cada ano por terem sobrepeso (IMC ≥ 25) ou obesidade.[3] Já no Brasil, a prevalência da obesidade em adultos é de 19,8%, sendo 18,7% de homens e 20,7% mulheres. Esses valores representam 67,8% de aumento nos últimos 13 anos, em 2006 a prevalência era de 11,8%.[4]

Decorrente dessa alta prevalência, sempre houve uma intensa busca por tratamentos mais efetivos. Ainda hoje a farmacoterapia mostra-se incipiente, sendo a cirurgia bariátrica a abordagem mais eficaz, tanto a curto quanto a longo prazo para alguns tipos de obesidade.[5] Por ser um procedimento invasivo, ela só está indicada para obesos grau III ou obesos de outros graus com complicações clínicas (p. ex., diabetes tipo 2 de difícil controle)[6] (Quadro 1).

Devemos enfatizar o fato da expansão da indicação, anteriormente reservada apenas para pacientes com obesidade grau III, podendo ser indicada para pacientes com IMC superior a 35, com falhas de tratamento e complicações clínicas, o que inclui a depressão.

Quadro 1 Indicação para o procedimento cirúrgico no Brasil[7]

- Idade de 18 a 65 anos (entre 16 e 18 anos e acima de 65 anos avaliar caso a caso).
- IMC > 40 kg/m² ou 35 kg/m² com uma ou mais comorbidades graves relacionadas com a obesidade (diabetes, apneia do sono, hipertensão arterial, dislipidemia, doenças cardiovasculares, asma grave não controlada, hérnias discais, osteoartroses, refluxo gastroesofágico com indicação cirúrgica, colecistopatia calculosa, pancreatites agudas de repetição, incontinência urinária de esforço na mulher, infertilidade masculina e feminina, disfunção erétil, síndrome dos ovários policísticos, veias varicosas e doença hemorroidária, hipertensão intracraniana idiopática, estigmatização social e depressão).
- Documentação de que o paciente não conseguiu perder e/ou manter a perda de peso com terapia conservadora por pelo menos dois anos.
- Contraindicado: uso de substâncias psicoativas, quadros psicóticos e demências moderadas a graves.

É importante considerar que o termo cirurgia bariátrica engloba três tipos diferentes de cirurgia:[8,9]

1. Cirurgias restritivas: limitam o volume gástrico, porém mantêm esse canal e causam menos alterações metabólicas (p. ex., banda gástrica ajustável, gastroplastia vertical em Sleeve etc.).
2. Cirurgias disabsortivas: tanto diminuem o tamanho do estômago como levam a uma diminuição da absorção alimentar (p. ex., derivação bilio-pancreática, também chamada de cirurgia de Scopinaro).
3. Cirurgias mistas: combinam os dois métodos anteriores (p. ex., gastroplastia vertical com *bypass* em Y de Roux ou cirurgia de Capella).

PSICOPATOLOGIA PRÉ-CIRÚRGICA

Os aspectos de saúde mental da população que se submete a esse procedimento cirúrgico são importantes, uma vez que esta apresenta alta comorbidade de transtornos psiquiátricos e problemas psicológicos comparativamente aos que não procuram e a população geral. Quase 40% dos pacientes candidatos à cirurgia bariátrica apresentam pelo menos um quadro psiquiátrico.[2,10]

Assim, a avaliação psiquiátrica e psicológica prévia é fundamental porque envolve a capacidade do indivíduo entender o procedimento, tomar uma decisão responsável e seguir os cuidados pós-cirúrgicos.[2]

Embora haja divergência sobre a prevalência das patologias psiquiátricas nos diversos estudos, é possível afirmar que os quadros mentais mais comuns são: transtornos de humor (principalmente os transtornos depressivos), transtornos de ansiedade (mais frequente é o transtorno de ansiedade generalizada), transtornos alimentares (particularmente o transtorno da compulsão periódica), transtornos de personalidade, transtornos por uso de álcool etc.[6,11] O subgrupo submetido à cirurgia apresenta, segundo revisão de 2016, uma prevalência de 23% de transtornos de humor e 17% de compulsão alimentar. Já na população geral dos EUA a prevalência de transtorno de humor é 10% e de compulsão alimentar, 1 a 5%.[11] Outros estudos apontam taxa ainda maior de transtornos psiquiátricos nessa população, com prevalências que chegam a 72% dos indivíduos com algum diagnóstico psiquiátrico na vida.[12]

Nota-se que, em geral, a taxa de transtorno psiquiátrico se correlaciona positivamente com o IMC tanto em pacientes pré-cirúrgicos quanto na população geral. Deve-se considerar, também, que mulheres representam cerca de 70% dos candidatos à cirurgia bariátrica e sabidamente elas têm maior prevalência de alguns quadros psiquiátricos, principalmente transtornos depressivos.[13]

Considerando os transtornos de personalidade (extinta a classificação multiaxial de eixo II, hoje transtornos do eixo I), uma metanálise americana não encontra associação entre transtornos de personalidade prévios e baixa perda de peso pós-cirúrgica.[11]

Deve-se considerar que o trauma psicoinfantil aumenta o risco tanto de transtornos psiquiátricos quanto de obesidade, daí haver tanto transtorno de estresse pós-traumático (TEPT) nos candidatos à cirurgia bariátrica. A prevalência de TEPT nesses pacientes chega a 12%.[13]

Apesar de ser de amplo conhecimento que existe uma alta prevalência de transtornos por uso de substância entre os candidatos à cirurgia, muitas vezes esta não aparece pelo medo de os candidatos terem seu pedido de cirurgia recusado, uma vez que na maior parte dos serviços o abuso de substâncias é critério de exclusão. Por outro lado, parece existir uma relação inversa entre IMC e problemas por uso de álcool. Os alimentos altamente palatáveis competiriam com o álcool no circuito de recompensa do sistema nervoso central.[13]

Embora o *screening* psicológico/psiquiátrico seja fortemente recomendado e como vimos seja comum a existência de transtornos psiquiátricos e problemas psicológicos pré-cirúrgicos, existem controvérsias sobre se isso poderia levar a uma contraindicação absoluta da cirurgia. Há indicações de que os candidatos à cirurgia ainda assim obteriam grandes benefícios para a sua saúde desde que bem acompanhados.[6] Assim, a nosso ver, cirurgia bariátrica é uma cirurgia que pode salvar muitas vidas e não deve haver contraindicação a pacientes com transtornos.

PSICOPATOLOGIA PÓS-CIRÚRGICA

Embora muito se discuta sobre as características pré-cirúrgicas dos obesos, pouco se sabe ainda das consequências psiquiátricas. Numa importante metanálise de 2019,[14] encontraram apenas 11 estudos clínicos randomizados de 3.739 possibilidades. Entre os principais resultados verificaram que:

1. Não houve aumento da prevalência de doença mental, mas também não houve melhora pós-cirúrgica. A qualidade de vida mental não melhorou mesmo em acompanhamento de até três anos, não importando qual tipo de cirurgia foi realizado.
2. Não ficou claro se os problemas mentais que surgem após a cirurgia são relacionados à própria cirurgia ou aos fatores que levaram o indivíduo a procurá-la.

Num estudo de sete anos de seguimento[15] também foi encontrado que a prevalência de transtornos mentais era semelhante pré e pós-cirurgia, mas verificaram que a presença de transtornos de humor pós-cirurgia se relacionava com reganho de peso e independia da mudança de peso ocorrida.

Outra revisão sistemática[16] encontrou significativa redução de sintomas depressivos e ansiosos nos primeiros 24 meses e embora depois essas taxas aumentem, ainda se mantêm significativamente menores que a base. Esses autores chegam a observar uma redução global de sintomas depressivos e ansiosos até dez anos após a cirurgia. Eles ressaltam que a redução dos sintomas ansiosos não é unânime. Outros dados que eles destacam:

1. Ansiedade e depressão não predizem o IMC pós-operatório.
2. Não há relação entre IMC prévio e ansiedade e depressão posterior.
3. Também não há relação entre o peso pós-cirúrgico e mudanças posteriores nos sintomas depressivos e ansiedade.

Aparentemente alguns aspectos cognitivos como atenção, função executiva e memória melhoram após a cirurgia, isto ajuda nos cuidados pós cirúrgicos.[2]

Em geral, nos primeiros dois anos após a cirurgia o paciente está mais aderido e apresenta diminuição da psicopatologia e aumento de seu bem-estar, entretanto com o passar do tempo ele fica mais vulnerável. Os pacientes seguem várias trajetórias de perda de peso e estas parecem ser influenciadas tanto por fatores físicos quanto psicológicos. Entre os fatores psicológicos temos: procura por novidade, consciência da nova relação com a comida, desenvolvimento de novas estratégias para lidar com a comida, entre outros.[17]

Embora o transtorno mental prévio não impacte a perda de peso por mais grave que seja, esses pacientes apresentam mais dor, maior mortalidade, maior risco de re-hospitalização que os que não têm patologia psiquiátrica prévia.[18]

Tendo em vista que 25% dos pacientes que buscam tratamento cirúrgico para obesidade apresentam transtorno da compulsão alimentar, é preciso estar atento ao comportamento alimentar pós-cirurgia. Embora a prevalência descrita diminua significativamente, há casos em que os pacientes retornam a um comer compulsivo com perda de controle.[19] A literatura tem chamado esse quadro de comer com percepção de perda de controle, pois muitos dos casos já não são capazes de comer grande quantidade de comida pela redução gástrica. Essa alteração do quadro deve chamar a atenção dos profissionais de saúde mental que não podem levar em conta o item 1 do critério A para o diagnóstico, ou seja: ingestão, em um período limitado de tempo (por exemplo, dentro de um período de duas horas), de uma quantidade de alimentos definitivamente maior do que a maioria das pessoas consumiria em um período similar, sob circunstâncias similares; Outras alterações (descritas detalhadamente no perfil nutricional) podem surgir, como bulimia nervosa, ruminação e até mesmo anorexia nervosa. A perda de controle alimentar está associada a menor perda de peso e maior sofrimento psíquico.[20]

Pessoas submetidas à cirurgia bariátrica (predominantemente as mistas ou disabsortivas) têm um risco maior de ter transtornos por uso de álcool (TUS). Por isso, recomenda-se que pessoas de alto risco (história prévia de TUS ou até mesmo uso regular) se abstenham do consumo alcoólico. Nesse sentido, tanto os TUS quanto depressão, ansiedade e má qualidade de vida as colocam em risco para transtornos por uso de substâncias em geral.[21] Isso acontece também pela mudança na farmacocinética da absorção do álcool, com pico plasmático mais rápido e maior, e em alguns estudos com meia-vida mais longa.[19] Outras alterações parecem também contribuir para o maior risco de desenvolvimento das dependências, como o ajuste isocalórico, levando pacientes com restrição na ingestão de alimentos, a substituí-los por líquidos; além de alteração no processamento de recompensa cerebral, no circuito de prazer, com diminuição de receptores de dopamina.[21]

Já quando se fala de suicídio, a população submetida à cirurgia bariátrica apresenta maior risco, com 2,7 casos de suicídio e 17 casos de automutilação e tentativa de suicídio a cada 1.000 pacientes. Quando comparados esses números com a mesma população pré-cirúrgica, vê-se um risco aproximadamente duas vezes maior de tentativas de suicídio e automutilações, e 3,8 vezes maior que a população geral pareada por idade, sexo e IMC. O risco chega a ser três vezes maior em pacientes submetidos à cirurgia por Y de Roux do que por banda gástrica.[22] Ainda não há estudos que comprovem os fatores responsáveis por esse aumento, contudo as hipóteses incluem piora da absorção de medicamentos pós-cirurgia, abuso de álcool, deterioração do quadro psicopatológico, alterações neuroendócrinas, insatisfação com o resultado cirúrgico e imagem corporal, persistência de comorbidades clínicas graves, entre outros.[23] Portanto é importante identificar os pacientes com maior vulnerabilidade e investigar ativamente pensamentos de morte e ideação suicida.

A superioridade da cirurgia bariátrica para os severamente obesos é indiscutível, no entanto, as consequências psicológicas e psiquiátricas ainda são pouco estudadas. É importante identificar grupos de risco entre pacientes bariátricos que podem requerer cuidados adicionais. Portanto, especial atenção deve ser dada à imagem corporal, mudança de humor, abuso de substâncias, ideação suicida e reganho de peso. Esses cuidados certamente otimizam os resultados.[6]

Por tudo isso, é fundamental a necessidade de manter a supervisão psiquiátrica e/ou psicológica além da nutricional a longo prazo.[17]

PERFIL NUTRICIONAL

Uma questão que interfere com a evolução psíquica dos pacientes bariátricos é o reganho de peso e a magnitude deste depende do tempo pós-operatório, sendo que não existe consenso a respeito do ponto de corte a ser considerado significante.[24] Costuma acontecer mais em mulheres, sem tempo certo para iniciar.[25,26] Em pacientes operados na técnica de Y de Roux, quando há reganho de peso, ele começa a acontecer por volta de dois anos (em 46% dos pacientes), e após quatro anos 64% dos pacientes já voltaram ao peso anterior.[27] Quando há recuperação de peso, normalmente é de 10 a 15%, mas pode chegar até a 50%.[25,26]

O reganho de peso tem diversas origens, tanto anatômicas (dilatação do estômago, ou pelo tipo de cirurgia) como questões relacionadas a comportamentos e saúde mental do paciente. Parece que algumas causas podem estar envolvidas nesse fenômeno: transtorno alimentar pré-cirurgia (em especial transtorno de compulsão alimentar), comportamento beliscador (*grazing*), comer noturno, abuso e/ou dependência de álcool, inatividade física.[27] Em relação à qualidade da dieta, pacientes com reganho de peso costumam consumir mais doces, *snacks* e bebidas açucaradas.[24] Homens costumam preferir refrigerantes, cerveja e salgadinhos do tipo "chips". Já as mulheres preferem chocolates, refrigerantes e sorvetes.[28]

Por outro lado, há os que passam a restringir a alimentação após ter realizado cirurgia bariátrica. Já houve até quem propusesse o termo "Transtorno Alimentar de Evitação Pós-Cirúrgica", se referindo a indivíduos que tiveram uma perda de peso muito significativa e rápida, com estratégias purgativas, redução da ingestão alimentar (com ou sem compulsão), reação de ansiedade e/ou atitude negativa diante da introdução da correção nutricional por medo do reganho de peso, entre outros.[29]

Outro comportamento comum após a cirurgia é o vômito em resposta ao comer rápido, mastigar pouco ou alívio de desconforto físico (síndrome de Dumping) e podem considerá-lo facilitador da perda e controle de peso.[25] Em geral, 78,1% são vômitos induzidos, e apenas 21,9% dos vômitos são espontâneos.[28] Sejam eles autoinduzidos ou espontâneos, é um comportamento inadequado pela questão clínica (diminuição de absorção de nutrientes e risco aumentado de esofagite), bem como pela questão psiquiátrica (risco de transtorno alimentar), e deve ser motivo de atenção e intervenção.[30]

Alguns alimentos são menos tolerados após a cirurgia bariátrica. É o caso de alimentos de consistência fibrosa, seca e gordurosa, como carnes, pão, arroz e vegetais crus.[28] A intolerância da carne é esperada em virtude da ressecção de grande parte do estômago com consequente alteração na produção de pepsina, principal responsável pela digestão das proteínas.[31] Quanto à dificuldade em aceitação do arroz, a digestão é dificultada pelo processo de hidratação e gelatinização que ele sofre quando submetido à cocção, dificultando a ação enzimática da amilase, o que faz com que o arroz, ao chegar ao estômago diminuído, esteja proporcionalmente grande.[32]

É importante também lembrar da existência de diversos distúrbios nutricionais que vão desde carências vitamínico-minerais (ferro, zinco, cobre, tiamina, niacina, ácido fólico, cobalamina, vitaminas A, C, D e E) até manifestações de desnutrição energético-proteica, dependendo do tipo de cirurgia e do estado nutricional pré-cirurgia.[9,33,34] Os possíveis mecanismos são a ingestão nutricional deficiente, má absorção decorrente da técnica cirúrgica, pobre aderência ao uso de polivitamínicos e a presença de sintomas gastrointestinais como vômitos e diarreias.[35] Ou seja, o paciente que sofre a cirurgia pode até ter reganho de peso, mas normalmente sofre de fome oculta.

OBJETIVOS DIETOTERÁPICOS

- Controle da desnutrição.
- Controle do reganho de peso e/ou perda de peso.
- Controle de possíveis vômitos e síndrome de Dumping.
- Reeducação alimentar.
- Incentivo à atividade física.

CONDUTA NUTRICIONAL

Não importa o motivo do reganho de peso pós-cirurgia: a não aderência às orientações nutricionais para o pós-cirurgia, o consumo elevado de refeições na frente da TV/computador, consumo alcoólico ou *grazing*. O que importa é que nosso paciente precisa voltar ao peso desejado pré-cirurgia – e nós, nutricionistas, devemos trazê-lo de volta ao foco das orientações que ele recebeu no pré-operatório. Claro, assumindo que se houve reganho de peso, provavelmente o paciente possui alguma questão psiquiátrica e/ou psicológica que dificulta chegar a essa meta. Dessa forma, devemos sempre ser empáticos à questão, porém firmes nas recomendações.

Duas questões mais objetivas devem ser resolvidas no início do tratamento. A primeira delas é se o paciente tem feito a suplementação nutricional recomendada. Todos os tipos de cirurgia repercutem em algum déficit de micronutrientes, e isso não pode ser esquecido. Devemos a cada consulta perguntar sobre a suplementação, e insistir quando necessário.[9] A segunda delas é a atividade física, muito importante para o déficit calórico, para a manutenção de massa magra e para saúde mental como um todo. Lembrando sempre que a atividade física é considerada regular quando realizada pelo menos três vezes por semana, por 40 minutos, e deve ser estimulada entre os pacientes que realizaram a cirurgia bariátrica.[36]

Outro ponto importante é fazer uma anamnese detalhada e que inclua sempre consumo alcoólico, pelo risco aumentado de dependência e por ser um grande preditor de ganho de peso (fornece 7,1 kcal/g).[37] Na anamnese deve-se perguntar também não apenas sobre as refeições principais, mas detalhar muito bem sobre o que se come entre as refeições, e também se existem compulsões e vômitos.

A Sociedade Americana de Metabolismo e Cirurgia Bariátrica criou recomendações nutricionais para manter a saúde, preservar a perda de peso, e diminuir as deficiências nutricionais. Essas recomendações foram organizadas em forma de pirâmide, considerando as necessidades específicas e capacidade gástrica pós-operatória. Sua parte inferior contém a suplementação vitamínico-mineral, água e bebidas descafeinadas. O segundo nível inclui 4-6 porções diárias de carne magra, leite e/ou derivados lácteos magros, legumes e ovos. O terceiro nível inclui 2-3 porções diárias de vegetais e óleo vegetais e frutas. O quarto nível inclui 2 porções diárias de alimentos fonte de energia. E o topo da pirâmide inclui alimentos que devem ser evitados, tais como alimentos ricos em gorduras saturadas e trans, ricos em açúcar, bebida alcoólica e bebidas açucaradas.[38]

É importante sempre insistir nas mudanças de modo de se alimentar: cuidado no tamanho das porções, fazer uma mastigação efetiva e dedicar tempo à refeição. Os vômitos muitas vezes são decorrentes da ingestão de alimentos quantitativamente maiores do que o estômago reduzido pode suportar e também por mastigação incorreta.[28]

As recomendações podem ser muito úteis no papel, mas o que vai determinar o sucesso da perda de peso do seu paciente é ajudá-lo na mudança do comportamento alimentar atrelado ao comer emocional. Fazer uma reeducação alimentar é importante, mas você pode também ajudá-lo a entender a diferença entre fome, saciedade e desejo, e até introduzir técnicas de *mindful eating*. Mas não vai conseguir nada se não for empático e vincular com ele. E é lógico, contar como uma equipe multiprofissional para apoiá-lo sempre.

PERGUNTAS QUE NÃO PODEM FALTAR NA ANAMNESE

- Quando foi sua cirurgia?
- Qual o tipo de cirurgia?
- Você tem tomado suas vitaminas?
- Quantos quilos tinha quando fez a cirurgia?
- Quantos quilos chegou/perdeu após a cirurgia? Em quanto tempo?
- Por que você acha que recuperou seu peso? (se for pertinente ao caso)
- Depois da cirurgia, apareceu alguma intolerância alimentar?
- Você tem tido refluxo ou vontade de vomitar? Com qual frequência?
- Percebeu se tem "beliscado" mais ao longo do dia? (pedir detalhes)
- Percebeu se aumentou o seu consumo alcoólico? Qual seu padrão atual?
- Tem feito atividade física?
- Está feliz com seu corpo atual? (caso não esteja: qual o peso que gostaria de chegar?)

DEVE SER OBSERVADO:
Consumo proteico
Consumo alcoólico (não é nutriente, mas deve-se dar atenção)
Deficiência de ferro
Deficiência de cálcio
Deficiência de B1, B12, ácido fólico
Deficiência de vitaminas lipossolúveis
Compulsões alimentares, *grazing*, comer noturno
Vômitos
Síndrome de Dumping

REFERÊNCIAS BIBLIOGRÁFICAS

1. World Health Organization (WHO). Obesity: preventing and managing the global epidemic. Report of a WHO consultation. World Health Organization technical report series. 2000;894:i-253.
2. Yen YC, Huang CK, Tai CM. Psychiatric aspects of bariatric surgery. Curr Opin Psychiatry. 2014;27(5):374-9.
3. World Health Organization (WHO). Obesity and overweight [Internet] [acesso em 7 ago. 2020]. Disponível em: https://www.who.int/news-room/fact-sheets/detail/obesity-and-overweight.
4. Associação Brasileira para o Estudo da Obesidade e Síndrome Metabólica (Abeso). Mapa da obesidade [Internet] [acesso em 7 ago. 2020]. Disponível em: https://abeso.org.br/obesidade-e-sindrome-metabolica/mapa-da-obesidade/.
5. Yumuk V, Tsigos C, Fried M, Schindler K, Busetto L, Micic D, et al. European Guidelines for Obesity Management in Adults. Obes Facts. 2015;8(6):402-24.

6. Jumbe S, Hamlet C, Meyrick J. Psychological Aspects of Bariatric Surgery as a Treatment for Obesity. Curr Obes Rep. 2017;6:71-8.
7. Conselho Federal de Medicina. Resolução CFM n. 2.131/2015. [Internet] [acesso em 7 ago. 2020]. Disponível em: https://sistemas.cfm.org.br/normas/visualizar/resolucoes/BR/2015/2131.
8. Buchwald H, Buchwald JN. Evolution of operative procedures for the management of morbid obesity 1950-2000. Obes Surg. 2002;12(5):705-17.
9. Handzlik-Orlik G, Holecki M, Orlik B, Wylelol M, Dulawa J. Nutrition management of the post--bariatric surgery patient. Nutrition in Clinical Practice. 2015;30:383-92.
10. Petry NM, Barry D, Pietrzak RH, Wagner JA. Overweight and obesity are associated with psychiatric disorders: Results from the national epidemiologic survey on alcohol and related conditions. Psychosom Med. 2008;70(3):288-97.
11. Dawes AJ, Maggard-Gibbons M, Maher AR, Booth MJ, Miake-Lye I, Beroes JM, et al. Mental health conditions among patients seeking and undergoing bariatric surgery a meta-analysis. JAMA. 2016 Jan 12;315(2):150-63.
12. Mühlhans B, Horbach T, de Zwaan M. Psychiatric disorders in bariatric surgery candidates: A review of the literature and results of a German prebariatric surgery sample. Gen Hosp Psychiatry. 2009;31(5):414-21.
13. Malik S, Mitchell JE, Engel S, Crosby R, Wonderlich S. Psychopathology in bariatric surgery candidates: A review of studies using structured diagnostic interviews. Comprehensive Psychiatry. 2014;55:248-59.
14. Szmulewicz A, Wanis KN, Gripper A, Angriman F, Hawel J, Elnahas A, et al. Mental health quality of life after bariatric surgery: A systematic review and meta-analysis of randomized clinical trials. Clin Obes. 2019;9:e12290.
15. Kalarchian MA, King WC, Devlin MJ, Hinerman A, Marcus MD, Yanovski SZ, et al. Mental disorders and weight change in a prospective study of bariatric surgery patients: 7 years of follow--up. Surg Obes Relat Dis. 2019 May 1;15(5):739-48.
16. Gill H, Kang S, Lee Y, Rosenblat JD, Brietzke E, Zuckerman H, et al. The long-term effect of bariatric surgery on depression and anxiety. Journal of Affective Disorders. 2019;246:886-94.
17. Bryant EJ, Malik MS, Whitford-Bartle T, Waters GM. The effects of bariatric surgery on psychological aspects of eating behaviour and food intake in humans. Appetite. 2020;150:104575.
18. Fisher D, Coleman KJ, Arterburn DE, Fischer H, Yamamoto A, Young DR, et al. Mental illness in bariatric surgery: A cohort study from the PORTAL network. Obesity. 2017 May 1;25(5): 850-6.
19. Müller A, Mitchell JE, Sondag C, de Zwaan M. Psychiatric aspects of bariatric surgery. Curr Psychiatry Rep. 2013 Oct 21;15(10):397.
20. Meany G, Conceição E, Mitchell J E. Binge eating, binge eating disorder and loss of control eating: Effects on weight outcomes after bariatric surgery. Eur Eat Disord Rev: The Journal of the Eating Disorders Association. 2014;22(2):87-91.
21. Blackburn AN, Hajnal A, Leggio L. The gut in the brain: the effects of bariatric surgery on alcohol consumption. Addiction Biology. 2017;22:1540-53.
22. Castaneda D, Popov VB, Wander P, Thompson CC. Risk of Suicide and Self-harm Is Increased After Bariatric Surgery – A Systematic Review and Meta-analysis. Obesity Surgery. 2019;29:322-33.
23. Müller A, Hase C, Pommnitz M, de Zwaan M. Depression and Suicide After Bariatric Surgery. Curr Psychiatry Rep. 2019;21(9):1-6.
24. Karmali S, Brar B, Shi X, Sharma AM, De Gara C, Birch DW. Weight recidivism post-bariatric surgery: A systematic review. Obes Surg. 2013;23(11):1922-33.

25. Conceição EM, Mitchell JE, Engel SG, Machado PPP, Lancaster K, Wonderlich SA. What is "grazing"? Reviewing its definition, frequency, clinical characteristics, and impact on bariatric surgery outcomes, and proposing a standardized definition. Surg Obes Relat Dis. 2014;10(5): 973-82.
26. Pizato N, Botelho PB, Gonçalves VSS, Dutra ES, Carvalho KB. Effect of grazing behavior on weight regain post-bariatric surgery: A systematic review. Nutrients. 2017;9(12):1322.
27. Yanos BR, Saules KK, Schuh LM, Sogg S. Predictors of lowest weight and long-term weigt regain among roux-enY-gastric by-pass patients. Obes Surg. 2015;25(8):1364-70.
28. Valezi AC, Brito SJ, Junior JM, Brito EM. Estudo do padrão alimentar tardio em obesos submetidos à derivação gástrica com bandagem em Y-de roux: comparação entre homens e mulheres. Rev Col Bras Cir. 2008;35(6):387-91.
29. Segal A, Kussunoki DK, Larino MA. Post-cirurgical refusal to eat: Anorexia nervosa, bulimia nervosa or a new eating disorder? A case series Obes Surg. 2004;14:353-60.
30. Conceição EM, Utzinger LM, Pisetsky EM. Eating disorders and problematic eating behaviors before and after bariatric surgery: Characterization, assessment and association with treatment outcomes. Eur Eat Disord rev. 2016;23:426-34.
31. Steenackers N, Gesquiere I, Matthys C. The relevance of dietary protein after bariatric surgery: What do we know? Curr Opin Clin Nutr Metab Care. 2018;21(1):58-63.
32. White S, Brooks E, Jurikova L, Stubbs RS. Long term outcomes after gastric by-pass. Obes Surg. 2005;15(2):155-63.
33. Stein J, Stier C, Raab H, Weiner R. Review article: The nutritional and pharmacological consequences of obesity surgery.Aliment Pharmacol Ther. 2014;40:582-609.
34. Parrot J, Frank L, Rabena R, Craggs-Dino L, Isom KA, Greiman L. American Society for Metabolic and Bariatric Surgery integrated health nutritional guidelines for the surgical weight loss patient 2016 update: Micronutrientes. Surg Obes Relat Dis. 2017;13(5):727-41.
35. Pedrosa IV, Burgos MGPA, Souza NC, Morais CN. Aspectos nutricionais em obesos antes e após a cirurgia bariátrica. Rev Col Bras Cir, 2009;36(4):316-22.
36. Cohen PM, Carneiro EA, Goodpaster BH. Exercise and bariatric surgery: An effective therapeutic strategy. Exerc Sport Sci Rev. 2018;46(4):262-70.
37. Chapman CD, Benedict C, Brooks SJ, Schioth HB. Lifestyle determinants of the drive to eat: a meta-analysis. Am J Clin Nutr. 2012;96(3):492-7.
38. Soares FL, Sousa LB, Corradi-Perini C, Cruz MRR, Nunes MGJ, Branco-Filho AJ. Food quality in the late postoperative period of bariatric surgery: An evaluation using the bariatric food pyramid. Obes Surg. 2014;24:1481-6.

A relação atividade física-nutrição no tratamento psiquiátrico

Paula Costa Teixeira
Mauricio dos Santos
Adriana Trejger Kachani
Táki Athanássios Cordás

INTRODUÇÃO

Na sociedade contemporânea, saúde tornou-se sinônimo de alimentação saudável e prática de atividade física. Entende-se por atividade física qualquer movimento voluntário corporal produzido pelos músculos esqueléticos que resulta em um gasto energético maior do que os níveis de repouso. A atividade física estruturada, comumente conhecida como exercício físico é uma sequência planejada de movimentos repetidos sistematicamente, que possui frequência, duração e intensidade delineadas; com o objetivo de melhorar ou manter um ou mais componentes da aptidão física relacionada à saúde.[1] Desde a década de 1970, a atividade física vem sendo alvo de inúmeras pesquisas. A inatividade física (sedentarismo) é um dos principais fatores de risco de doenças crônicas não transmissíveis mais prevalente na população,[2,3] por isso é de extrema importância incluir no tratamento a prática regular de atividade física com aval médico.

Não há dúvidas de que a prática regular de atividade física promova benefícios físicos, psicológicos e sociais (Figura 1) a qualquer indivíduo desde que seja prescrita de forma individualizada (atendendo às necessidades de cada indivíduo) e orientada por um profissional capacitado.

Estudos epidemiológicos mostraram que indivíduos com transtornos mentais são significativamente menos ativos do que a população em geral.[7] A dificuldade desses indivíduos em participar de grupos em razão da patologia e sua evidente falta de interação com a sociedade nos momentos de lazer pode ser um fator determinante.[8] Paralelamente, a maioria dos medicamentos psiquiátricos induz ao ganho de peso e à síndrome metabólica, os quais aliados a um estilo de vida sedentário e uma dieta não equilibrada podem agravar o prognóstico.[7] Diante de tantos benefícios, a atividade física aliada ao tratamento de síndromes psiquiátricas surge como uma alternativa de promover qualidade de vida ao paciente.

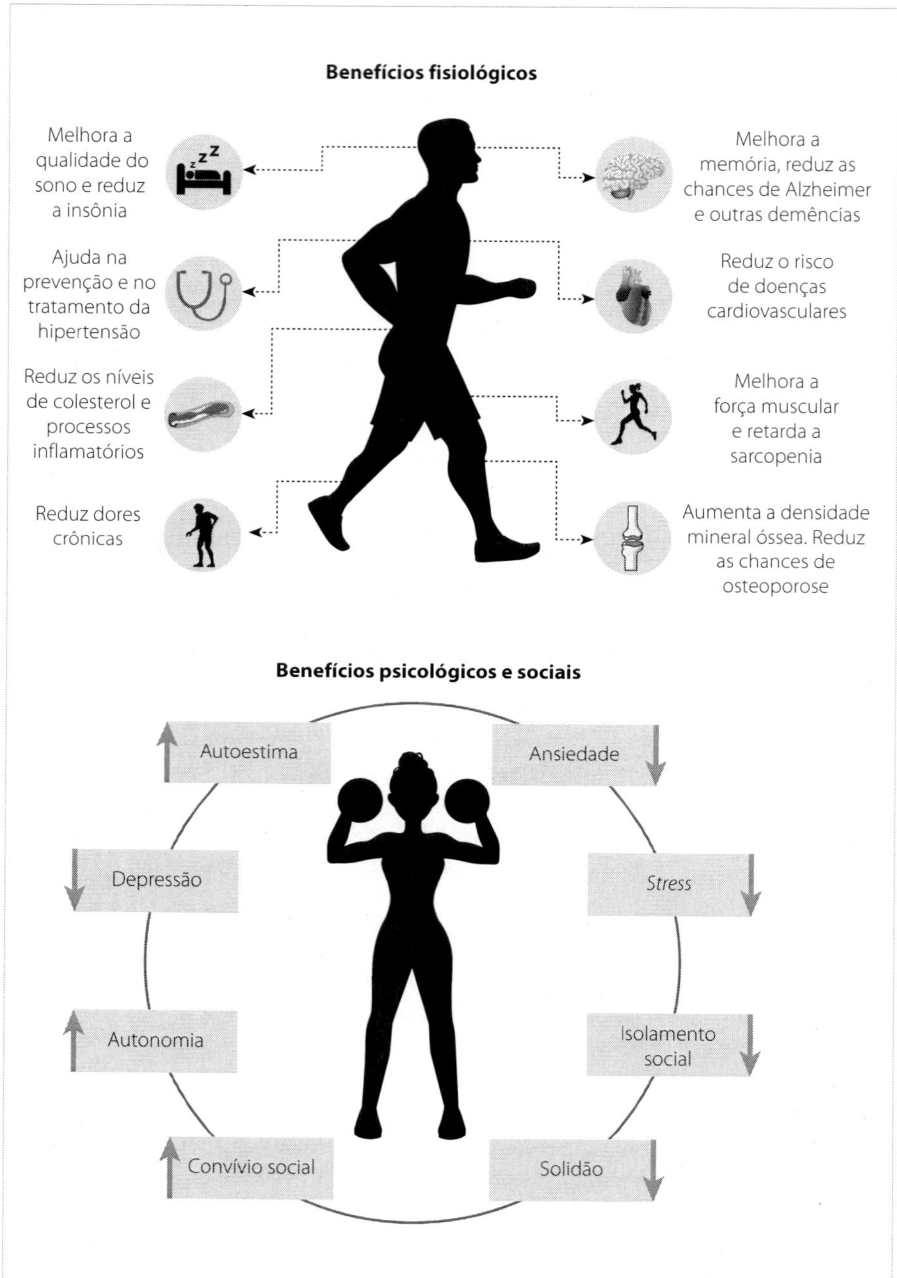

Figura 1 Benefícios do exercício físico.[4-6]
Fonte: Carron AV et al., 1996;[4] WHO, 2018;[5] Hausenblas et al., 2008.[6]

RECOMENDAÇÕES GERAIS

A Organização Mundial da Saúde (OMS) recomenda a prática regular de atividades físicas estruturadas para garantir uma vida saudável. Na recomendação publicada em 2018, o indivíduo sem contraindicação médica para a prática de exercícios deve combinar exercícios de intensidade moderada (150 minutos por semana) e vigorosa (75 minutos por semana). A novidade dessa recomendação para as anteriores é que se considera a quantidade e não a frequência da atividade física, ou seja, ambas as recomendações (150 ou 75 minutos) devem ser realizadas na semana.[5] Para facilitar a compreensão pode-se usar a caminhada como exemplo[9] (Quadro 1).

O múltiplo da taxa metabólica de repouso (MET) é uma maneira de classificar a intensidade da atividade. O MET é expresso em consumo de oxigênio em repouso por unidade de massa corporal, assim, 1 MET equivale a 3,5 mL/kg/min. Exemplificando, uma atividade física realizada para 2 METs requer duas vezes o metabolismo de repouso de um indivíduo, 3 METs são três vezes o valor de repouso e assim por diante.[11] Atividade física classificada como leve equivale a < 3 METs, moderada de 3 a 6 METs, e vigorosa acima de 6 METs[10,11] (Quadro 1).

Quadro 1 Intensidade da atividade física

Nível de atividade	METs	Exemplo
Leve	< 3	Caminhar devagar
Moderada	3-6	Caminhar a uma velocidade que ainda permita ao indivíduo manter uma conversação sem dificuldades
Intensa	> 6	Presença de respiração ofegante
Muito intensa	> 9	Presença de fadiga e exaustão física

A atividade física pode ser integrada ao tratamento de quaisquer quadros psiquiátricos.[7] O tipo, a frequência, a duração e a intensidade dependerão das características e da gravidade da síndrome psiquiátrica.

TRANSTORNOS DO HUMOR E ANSIEDADE

As síndromes psiquiátricas mais estudadas na relação com atividade física são a depressão e a ansiedade. Há na literatura estudos consistentes mostrando sua relação com exercícios, principalmente, do tipo aeróbicos. Indivíduos com depressão apresentaram melhoras significativas após participar de programas de exercícios.[12,13] Uma das hipóteses seria que a prática de exercícios físicos resulta numa série de alterações fisiológicas e bioquímicas envolvendo liberação de neurotransmissores e ativação de receptores específicos, que auxiliariam na redução da depressão e também da ansiedade.[13]

O exercício físico atua em respostas neuroquímicas, e os estudos comprovam seus benefícios nos transtornos do humor. Foram identificadas na literatura hipóteses psicológicas e fisiológicas que explicam os efeitos benéficos do exercício.[14] Dentre as **psicológicas** tem-se a da distração (durante o exercício o indivíduo se distrai de estímulos desagradáveis); a da autoeficácia (atividades desafiadoras promovem a autoconfiança); e a da interação social.[14] Já dentre as **fisiológicas** existem duas hipóteses:[14] 1) a atividade física aumentaria a transmissão sináptica das monoaminas, que proporcionariam efeitos antidepressivos; 2) a atividade física proporcionaria a liberação de endorfina, responsável pela sensação de calma e melhora do humor. Em estudo realizado com atletas de elite que praticavam exercícios vigorosos verificou-se associação entre alterações negativas e o exercício intenso, o que indica que para conquistar benefícios[14] o exercício deve ser feito na intensidade moderada.

Outra evidência mostrando o efeito positivo da atividade física é a possibilidade de prevenção. Uma metanálise, com estudos prospectivos, avaliou a incidência de depressão em mais de 260 mil pessoas, em que a maioria eram mulheres (53%), por um período médio de 7,4 anos. Quando comparado com indivíduos com baixo nível de atividade física, aqueles com alto nível tiveram uma proteção de 17% (Odds ratio = 0,83, 95% IC 0,79-0,88). Nessa mesma pesquisa foi possível observar a proteção da atividade física por faixa etária também. Entre os jovens a proteção foi de 10% (Odds ratio = 0,90, 95% IC 0,83-0,98), entre os adultos foi de 22% (Odds ratio = 0,78, 95% IC 0,70-0,87) e entre as pessoas idosas o efeito protetivo da atividade física foi de 21% (Odds ratio = 0,79, 95% IC 0,72-0,86).[15]

Paralelamente, sabe-se que os transtornos de humor e ansiedade podem também contribuir para o ganho de peso, o que predispõe a baixa autoestima. Breslin et al. (2006)[16] acompanharam pacientes com transtornos do humor durante quatro anos e verificaram que a condição é limitante no que se refere à atividade física cotidiana e de lazer. Segundo o *Black Women's Health Study*, pesquisa realizada com 35.224 mulheres afro-americanas, a quantidade de atividade física é inversamente proporcional a sintomas depressivos e ao ganho de peso na população estudada[17]. Somando-se a isso, o tratamento farmacológico pode ter uma atividade iatrogênica, o que poderia colaborar na baixa autoestima dos pacientes. Dessa forma, a atividade física poderia contribuir para a redução do peso corporal e na promoção da melhora da autoestima.

Um dos maiores desafios é fazer o paciente engajar regularmente. Muitos dos estudos envolvem protocolos preestabelecidos, com pacientes vinculados a tratamentos ou chamadas para pesquisa. Na rotina usual, do dia a dia, é difícil fazer com que o paciente com depressão e/ou ansiedade estabeleça uma regularidade que favoreça a aquisição de todos os benefícios. Por isso, estratégias para auxiliar o paciente a conseguir descobrir uma modalidade que desperte o interesse e proporcione momentos agradáveis e até lúdicos podem aumentar as chances de adesão.

DEPENDÊNCIA DE SUBSTÂNCIAS LÍCITAS E ILÍCITAS

A prática de atividade física pode ser uma estratégia muito efetiva para a prevenção do uso de álcool e substâncias. Um desses exemplos foi por meio de um estudo prospectivo, realizado na Finlândia, que acompanhou dos 16 aos 27 anos de idade 1.870 pares de gêmeos. O desfecho mostrou que baixos níveis de atividade física foram associados com maior probabilidade de, na fase adulta, consumir mais álcool e drogas ilícitas.[18] Complementar o tratamento multiprofissional com programas de exercícios auxilia na redução do desejo (fissura) pelas drogas e na probabilidade de recaídas, atuando no humor e na saúde, em virtude dos efeitos neuroquímicos suscitados pelo movimento corporal, além de ser uma agradável oportunidade de ressocialização e melhora da autoestima, tão prejudicada nesses pacientes.[19-21]

Estudos com álcool sugerem que os mecanismos neuroquímicos em que o exercício atua são os mesmos envolvidos na dependência ao álcool, portanto, existiria a chance de o paciente trocar a dependência de álcool para o exercício.[20] Entre os dependentes de nicotina, há evidências que associam o aumento do nível de atividade física com a diminuição da vontade de fumar.[20] Nos casos de dependência de drogas, o exercício também contribui para o aumento da autoconfiança e reduz sintomas depressivos e ansiosos.[20] Os estudos nessa área ainda são inconclusivos, e são necessários novos trabalhos que comprovem de forma significativa os reais benefícios do exercício físico e dependência de substâncias.[22]

As práticas coletivas como jogos e esportes são alternativas interessantes para esse público. Essas atividades são recomendas porque além de promover saúde física e mental, virtudes e princípios morais/éticos também estão envolvidos nessas vivências. Assim, relações sociais que se estabelecem nas práticas coletivas por meio de uma competição saudável podem proporcionar experiências significativas e novos relacionamentos longe do ambiente de uso de drogas.

TRANSTORNOS ALIMENTARES

Nos transtornos alimentares, a atividade física merece uma atenção diferenciada, porque os benefícios da atividade física podem não superar os prejuízos que esse grave transtorno mental causa em praticamente todos os sistemas do corpo humano.[23] Sugere-se que aproximadamente 80% dos pacientes com diagnóstico de anorexia nervosa (AN) e 55% dos pacientes com bulimia nervosa (BN) praticam exercício físico de forma disfuncional em algum momento de sua história clínica.[24,25] Nos critérios de diagnósticos do DSM-5,[26] o exercício físico é citado no diagnóstico de BN, ao lado de outros comportamentos transtornados como vômito autoinduzido, diuréticos, laxantes e enemas. Nos critérios utilizados para o diagnóstico de AN o termo exercício excessivo é descrito como uma estratégia para aumentar o gasto energético, isto é, uma prática que visa intencionalmente à queima calórica, impulsionado pelo medo do ganho de peso corporal. Portanto, descartar a prática disfuncional de exercício é de fundamental importância nesses pacientes.

Durante o tratamento, a prática de exercícios físicos deve ser permitida desde que assegurado de que não será prejudicial ao tratamento do paciente, portanto, é necessário um consenso da equipe multidisciplinar. Programas de exercícios podem compor o tratamento desde que o profissional de educação física tenha qualificação sobre o funcionamento dos transtornos alimentares, a fim de supervisionar para que o exercício não atue como um componente mantenedor da doença. Sessões de psicoeducação também são recomendadas para auxiliar o paciente a ressignificar sua relação com o exercício a fim de torná-lo um praticante de exercício intuitivo.[27-29]

O exercício intuitivo é uma abordagem da atividade física desenvolvida para ser um contraponto ao exercício disfuncional. Dentro dessa proposta, o paciente recebe instruções para reconhecer sensações, emoções e pensamentos que surgem durante sua prática corporal. O exercício é estimulado totalmente desfocando de peso corporal ou atributos estéticos, e é norteado por objetivos de autocuidado, respeito ao corpo, gentileza, compaixão, satisfação, ludicidade, prazer e vivências de novas experiências motoras.[23,29]

Os exercícios que auxiliam um tratamento de transtorno alimentar podem combinar força, aeróbico e de mobilidade articular, e devem progredir de baixa para moderada intensidade, desde que acompanhada da melhora dos comportamentos disfuncionais, e voltados para a construção de uma relação equilibrada entre o comportamento alimentar e a imagem corporal.[23]

Indivíduos que sofrem de transtorno da compulsão alimentar (TCA) ou da síndrome do comer noturno (quadros psiquiátricos que predispõem a condição de obesidade) são mais insatisfeitos e preocupados com a aparência e evitam mais situações sociais do que obesos sem comorbidades psiquiátricas. Essa percepção negativa do corpo dificulta a interação social e aumenta a tendência ao isolamento. Infelizmente, para obesos com comorbidades psiquiátricas, principalmente nas mulheres, grandes reduções de peso não predizem uma melhora da imagem corporal e da saúde mental.[30]

A atividade física para esses pacientes pode contribuir muito na redução da ansiedade, na qualidade do sono e, consequentemente, auxilia a perda de peso. O exercício intuitivo também é uma abordagem recomendada para os casos em que o comportamento sedentário é prevalente e/ou que a relação com o exercício é associada a frustração e falta de interesse. Incentivar um estilo de vida mais ativo por meio da adoção de escolhas que permitam mais movimento nas atividades da vida diária é uma estratégia interessante antes de incluir um programa de exercício propriamente dito.[33] Talvez inicialmente o obeso apresente dificuldades para fazer atividades em grupo. Nada impede o paciente de começar sua atividade física individualmente, com supervisão de profissionais como *personal trainer* ou até mesmo em casa, com o auxílio de videoaulas, por exemplo, mas as atividades em grupos devem sempre ser incentivadas para, assim, prevenir o isolamento social, característica comum nessa população. Estimular a criação de grupos de caminhadas é uma boa estratégia para o início de uma nova relação com o exercício. Em suma, assegurar o engajamento sustentável, com foco no prazer e no bem-estar a cada sessão de exercício, permitirá que alterações de peso e composição corporal sejam conquistas naturais, decorrentes da assiduidade e regularidade da prática.

Para pacientes com transtornos alimentares é sempre importante ressaltar que o exercício deve ter como objetivo a saúde e não a redução de peso, pois esse benefício é conquistado por consequência. A diversidade corporal e a diferença de tamanhos em virtude de aspectos genéticos e étnicos devem ser avaliadas a fim de auxiliar o paciente a reconhecer que existe saúde e qualidade de vida mesmo em condição de obesidade.[30] Revisando estudos sobre o índice de massa corporal (IMC), um deles apontou uma maior taxa de mortalidade entre indivíduos com IMC abaixo de 18 kg/m^2 do que entre os indivíduos com IMC acima de 30 kg/m^2.[31] A prática regular de atividades físicas pode promover mudanças de composição corporal (redução de percentual de gordura e incremento de massa muscular), regular níveis séricos, metabólicos e hormonais sem necessariamente impactar no número da balança. Portanto, instaurar metas de peso corporal como resultados pode ser frustrante em alguns casos, e fazer com que todos os benefícios conquistados não sejam reconhecidos e valorizados pelo paciente.

OUTROS TRANSTORNOS

Síndromes psiquiátricas como esquizofrenia, transtornos de ansiedade (síndrome do pânico e fobia social) e transtorno obsessivo-compulsivo (TOC) podem também usufruir da atividade física no tratamento. Atividades coletivas, como jogos e modalidades esportivas, reduzem o isolamento social, proporcionam o desenvolvimento de habilidades motoras, a expressão de sentimentos, o respeito mútuo, aumentam a autoestima e a autoconfiança, além de prevenir comorbidades clínicas como hipertensão arterial, diabetes, problemas respiratórios e cardiovasculares. Paralelamente, jogos esportivos estimulam o pensamento rápido para executar uma ação e a elaboração de estratégias. Quando mediados de forma adequada como lazer ou prática terapêutica – isto é, sem cobrança para ser o melhor e vencer –, o paciente pode desfrutar, principalmente, dos benefícios psicológicos (Figura 1).[32]

GRAVIDEZ E PUERPÉRIO: PREOCUPAÇÃO COM O CORPO E DEPRESSÃO

As mulheres apresentam maiores taxas de prevalência de transtornos mentais e do comportamento quando comparadas aos homens.[33] Símbolo da feminilidade moderna, a magreza pode promover em algumas mulheres transtornos afetivos, de imagem corporal e alimentares.[34] Nos períodos de gestação e puerpério, a mulher necessita de especial atenção, pois inúmeras alterações físicas, hormonais, psíquicas e de inserção social podem refletir diretamente na sua saúde mental.[35] O medo de ganhar peso nesse período gera insegurança e as preocupações relacionadas às mudanças corporais podem acarretar comportamentos inadequados prejudiciais ao desenvolvimento do bebê.

O exercício físico durante a gravidez e o puerpério necessita de orientação e supervisão especializada. A atividade física estruturada pode ser utilizada como instrumento para promover perda de peso, por isso precisa ser prescrito e supervisionado somente por profissionais especializados em treinamento para gestantes.

Estudos comprovam a eficácia do exercício durante a gravidez na melhora da postura, no controle do peso corporal, na recuperação pós-parto, além de prevenir dor lombar, varizes, diástases do reto abdominal, depressão pós-parto, e proporcionar maior satisfação corporal.[36]

Exercícios intensos, extenuantes e de alto impacto são totalmente contraindicados, pois ocasionam problemas como hipoglicemia materna e fetal, retardo do crescimento intrauterino, diminuição do fluxo uteroplacentário, bradicardia fetal, o que resulta em alto risco de problemas teratogênicos. O exercício físico só poderá ser iniciado a partir do segundo trimestre de gestação, com autorização médica, em gestações consideradas saudáveis – ou seja, ausência de risco de parto prematuro, gestações múltiplas, pré-eclâmpsia e doenças cardíacas.[37] Mulheres que tinham o hábito de praticar exercícios regularmente antes da gravidez podem continuar a praticá-lo para a manutenção da aptidão física e da saúde.

Entende-se por aptidão física a capacidade de realizar trabalho muscular de maneira satisfatória, ou seja, apresentar condições que permitam um bom desempenho motor quando submetido a situações que envolvam esforços físicos,[38] tais como subir uma ladeira sem perder o fôlego, carregar uma caixa sem trazer danos para a coluna, abaixar e levantar sem dores nas articulações, entre outros. Para a fase de gestação e puerpério outras necessidades corporais se mostram presentes: manter a postura mesmo com o peso da barriga, carregar o bebê, amamentar, trocar fraldas, dar banho, entre outras atividades do cotidiano que a aptidão física determinará o bom desempenho sem dores no corpo.

Já as mulheres que eram sedentárias antes da gravidez necessitam de atenção redobrada. A frequência, a duração e a intensidade do exercício deverão ser controladas, respeitando as recomendações do Colégio Americano de Ginecologia e Obstetrícia.

No puerpério o exercício atua na prevenção de depressão pós-parto,[39] melhora a qualidade do sono,[40] fortalece os músculos, auxilia a postura,[41] além de proporcionar os benefícios físicos, psicológicos e sociais já discutidos. De acordo com a Sociedade Brasileira de Medicina do Esporte, a mulher que não apresentar complicações durante o parto só poderá retornar a praticar exercícios com autorização médica, 30 dias após parto normal, e 45 dias após cesárea. O retorno às condições pré-gestacionais dependerá do grau de aptidão que a mulher mantiver durante a gestação.[42] Vale ressaltar que para assegurar o aleitamento, exercícios de alta intensidade não são recomendados em razão do aumento da concentração de ácido lático que pode alterar a composição do leite materno e impactar na aceitação por parte do bebê. Outra questão importante é a orientação de consumo adequado de água para que a atividade física não desidrate a mãe e, consequentemente, não diminua a oferta de leite materno. O aleitamento exclusivo durante os primeiros seis meses e complementada até aos dois anos de idade é fundamental na saúde e desenvolvimento da criança, ou seja, uma prioridade nessa fase. Assim, o profissional de saúde deve estimular a prática de exercício ressaltando a importância da adequação das intensidades dos treinos.

ASPECTOS GERAIS

O princípio da continuidade deve ser sempre enfatizado para pacientes psiquiátricos. Isso significa incentivar para que a prática de exercícios se torne um hábito. Assim, é fundamental que o profissional busque informações do paciente para encontrar qual atividade lhe proporcionará prazer e não soará como obrigação. Por exemplo, incentivar a dança caso o paciente dê indícios de que gosta de dançar proporcionaria maior prazer e garantia de continuidade da atividade do que colocá-lo para fazer esteira sem prazer.

Vale ressaltar que o profissional de educação física prescreve exercícios de acordo com os objetivos do indivíduo, por isso, é importante que o nutricionista ou o profissional da saúde que incentivar seu paciente a praticar exercícios esteja em contato com o profissional de educação física, e juntos auxiliem o paciente a encontrar a atividade que favoreça o engajamento e a sustentabilidade do comportamento ativo. Prescrever atividades para a saúde é diferente de prescrever para emagrecer ou aumentar um dos componentes da aptidão física. Ajudar o paciente a descobrir qual prática corporal desperta mais interesse e satisfação garantirá a adoção do hábito. Se houver muita dificuldade para o paciente dar o primeiro passo, algumas modalidades podem ser sugeridas, conforme Quadro 2.

Deve-se lembrar que ao incluir uma atividade física na rotina de seu paciente a demanda energética provavelmente será alterada. As atividades possuem uma intensidade e demandas diferentes e os adicionais energéticos devem ser individualizados a fim de que o paciente possa atingir seus objetivos. Os três componentes de qualquer programa – intensidade, duração e frequência – influenciam o gasto total de energia, e devem ser muito bem analisados a fim de que não haja desgaste muscular tampouco perda ou ganho de peso desnecessário, em especial nos casos de anorexia ou de idosos.

Apesar da demanda energética alterada, não há recomendações alimentares específicas para os pacientes psiquiátricos praticantes de atividades físicas estruturadas, com exceção dos transtornos alimentares e da obesidade. Essas síndromes exigem o acompanhamento de nutricionistas especializados nesses quadros, e qualquer alteração alimentar necessária deve ser orientada por eles. Excluindo esses casos, os pacientes devem ser orientados a não fazerem atividade física em jejum bem como a se hidratarem adequadamente.

Normalmente o paciente psiquiátrico não é um atleta com necessidades nutricionais específicas. Evitar as restrições alimentares e os jejuns é fundamental, assim como desmistificar crenças quanto a alguns alimentos. Psicoeducar para elucidar que não existem alimentos proibidos e sim escolhas e atitudes alimentares equilibradas é de extrema importância para a saúde mental.

CONSIDERAÇÕES FINAIS

Pacientes psiquiátricos costumam ter hábitos relacionados ao estilo de vida menos saudáveis do que o resto da população. Frequentemente possuem barreiras frente a conselhos relacionados à saúde, que somados com a medicação potencialmente iatrogênica levam esses indivíduos à população de risco para doenças crônicas não transmissíveis.

A atividade física tem também o poder de sociabilizar, desenvolver habilidades motoras e melhorar a autoestima dos indivíduos, qualidades que devem ser lembradas ao se observar o sedentarismo nos pacientes.

Dessa forma, a atividade física monitorada por um profissional qualificado contribui significativamente no tratamento desses pacientes. Vale ressaltar que é necessário muito cuidado com a atuação de profissionais que prometem resultados "milagrosos", principalmente, por meio de redes sociais. Profissionais especializados em saúde mental são capazes de atuar complementando o tratamento multiprofissional, muitas vezes necessários nos quadros psiquiátricos.

Quadro 2 Sugestões de atividades de acordo com o transtorno ou fase do indivíduo

Transtorno ou fase	Sugestão de práticas corporais
Transtornos do humor e de ansiedade	Caminhada, corrida, musculação, tai chi chuan, ioga e jogos esportivos, artes marciais
Fase de recuperação de dependência a substâncias químicas	Atividades aeróbicas e coletivas como jogos esportivos
Após fase de recuperação de transtornos alimentares	Combinação de exercícios resistidos e atividades aeróbicas, por exemplo, caminhada, dança – exercício intuitivo
Transtorno da compulsão alimentar e síndrome do comer noturno	Grupos de caminhadas, corrida, danças, atividades coletivas, ioga, exercícios de força – exercício intuitivo
Período de gestação e puerpério	Caminhada, musculação, hidroginástica, dança, ioga

REFERÊNCIAS BIBLIOGRÁFICAS

1. Caspersen CJ, Powell KE, Christensen GM. Physical activity, exercise, and physical fitness: Definitions and distinctions for health related research. Public Health Rep. 1985;100(2):126-31.
2. Matsudo SM, Matsudo VKR, Araújo T, Andrade D, Andrade E, Oliveira L, et al. Nível de atividade física da população de São Paulo: análise de acordo com o gênero, idade, nível sócio-econômico, distribuição geográfica e de conhecimento. R Bras Ci Mov. 2002;10(4):41-50.
3. Stringhini S, Carmell C, Jokela M, et al. Socioeconomic status and the 25 × 25 risk factors as determinants of premature mortality: A multicohort study and metaanalysis of 1-7 million men and women. Lancet. 2017;389:1229-37.
4. Carron AV, Hausenblas HA, Mack D. Social influence and exercise: A meta-analysis. J Sport Exercise Psychol. 1996;18:1-16.
5. World Health Organization (OMS). The global action plan on physical activity 2018-2030. Geneva: WHO; 2018.
6. Hausenblas HA, Cook BJ, Chittester NI. Can exercise treat eating disorders? Exerc Spor Sci Rev. 2008;36(1):43-7.
7. Richardson CR, Faulkner G, McDevitt J, Skrinar GS, Hutchinson DS, Piette JD. Integrating physical activity into mental health services for persons with serious mental illness. Psychiatr Serv. 2005;56(3):324-31.
8. Adamoli NA, Azevedo MR. Padrões de atividade física de pessoas com transtornos mentais e de comportamento. Ciênc. Saúde Coletiva. 2009;14(1):243-51.
9. Teixeira PC, Costa RF, Matsudo SMM, Cordás TA. A prática de exercícios físicos em pacientes com transtornos alimentares. Rev Psiq Clin. 2009;36:145-52.

10. Ainsworth BE, Haskel WL, Whitt MC, Irwin ML, Swartz AM, Strath SJ, et al. Compendium of physical activities: an update of activities codes and MET intensities. Med Sci Sport Exerc. 2000;32(9):498-516.
11. Sasaki JE, John D, Freedson, PS. Validation and comparison of ActiGraph activity monitors. Journal of Science and Medicine in Sport. 2011;14(5):411-6. doi:10.1016/j.jsams.2011.04.003
12. Antunes HKM, Stella SG, Santos RF, Bueno OFA, Mello MT. Depression, anxiety and quality of life scores in seniors after an endurance exercise program. Rev Bras Psiquiatr. 2005;27(4):266-71.
13. Cheik NC, Reis IT, Heredia RAG, Ventura ML, Tufik S, Antunes HKM, et al. Efeitos do exercício físico e da atividade física na depressão e ansiedade em indivíduos idosos. Rev Bras Ci e Mov. 2003;11(3):41-7.
14. Peluso MA, Andrade LH. Physical activity and mental health: The association between exercise and mood. Clinics. 2005;60(1):61-70.
15. Schuch FB, Vancampfort D, Firth J, Rosenbaum S, Ward PB, Silva ES, et al. Physical activity and incident depression: A meta-analysis of prospective cohort studies. Am J Psychiatr. 2018;175(7):631-48.
16. Breslin FC, Gnam W, Franche RL, Mustard C, Lin E. Depression and activity limitations: examining gender differences in the general population. Soc Psychiatry Psychiatr Epidemiol. 2006;41:648-55.
17. Wise LA, Adams-Campbell LL, Palmer JR, Rosenberg L. Leisure time physical activity in relation to depressive symptoms in the Black Women's Health Study. Ann Behav Med. 2006;32:68-76.
18. Korhonen T, Kujala UM, Rose RJ, Kaprio J. Physical activity in adolescence as a predictor of alcohol and illicit drug use in early adulthood: A longitudinal population based twin study. Twin Res Hum Genet. 2009;12(3):261-8.
19. Rangé BP, Marlatt GA. Terapia cognitivo-comportamental de transtornos de abuso de álcool e drogas. Rev Bras Psquiatr. 2008;30(Supl II):S88-95.
20. Brown RA, Read JP, Marcus BH, Jakicic J, Strong DR, Oakley JR, et al. Aerobic exercise for alcohol recovery. Rationale, program description, and preliminary findings. Behav Modif. 2009;33(2):220-49.
21. Ellingsen MM, Johannesen SL, Martinsen EW, Hallgren M. Effects of acute exercise on drug craving, self-esteem, mood and affect in adults with poly-substance dependence: feasibility and preliminary findings. Drug Alcohol Rev. 2018;37(6):789-93.
22. Thompson TP, Taylor AH, Wanner A, Husk K, Wei Y, Creanor S, et al. Physical activity and the prevention, reduction, and treatment of alcohol and/or substance use across the lifespan (The PHASE review): Protocol for a systematic review. Syst Rev. 2018;7(1):9.
23. Teixeira PC, Portella CG. Transtornos alimentares e atividade física. In: Transtornos alimentares e nutrição: da prevenção ao tratamento. Barueri: Manole; 2020. p. 263-92.
24. Peñas-Lledó E, Leal FJV, Waller G. Excessive exercise in anorexia nervosa and bulimia nervosa. Int J Eat Disord. 2002;31:370-5.
25. Davis C. Eating disorders and hyperactivity: A psychobiological perspective. Can J Psychiatry. 1997;42:168-75.
26. American Psychiatric Association (APA). Diagnostic and statistical manual of mental disorders. 5. ed. 2013.
27. Reel JJ. The right "dose" of activity: health educators should promote mindful and intuitive exercise. Community Med Health Educ. 2012;2:9.
28. Cook B, Wonderlich SA, Mitchell J, Thompson R, Sherman R, McCallum K. Exercise in eating disorders treatment: Systematic review and proposal of guidelines. Med Sci Sports Exerc. 2016;48(7):1408-14.

29. Teixeira PC. Exercício intuitivo integrativo. In: Alvarenga M, Timerman F, Figueiredo M, Antonaccio C, orgs. Nutrição comportamental. Barueri: Manole; 2018. p.479-98.
30. Smith GI, Mittendorfer B, Klein S. Metabolically healthy obesity: Facts and fantasies. J Clin Invest. 2019;129(10):3978-89.
31. Anjos LA. Índice de massa corporal (massa corporal.estatura-2) como indicador do estado nutricional de adultos: Revisão de literatura. Rev Saúde Pública. 1992;26:431-6.
32. Takeda OH. Contribuição da atividade física no tratamento do portador de transtorno mental grave e prolongado em Hospital-Dia [dissertação]. São Paulo: Escola de Enfermagem da Universidade de São Paulo; 2005.
33. Andrade LHSG, Viana MC, Silveira CM. Epidemiologia dos transtornos psiquiátricos na mulher. Rev Psiq Clin. 2006;33(2):43-54.
34. Garcia MT, Scagliusi FB, Cordás TA. Caracterização das mensagens sobre corpo e alimentação presentes em três revistas brasileiras. Rev Psiq Clin. 2007;34(Supl III):S248.
35. Camacho RS, Cantinelli FS, Ribeiro CS, Cantilino A, Gonsales BK, Braquittoni E, et al. Transtornos psiquiátricos na gestação e no puerpério: classificação, diagnóstico e tratamento. Rev Psiq Clin. 2006;33(2):92-102.
36. Matsudo VK, Matsudo SM. Atividade física e esportiva na gravidez. In: Tedesco JJ. A Grávida. São Paulo: Atheneu; 2000. p. 59-81.
37. American College of Obstetricians and Gynecologists. Exercise during pregnancy and the postpartum period. The American College of Obstetricians and Gynecologists Committee Opinion. 2002;99(1):171-3.
38. Guiselini M. Aptidão fisica saúde e bem-estar: fundamentos teóricos e exercícios práticos. São Paulo: Phorte; 2004. p. 35.
39. Pivarnik JM, Chambliss HO, Clapp JF, Dugan S, Hatch MC, Lovelady CA, et al. Impact of physical activity during pregnancy and postpartum on chronic disease risk. Roundtable consensus statement. Med Sci Sports Exerc. 2006;38(5):989-1006.
40. Wilkinson S, Huang CM, Walker LO, Sterling BS, Kim M. Physical Activity in Low-Income Postpartum Women. J Nurs Scholarsh. 2004;36(2):109-14.
41. Wolski L, Wenger HA, Salmon A, Menard D, Lee SW. The canadian forces guide to fitness during and after pregnancy. In: Häkkinen K, Kyröläinen H, editors. International Congress on Soldiers' Physical Performance; 2005 May 18-22; Jyväskylä, Finland. Department of Biology of Physical Activity, University of Jyväskylä, Finland; 2005. p. 164.
42. Leitão MB, Lazzoli JK, Oliveira MAB, Nóbrega ACL, Silveira GC, Carvalho T, et al. Posicionamento Oficial da Sociedade Brasileira de Medicina do Esporte: Atividade Física e Saúde na Mulher. Rev Bras Med Esporte. 2000;6(6):207-11.

Parte 2

Novas tendências

11

Suplementar ou não? Os nutrientes a favor da psiquiatria

Adriana Trejger Kachani
Clara Igel

INTRODUÇÃO

É notório que o estilo de vida ao qual estamos imersos atualmente parece ser cada vez mais acelerado, exigente e irregular em horários. Em decorrência disso, o padrão alimentar sofreu mudanças bruscas no mundo todo. Esse fenômeno é chamado de transição nutricional, um processo de modificações sequenciais no padrão de nutrição e consumo, que acompanham mudanças econômicas, sociais e demográficas, refletindo no perfil de saúde das populações.[1,2]

Assim, em todos os países é comum encontrar refeições cada vez mais corridas e fora do contexto familiar. Sem contar quando não são negligenciadas ou substituídas por um lanche *fast-food*.[3] Essas mudanças têm ocorrido mesmo em regiões com padrão alimentar modelo, como é o caso de regiões mediterrâneas. Em geral, a nova forma de se alimentar é associada a um baixo consumo de frutas, legumes, verduras, grãos integrais e micronutrientes, bem como uma grande ingestão de produtos de alta densidade energética, gordurosos e grandes porções.[4,5]

A questão é que uma dieta mais natural, elaborada com alimentos como vegetais, frutas, carnes magras, peixes, oleaginosas e cereais, e que evite produtos muito industrializados, é capaz de fornecer mais nutrientes que aumentem a resiliência contra a patogênese de doenças mentais.[6,7] Ou seja, no contexto de transição nutricional em que estamos vivendo, alguns autores anteveem com entusiasmo um futuro próximo em que doenças mentais e nutricionais serão comórbidas.[8] Isso porque o cérebro humano opera numa taxa metabólica altíssima, e usa uma proporção substancial da energia, vitaminas e minerais consumidos diariamente, sendo sua estrutura e funcionamento celular (incluindo intracelular e intercelular) dependente de aminoácidos, gorduras, vitaminas e minerais. Adicionalmente, uma rotina alimentar rica em antioxidantes e fitoquímicos modula o sistema imune, que protege contra o risco de doenças mentais como a depressão. E, por fim, a neuroplasticidade e seus mecanismos de reparação dependem também de fatores nutricionais.[9-11] Devemos sempre lembrar que a biodisponibilidade e a potência dos nutrientes encontrados na matriz alimentar são muito diferentes daquela oriunda de suplementação.

Na verdade, o conhecimento a respeito da suplementação alimentar em pacientes psiquiátricos ainda é limitado e ela deve ser mais bem estudada e usada como tratamento complementar.[12] Inspirada por dados iniciais de suplementação no tratamento psiquiátrico, a International Society for Nutritional Psychiatry Research (ISNPR) propõe alguns nutrientes fundamentais que poderiam: 1) ser coadjuvantes terapêuticos e/ou maximizar o potencial medicamentoso ou 2) corrigir deficiências nutricionais decorrentes do uso da medicação psiquiátrica.

É importante considerar que a literatura científica tem mostrado que o estresse oxidativo poderia estar envolvido na fisiopatologia da depressão. Ele ocorre como resultado da produção excessiva de elementos reativos ao oxigênio (EROs) produzidos ou como reação ao sistema de defesa do organismo.[12,13] Alguns trabalhos recentes mostraram que indivíduos com depressão apresentavam baixos níveis de antioxidantes.[12] Paralelamente, a microbiota humana parece também estar envolvida na regulação do sistema nervoso central e nos comportamentos. Ou seja, o uso de pré e probióticos tem sido relacionado à melhora do humor.[13]

Ou seja, sabe-se que necessidades nutricionais específicas, sob condições de doença, deficiências ou excesso na alimentação podem contribuir para a progressão e gravidade de doenças mentais ou desencadear o seu desenvolvimento.[14] Baseada nessas evidências, a ISNPR elaborou uma lista de nutrientes fundamentais para a boa manutenção/recuperação do humor, e alguns deles listaremos a seguir. O resumo deles pode ser observado na Quadro 1.

VITAMINAS DO COMPLEXO B

As vitaminas B1 (tiamina) e B6 (piridoxina) estão diretamente envolvidas no metabolismo de carboidratos, principal substrato do sistema nervoso central. A vitamina B1, além de alimentar o ciclo de Krebs, participa da produção da bainha de mielina e do deslocamento dos íons sódio na membrana das células nervosas.[16] Já a vitamina B6 é coenzima no metabolismo de carboidratos e proteínas, o que inclui o triptofano, aminoácido precursor de serotonina.[11]

O ácido fólico (vitamina B9) tem participação na síntese de serotonina e na preservação da memória durante o envelhecimento. A deficiência dessa vitamina impede a síntese de tetraidrobiopterina (BH4), que indiretamente afetaria a síntese de serotonina e outras monoaminas.[17] Trabalhos testaram suplementação de ácido fólico em doses variadas em pacientes com depressão, concomitantemente ao uso de antidepressivos, e obtiveram resultados positivos em relação a sintomas

Quadro 1 Nutrientes, sua respectiva ação no sistema nervoso central e alimentos-fonte

Nutriente	Ação no sistema nervoso central	Fonte
Vitamina B1 (tiamina)	Participa da produção da bainha de mielina e do deslocamento dos íons sódio na membrana das células nervosas[18]	Carnes magras, vísceras, gema de ovo e grãos integrais
Vitamina B6 (piridoxina)	Contribui para o metabolismo do triptofano, aminoácido precursor de serotonina[18]	Germe de trigo, cereais integrais, leveduras e vísceras
Vitamina B12 (cianocobalamina)	Auxilia na produção de neurotransmissores como dopamina, noradrenalina e serotonina[21]	Apenas em alimentos de fonte animal: carne, leite e ovos
Ácido fólico	Síntese de serotonina e na preservação da memória durante o envelhecimento[17]	Feijão, vísceras, vegetais de folha escura
Vitamina D	Neurogênese, neuroplasticidade, *turnover* e síntese de neurotransmissores, como o sistema do ácido gama-aminobutírico (GABA)[24-26]	Exposição ao sol
Ferro	Deficiência leva à anemia ferropriva, cujos sintomas incluem depressão[31]	Carnes vermelhas e vísceras. Obs.: vegetais escuros e feijão são ricos em ferro, mas não apresentam boa disponibilidade
Zinco	Cofator da síntese de neurotransmissores, especialmente GABA. Ele está presente em regiões cerebrais atuantes nas emoções, memória e funções cognitivas[11]	Carnes bovina, de frango, peixe, frutos do mar, fígado, grãos integrais, oleaginosas, cereais, legumes e tubérculos
Magnésio	Necessário para a conversão de 5-hidroxitriptofano (5-HTP) em serotonina[42]	Hortaliças, frutos do mar, castanhas, cereais e produtos lácteos
Ômega-3	Envolvido indiretamente na síntese de serotonina e dopamina, que são neurotransmissores importantes[51]	Peixes de água fria (salmão, atum, sardinha), oleaginosas, sementes (chia e linhaça), óleos vegetais
Probióticos	Modulam o intestino e sua resposta inflamatória, e, consequentemente, a função e o comportamento cerebral[64]	Iogurtes, kefir, kombucha, leite fermentado
Prebióticos	Modulam o intestino e sua resposta inflamatória e, consequentemente, a função e o comportamento cerebral[64]	Cebola, alcachofra e cereais integrais, amido resistente (biomassa de banana-verde)

depressivos.[16,18] Em pacientes com transtorno bipolar do humor (TBH), o ácido fólico parece diminuir sintomas de mania.[19]

Já a vitamina B12 (cobalamina) é importante na eritropoiese e no bom funcionamento da função neurológica e síntese de DNA.[20] Além disso, as vitaminas B6, B12 e ácido fólico são indispensáveis para a conversão da homocisteína em metionina, uma precursora de S-adenosilmetionina (SAMe), que participa da produção de neurotransmissores envolvidos na fisiopatologia da depressão, como dopamina, noradrenalina e serotonina.[21] Isso significa que tanto baixos níveis de vitamina B12 e ácido fólico quanto altos níveis de homocisteína poderiam ser indicadores de depressão.[22] Assim, alguns autores consideram interessante a suplementação de vitaminas do complexo B a fim de melhorar a ação de inibidores seletivos de receptação serotoninérgica (ISRS).[11]

Porém, é importante lembrar que por conta das diferentes funções, os prejuízos da deficiência de **vitaminas do complexo B** podem variar conforme a hipovitaminose específica.

VITAMINA D

Há muito tempo a deficiência de **vitamina D** chama a atenção dos psiquiatras e neurologistas em relação à piora cognitiva e de desempenho em idosos.[23] Foram então identificados vários receptores do nutriente em áreas do sistema límbico, córtex pré-frontal, cerebelo, hipocampo e substância negra, que sinalizariam a importância do nutriente para o bom funcionamento da neurogênese, neuroplasticidade e *turnover* de neurotransmissores.[24,25] Rica em potenciais neuroendócrinos capazes de influenciar no humor, a vitamina D atua na síntese de neurotransmissores, como o sistema do ácido gama-aminobutírico (GABA) e também no aumento de expressão de genes que codificam a produção da enzima tirosina hidroxilase, que converte tirosina em dopamina e noreprinefrina.[26] A verdade é que muitas vitaminas e minerais otimizam a produção e neurotransmissores, além de possuir ação antioxidante, entre elas, a vitamina D.[11] Talvez por isso foram encontrados níveis séricos de superóxido desmutase (SOD), glutadiona redutase e glutadiona peroxidase (todos marcadores do estresse oxidativo) muito altos em pacientes com depressão e TBH.[27,28]

Alguns trabalhos de suplementação de vitamina D em pacientes com depressão tiveram resultados positivos, sempre com doses variadas.[20,24,29,30] Entretanto, no caso do TBH a suplementação não promoveu melhora significativa em relação ao placebo,[26] ou seja, não houve diferença no humor no tempo zero e final da pesquisa, nem alteração dos níveis séricos e vitamina D, apesar de serem todos os pacientes deficientes nesse nutriente.

FERRO

Outro nutriente que exerce papel na saúde mental é o **ferro**. Sua deficiência leva à anemia ferropriva, cujos sintomas incluem depressão. Mas estágios subclínicos de depleção de ferro também podem afetar adversamente o cérebro e a saúde mental.[31] Num trabalho realizado com 70 puérperas e suplementação diária de 50 mg de ferro, houve melhora dos sintomas de depressão pós-parto em relação ao placebo, mesmo sem estarem usando antidepressivos. Sabe-se que gestantes e lactantes são grupo de risco para a deficiência de ferro e a suplementação é normalmente sugerida pela Organização Mundial da Saúde[32] – mas em doses menores que as usadas nesse trabalho, que suplementou bem mais do que o *uber level* (UL) de recomendação segura.[33] Ao avaliarem a história pregressa de 1.000 indivíduos, Hidese et al.[34] viram associação positiva entre deficiência de ferro e depressão.

ZINCO

O zinco, além do potencial antioxidante, age como cofator da síntese de neurotransmissores, especialmente GABA, desempenhando assim papel nos processos bioquímicos para manutenção da função neuropsiquiátrica. Está presente na Amígdala, Hipocampo e Córtex, regiões cerebrais envolvidas com as emoções, memória e funções cognitivas.[11] Por ser um modulador do funcionamento do sistema nervoso central, a deficiência de zinco tem relação com apatia, falta de concentração e depressão.[35] Sua ação antidepressiva foi descrita na década de 1980.[36] Alterações na homeostase de zinco associam-se com epilepsia, doença de Alzheimer e perda da acuidade para cheiro e gosto.[35] Em indivíduos com depressão, os níveis sanguíneos de zinco costumam estar diminuídos em até 22%.[37]

O zinco é um dos micronutrientes relacionados à saúde mental mais estudados pela literatura científica, apesar de que sua causalidade na depressão e ansiedade ainda não está bem estabelecida pois envolve vários processos: endocrinológicos, neurológicos, inflamatório e estresse oxidativo.[13] Apesar de a suplementação de zinco ser um coadjuvante importante ao uso de antidepressivos, sua eficácia na prevenção de transtornos psiquiátricos não tem muitas evidências.

A eficácia da suplementação de zinco foi comprovada nos referidos trabalhos sempre utilizando 25 mg do nutriente, associado a diversos tipos de antidepressivos. Apesar de a recomendação populacional de zinco ser 8 mg para homens e 11 mg para mulheres,[33] seu limite de suplementação segura é de 40 mg diários.[38] Mesmo assim, para evitar irritação gástrica, deve ser ingerido sempre com alimentos.[27]

MAGNÉSIO

A relação entre **magnésio** e depressão foi descrita na literatura pela primeira vez em 1921,[39] e desde então a suplementação desse mineral vem sendo testada no tratamento de transtornos do humor em modelos experimentais e também em humanos.[40] A deficiência de magnésio pode levar à letargia, irritabilidade, insônia, vulnerabilidade ao estresse e perda de apetite,[41] além de efeitos negativos sobre o humor. O magnésio é um elemento necessário para a conversão de 5-hidroxitriptofano (5-HTP) em serotonina, sendo a deficiência do mineral um dos fatores limitantes para a produção do neurotransmissor, o que o faz estar diretamente relacionado ao humor e à fisiopatologia da depressão.[42] O baixo consumo de magnésio é também associado ao aumento de marcadores inflamatórios, como a proteína C-reativa,[42,43] além de agir como bloqueador natural do receptor N-Metil-D-Aspartato (NMDA).[40] Recentemente, um estudo finlandês avaliou o consumo de magnésio e o risco de depressão em homens adultos, com idade entre 42 e 61 anos, ao longo de 20 anos. Os resultados sugerem que o consumo adequado de magnésio pode ter papel protetor contra o desenvolvimento da doença.[42,43] Como coadjuvante de tratamento para a depressão, estudos mostraram que doses de 250 mg de magnésio podem ter resultados positivos para a diminuição de sintomas depressivos.[44,45]

Em razão de seu papel na produção de serotonina, o magnésio pode auxiliar também na redução dos sintomas de mania no TBH, sobretudo no de ciclagem rápida.[46] Outros autores observaram ainda redução de sintomas de esquizofrenia.[47] A recomendação diária de magnésio é de 400-420 mg para homens e de 320 mg para mulheres,[38] porém estudos mostraram que a suplementação diária de 200 a 400 mg do nutriente foi efetiva na melhora de transtornos psiquiátricos, apesar de doses acima de 350 mg/dia poderem ocasionar diarreia em alguns pacientes.[48]

ÁCIDOS GRAXOS POLI-INSATURADOS (PUFAS)

Os ácidos graxos poli-insaturados (PUFAs) participam da sinalização imunoinflamatória e por isso estão diretamente ligados à função cerebral. Eles podem ser classificados em dois grupos principais: ômega-6 e ômega-3. Ambos competem entre si pela incorporação nas membranas fosfolipídicas, e por isso a importância da presença equilibrada entre ômega-6 e ômega-3. Os PUFAs podem ser sintetizados no fígado, porém sua conversão biológica é um processo relativamente lento e ineficiente, o que faz da dieta sua principal fonte.[49,50]

A deficiência alimentar de PUFAs do tipo ômega-3 parece estar associada a um risco elevado de desenvolver vários transtornos mentais, incluindo depressão, demência, esquizofrenia, transtorno bipolar e transtorno de déficit de atenção/

hiperatividade (TDHA).[49] Os ácidos graxos ômega-3 estão envolvidos indiretamente na síntese de serotonina e dopamina, que são neurotransmissores importantes, moduladores do humor. Além disso, alguns relatórios afirmam que os ômega-3 podem exercer um efeito benéfico na concentração e hiper-reatividade em crianças com distúrbios da coordenação do desenvolvimento.[51]

A suplementação com ômega-3 (EPA +DHA) junto com o uso de antidepressivos pode ter efeito modulador na interação neuronal membrana-antidepressivo ou nas vias inflamatórias dos PUFAs; além disso, o ômega-3 pode interferir no transporte de antidepressivos através da barreira hematoencefálica e influenciar a glicoproteína-p, envolvida no processo de absorção, distribuição, metabolismo e excreção de diferentes fármacos; é possível observar que o ômega-3 (na forma de EPA) possui um papel complementar ao antidepressivo, a sua associação aumenta a resposta do fármaco.[50,52]

Foi verificado que a suplementação de uma dosagem maior de ácido eicosapentaenoico (EPA) (EPA ≥ 60%) em relação ao ácido docosa-hexaenoico (DHA) pode ser mais eficiente em pacientes diagnosticados com depressão. Não se sabe se essa eficácia ocorre pela combinação de EPA + DHA ou somente pela atuação do EPA isolado, porém doses maiores de EPA reduzem a inflamação crônica presente na depressão e podem estar relacionadas ao aumento da capacidade de transmissão de dopamina e serotonina.[53]

Os PUFAs parecem ter influência também na diminuição de doenças neurodegenerativas. Uma de suas principais fontes são os peixes e trabalhos mostraram que o consumo desse alimento pelo menos uma vez por semana parece reduzir em 34% a demência e 31% a doença de Alzheimer.[54] Um estudo de coorte prospectivo com 6.158 participantes de 65 anos ou mais verificou que o consumo de peixe estava associado a uma diminuição do declínio cognitivo relacionado à idade.[55] Ou seja, a doença de Alzheimer era 60% menos comum entre indivíduos com uma ingestão diária de aproximadamente 60 mg de ômega-3-DHA (ou pelo menos uma refeição de peixe por semana) do que entre aqueles que consumiam quantidades muito baixas de peixe. Resultados semelhantes foram encontrados no Japão, onde o consumo de peixe é tradicionalmente maior do que no Ocidente.[49] A Tabela 1 apresenta a dosagem diária sugerida de consumo de ômega-3.

Tabela 1 Dosagem diária sugerida de consumo de ômega-3

Ácido graxo	Quantidade indicada	Indicação	Referência
Ômega-3 (EPA+DHA)	500 mg/dia-1 g/dia	Consumo regular	51
Ômega-3 (EPA+ DHA)	600 mg-2 g/dia	Depressão	49

PROBIÓTICOS

Evidências recentes sugerem o papel do microbioma intestinal como elo fundamental entre o intestino e o cérebro. Os estudos apontam que essa interação acontece desde o ambiente pré-natal, tendo influência no risco de transtornos psiquiátricos ao longo da vida.[56,57] Além disso, a microbiota intestinal é apontada como um ator-chave nas respostas ao estresse e aos distúrbios afetivos, incluindo ansiedade, depressão e cognição de funções cerebrais.[57]

Sabe-se que a dieta é um modulador essencial da microbiota intestinal e por isso mais da metade da variação na microbiota intestinal pode ser explicada por mudanças na alimentação. O consumo de grãos integrais, frutas, legumes e verduras possui uma relação positiva na composição microbiana, na síntese de metabólitos anti-inflamatórios e na saúde do hospedeiro, enquanto as dietas ricas em gordura parecem desencadear disbiose microbiana, permeabilidade intestinal ("intestino permeável") e inflamação com perturbações comportamentais independentes da obesidade.[58] Todas essas alterações na alimentação podem interferir também na permeabilidade intestinal, permitindo assim que lipopolissacarídeos derivados de bactérias promovam uma inflamação sistêmica.[59] Por outro lado, a alteração permanente na composição ou função da microbiota pode alterar a sensibilidade visceral, a motilidade intestinal e a permeabilidade, além de alterar a resposta imune, promovendo um estado pró-inflamatório.[60] O desequilíbrio entre microrganismos benéficos e maléficos no intestino é chamado de disbiose. O desequilíbrio pode ocorrer por mudanças qualitativas e quantitativas na microbiota, mudanças na atividade metabólica ou mudanças em sua distribuição no trato digestório.[61]

Para manter o equilíbrio da microbiota intestinal, são necessários probióticos e prebióticos, que podem ser obtidos pela alimentação ou suplementação. Probióticos são microrganismos vivos que, quando administrados em quantidades adequadas, conferem um benefício à saúde intestinal do hospedeiro, e prebióticos são ingredientes não digeríveis que alteram beneficamente o hospedeiro por estimular o crescimento e/ou atividade das bactérias no cólon.[60,62] Os prebióticos mais estudados são os fruto-oligossacarídeos (FOS) e os galacto-oligossacarídeos (GOS) que estimulam favoravelmente o crescimento de bifidobactérias e lactobacilos.[63] Com base no conceito de que a ingestão de prebióticos e probióticos em adultos pode modular o intestino e, consequentemente, a função e o comportamento cerebral, foi cunhado o termo psicobióticos.[64]

E assim, muitos trabalhos começaram a ser feitos estudando saúde mental e lactobacilos (probióticos). Um deles, com trabalho duplo cego randomizado, relatou redução de angústia (nível de ansiedade e depressão) e cortisol na urina de 24 horas em mulheres saudáveis, após administração por 30 dias de uma fórmula de probiótico contendo *Lactobacillus helveticus* e *Bifidobacterium longum*.[65] Outro estudo relatou diminuição significativa dos sintomas de ansiedade em 39 pacientes com síndrome de fadiga crônica após dois meses de terapia com *Lactobacillus casei*.[66] Da mesma forma, um estudo com 23 mulheres saudáveis consumidoras de leite fermentado (contendo *Bifidobacterium animalis*, *Streptococcus thermophilus*, *Lactobacillus bulgaricus* e *Lactococcus lactis*) relatou efeitos significativos na atividade cerebral em áreas que controlam processamento de emoções e sensações.[67]

Pensando nisso, alguns suplementos alimentares têm sido frequentemente utilizados para melhorar o aporte de psicobiotrópicos. O Quadro 2 apresenta uma lista deles.

Quadro 2 Psicoprobióticos estudados para prevenir ou ajudar no tratamento de doenças mentais

Patologia	Microbiota intestinal	Cepa de psicobiótico
Ansiedade	*Lactobacillus* spp	*L. fermentum* NS9, *Lactobacillus casei Shirota* *L. rhamnosus* JB-1 *L. helveticus* ROO52
	Bifidobacterium spp	*B. breve* 1205 *B. infantis B. longum* 1714 *B. longum* NCC3001 *B. longum* R0175
Depressão	*Lactobacillus* spp	*L. acidophilus* *L. acidophilus* W37 *L. brevis* W63 *L. casei* *L. casei Shirota* *L. casei* W56 *L. gasseri* OLL 2809 *L. helveticus* NS8
	Lactococcus	*L. lactis* W19 *L. lactis* W58
	Bifidobacterium spp	*B. infantis* *B. bifidum* *B. bifidum* W23 *B. lactis* W52 *B. longum* R0175
Estresse	*Lactobacillus* spp	*L. casei Shirota* *L. helveticus* *L. helveticus* R0052 *L. plantarum* PS128 *L. rhamnosus*
	Bifidobacterium spp	*B. infantis* *B. longum* R0175

Fonte: Adaptado de Parmar, 2016.[68]

SUPLEMENTAR OU NÃO SUPLEMENTAR

A questão é: suplementar ou não o paciente psiquiátrico? Vamos lembrar que a conduta escolhida deve honrar o Código de Ética[69] atual do Conselho Federal de Nutrição, que diz: "O nutricionista, no exercício pleno de suas atribuições, deve atuar nos cuidados relativos à alimentação e nutrição voltados à promoção e proteção da saúde, prevenção, diagnóstico nutricional e tratamento de agravos, como parte do atendimento integral ao indivíduo e à coletividade, utilizando todos os recursos disponíveis ao seu alcance, tendo o alimento e a comensalidade como referência". Paralelamente, o nutricionista deve desempenhar suas atribuições respeitando a vida, a singularidade e pluralidade, as dimensões culturais e religiosas, de gênero, de classe social, raça e etnia, a liberdade e diversidade das práticas alimentares, de forma dialógica, sem discriminação de qualquer natureza em suas relações profissionais.[70] Dessa forma, para ter a melhor conduta, o nutricionista deve discutir dados laboratoriais, clínicos e antropométricos com a equipe multidisciplinar vigente, e avaliar a necessidade eminente ou não de fazer uso de suplementação. Não havendo necessidade urgente de suplementação, o paciente deve obter seus nutrientes via alimentação, uma vez que a biodisponibilidade e a potência dos nutrientes encontrados na matriz alimentar são muito diferentes daquelas oriundas de suplementação. E na verdade, se responsabilizar pela sua nutrição e ser capaz de realizá-la pode ser algo a ser usado pela equipe como sinal de melhora nesse paciente. Mas, às vezes, para que isso seja possível, o paciente necessita de uma ajuda da suplementação para que haja uma melhora do quadro e, assim, consiga se alimentar adequadamente.

Vamos exemplificar com uma paciente diagnosticada com depressão. Sem interesse pelas atividades cotidianas, inapetência, desorganização, autoestima e confiança reduzidas. Seus exames clínicos demonstram anemia ferropriva, deficiência de vitamina B12 e ácido fólico. Traz queixas de intensa perda de cabelo, irritabilidade e muito sono ao longo do dia. Mora sozinha e se alimenta de forma irregular pois não possui vontade para cozinhar e preparar sua comida. Dessa forma, consome basicamente alimentos processados ou *fast-food*. Assim, para que tenha condições de melhorar sua resposta cognitivo-comportamental, faz-se necessário corrigir suas deficiências nutricionais com a introdução de ferro, ácido fólico e vitamina B12 até o momento em que a medicação psiquiátrica comece a fazer efeito e ela possa retomar suas atividades cotidianas, o que inclui uma alimentação saudável.

É importante salientar que, mesmo medicado, nem sempre o paciente estará apto para seguir as orientações alimentares. Assim, ao se deparar muitas vezes com pacientes desmotivados em função de sua doença psiquiátrica, o profissional vai precisar de habilidades para fazer com que o paciente retome hábitos que repercutam positivamente em sua saúde e que muitas vezes possam auxiliá-lo a sair da desorganização de vida que se encontra por falta de horários, mudanças no sono e desmotivação com autocuidado.

Passada a fase aguda da doença, o objetivo do acompanhamento nutricional é dar ferramentas para a paciente preparar suas refeições, como uma forma de autocuidado e comprometimento com a sua saúde. Cabe também ao nutricionista resgatar sensações como prazer e apetite que a alimentação pode dar. A essa altura, a suplementação já pode ser retirada.

É importante também lembrar que a nutrição comportamental é hoje a linha mais seguida dentro da psiquiatria. Isso significa sair do contexto atual onde ocorre a medicalização da alimentação, ou seja, se preocupar mais com nutrientes do que com a própria alimentação e privilegiar se preocupar mais com "o que" e "por que" o paciente come, e a relação entre seus sentimentos e valores dos alimentos consumidos.[71] O intuito é que o paciente aprenda a mudar seu relacionamento com o alimento e comportamento alimentar, podendo fazer suas próprias escolhas alimentares como forma de promover sua saúde.

Afinal, cabe ao nutricionista estimular o paciente a fazer suas próprias escolhas alimentares, respeitando sua cultura, hábitos familiares e gostos pessoais,[72] além de considerar os valores que determinam o comer, seus sentimentos e pensamentos.

REFERÊNCIAS BIBLIOGRÁFICAS

1. Popkin BM. An overview on the nutrition transition and its health implications: The Bellagio meeting. Public health Nutr. 2002;5(1A):93-103.
2. Jaime PC, Delmue DCC, Campello T, Silva DO, Santos LMP. Um olhar sobre a agenda de alimentação e nutrição nos trinta anos do Sistema Único de Saúde. Ciênc Saúde Coletiva. 2017;22(7):2257-66.
3. Pot GK, Almoosawi S, Stephen S. Meal irregularity and cardiometabolic consequences: Results from observational and intervention studies. Proc Nutr Soc. 2016;75(4):475-86.
4. Musaiger AO, Al-Hazzaa HM. Prevalence and risk factors associated with nutrition-related noncommunicable diseases in the Eastern Mediterranean region. Int J Gen Med. 2012;5:199-217.
5. Berge JM, Wall M, Hsueh TF, Fulkerson JA, Larson N, Neumark-Sztainer D. Protective Role of Family Meals for Youth Obesity: 10-Year Longitudinal Associations. J Pediatr. 2015;166:296-30.
6. Sarris J, Logan AC, Akbaraly TN, Amminger P, Balanzá-Martinez V, Freeman MP, et al. Nutritional medicine as mainstream in psychiatry. The Lancet Psychiatry. 2015;2(3):271-174.
7. Davidson KM, Lung Y, Lin SL, Tong H, Kobayashi KM, Fuller-Thomson E. Depression in middle and other adulthood: the role of immigration, nutrition, and other determinants of health in the Canadian longitudinal study on aging. Psychiatry. 2019;19(1):329.
8. Jacka FN, Sacks G, Berk M, Allender S. Food policies for physical and mental health. BMC Psychiatry. 2014;14:132.
9. Berk M, Williams LJ, Jacka FN, O'Neil A, Pasaco JA, Moylan S, et al. So depression is an inflammatory disease, but where does the inflammation come from? BMC Med. 2013;11:200.

10. Logan AC, Jacka FN. Nutritional psychiatry research: an emerging discipline and its intersection with global urbanization, enviromental challenges and the evolutionary mismatch. J Physiol Anthropol. 2014;33:22.
11. Sarris J, Logan AC, Akbaraly TN, Amminger P, Balanzá-Martinez V, Freeman MP, et al. Nutritional medicine as mainstream in psychiatry. The Lancet. 2015.
12. Sarris J. Clinical use of nutraceuticals in the adjunctive treatment of depression in mood disorders. Australas Psychiatry. 2017;25(4):369-72.
13. Bajpai A, Verma AK, Srivastava M, Srivastava R. Oxidative stress and major depression. J Clin Diagn Res. 2014;8:CC04-CC07.
14. Nakamura M, Miura A, Nagahata T, Shibata Y, Okada E, Ojima T. Low zinc, cooper and manganese intake is associated with depression and anxiety symptoms in the Japanese working population: Findings from the eating habit and wellbeing study. Nutrients. 2019;11(4):pii E847.
15. Dinan TG, Quigley EM. Probiotics in the treatment of depression: Science or science fiction? Austral New Zealand J Psychiatry. 2011;45:1023-5.
16. Adan RHA, Beek EM, Buitelaar JK, Cryan JF, Hebebrand J, Higgs S, et al. Nutritional psychiatry: Towards improving mental health by what you eat. Europ Neuropsychopharmacol. 2019;12(29):1321-32.
17. Resler G, Lavie R, Campos J, Mata S, Urbina M, García A, et al. Effect of folic acid combined with fluoxetine in patients with major depression on plasma homocysteine and vitamin B12, and serotonin levels in lymphocytes. Neuroimmunomodulation. 2008;15(3):145-52.
18. Bedson E, Bell D, Carr D, Carter B, Hughes D, Jorgensen A. Folate Augmentation of Treatment--Evaluation for Depression (FolATED): randomised trial and economic evaluation. Health Technol Assess. 2014;18(48):vii-viii.
19. Venkatasubramanian R, Kumar CN, Pandey RS. A randomized double-blind comparison of fluoxetine augmentation by high and low dosage folic acid in patients with depressive episodes. J Affective Disord. 2013;150(2):644-8.
20. Behzadi AH, Omrani Z, Chalian M, Asadi S, Ghadiri M. Folic acid efficacy as an alternative drug added to sodium valproate in the treatment of acute phase of mania in bipolar disorder: A double-blind randomized controlled trial. Acta Psychiatrica Scandinavica. 2009;120(6):441-5.
21. Sepehrmanesh Z, Omidi A, Gholampoor N. Acid Folic Supplementation in Major Depressive Disorder Treatment: A Double-Blind Randomized Clinical Trial. Iranian Red Crescent Med J. 2017;19(2):e33243.
22. de Koning EJ, van der Zwaluw NL, van Wijngaarden JP, Sohl E, Brouwer-Brolsma EM, van Marwijk HW, et al. Effects of two-year vitamin B12 and folic acid supplementation on depressive symptoms and quality of life in older adults with elevated homocysteine concentrations: Additional results from the B-Proof study, an RCT. Nutrients. 2016;8(11):748.
23. Gougeon L, Payette H, Morais JA, Gaudreau P, Shatenstein B, Gray-Donald K. Intakes of folate, vitamin B 6 and B 12 and risk of depression in community-dwelling older adults: the Quebec Longitudinal Study on Nutrition and Aging. Eur J Clin Nutr. 2016;70(3):380-5.
24. Azzam E, Elsabbagh N, Elgayar N, Ypunan D. Relation between vitamin D and geriatric syndrome. Clin Nutr ESPEN. 2020;35:123-7.
25. Mozaffari-Khosravi H, Nabizade L, Yassini-Ardakani SM, Hadinedoushan H, Barzegar K. The effect of 2 different single injections of high dose of vitamin D on improving the depression in depressed patients with vitamin D deficiency: a randomized clinical trial. J Clin Psychopharmacology. 2013;33(3):378-85.
26. Kasatkina LA, Tarasenko AS, Krupko OO, Kuchmerovska TM, Lisakovska OO, Trikash IO. Vitamin D Deficiency induces the excitation/inhibition brain inbalance and the proinflamamatory shift. Int J Biochem Cell Biol. 2020;119.

27. Marsh WK, Penny JL, Rothschild AJ. Vitamin D supplementation in bipolar depression: A double blind placebo controlled trial. Journal of Psychiatric Res. 2017;95:48-53.
28. Du J, Zhu M, Bao H, Li B, Dong Y, Xiao C, et al. The role of nutrients in protecting mitochondrial function and neurotransmitter signaling: Implications for the treatment of depression, PTSD, and suicidal behaviors. Critical Reviews in Food Science and Nutrition. 2016;56(15):2560-78.
29. Aspell N, Lawlor B, O'Sullivan M. Is there a role for vitamin D in supporting cognitive function age? Proc Nutr Soc. 2018;77(2):124-34.
30. Khoraminya N, Tehrani-Doost M, Jazayeri S, Hosseini A, Djazayery A. Therapeutic effects of vitamin D as adjunctive therapy to fluoxetine in patients with major depressive disorder. Australian and New Zealand Journal of Psychiatry. 2013;47(3):271-5.
31. Vafa M, Azizi-Soleiman F, Kazemi SM, Salehi M, Zaeri F, AbiriB, et al. Comparing the effectiveness of vitamin D plus iron vs vitamin D on depression scores inanemic females: randomized triple-masked trial. Med J Islam Repub Iran. 2019;3:33-64.
32. Sheikh M, Hantoushzadeh S, Shariat M, Farahani Z, Ebrahiminasab O. The efficacy of early iron supplementation on postpartum depression, a randomized double-blind placebo-controlled trial. European Journal of Nutrition. 2017;56(2):901-8.
33. Diretriz OMS. Suplementação diária de ferro e ácido fólico em gestantes. Genebra: Organização Mundial da Saúde; 2013. Recuperado de: http://189.28.128.100/dab/docs/portaldab/documentos/guia_gestantes.pdf.
34. Institute of Medicine (IOM). Dietary references intake: use in dietary assessment. Food and nutrition Board. Washington, DC: National Academy Press; 2000.
35. Hidese S, Sato K, Asano S, Kunugi H. Association between iron-deficiencyanemia and depression: a web-based Japanese investigation. Psychiatry Clinical Neurosciences. 2018;72:513-21.
36. Ranjbar E, Kasaei MS, Mohammad-Shirazi M, Nasrollahzadeh J, Rashidkhani B, Shams J, et al. Effects of zinc supplementation in patients with major depression: a randomized clinical trial. Iranian J Psychiatry. 2013.8(2):73-9.
37. Hansen CR, Malecha M, Mackenzie TB, Kroll J. Copper and zinc deficiencies in association with depression and neurological findings. Biol Psychiatry. 1983;18(3):395-401.
38. Amani R, Saeidi S, Nazari Z, Nematpour S. Correlation between dietary zinc intakes and its serum levels with depression scales in young females students. Biol Trace Elem Res. 2010;137(2):150-8.
39. Diretriz OMS. Suplementação diária de ferro e ácido fólico em gestantes. Genebra: Organização Mundial da Saúde; 2013. Recuperado de: http://189.28.128.100/dab/docs/portaldab/documentos/guia_gestantes.pdf.
40. Weston PG, Howard MQ. The determination of sodium, potassium, calcium and magnesium in the blood and spinal fluid of patients suffering from manicdepressive insanity. Archives NeuroPsy. 1922;8(2):179-83.
41. Mehdi S, Atlas SE, Qadir S, Musselman D, Goldberg S, Woolger JM, et al. Double-blind, randomized crossover study of intravenous infusion of magnesium sulfate versus 5% dextrose on depressive symptoms in adults with treatment-resistant depression. Psychiatry Clin Neurosciences. 2017;71(3):204-11.
42. Schimatschek HF, Rempis R. Prevalence of hypomagnesemia in an unselected German population of 16,000 individuals. Magnesium Res. 2001;14(4):283-90.
43. Wang J, Um P, Dickerman BA, Liu J. Zinc, magnesium, selenium and depression: A review of the evidence, potential mechanisms and implications. Nutrients. 2018;10(5):pii E584.
44. Yary T, Lehto SM, Tolmunen T, Tuomainen TP, Kauhanen J, Voutilainen S, et al. Dietary magnesium intake and the incidence of depression: A 20-year follow-up study. J Affective Disord. 2016;193:94-8.

45. Rajizadeh A, Mozaffari-Khosravi H, Yassini-Ardakani M, Dehghani A. Effect of magnesium supplementation on depression status in depressed patients with magnesium deficiency: A randomized, double-blind, placebo-controlled trial. Nutrition. 2017;35:56-60.
46. Tarleton EK, Littenberg B, MacLean CD, Kennedy AG, Dale, C. Role of magnesium supplementation in the treatment of depression: A randomized clinical trial. PloS One. 2017;12(6):e0180067.
47. Sylvia LG, Peters AT, Deckersbach T, Nierenberg AA. Nutrient-based therapies for bipolar disorder: A systematic review. Psychotherapy Psychosomatics. 2013;82(1):10-9.
48. Woodward G, Wan JCM, Viswanath K, Zaman R. Serum vitamin D and magnesium levels in a psychiatry cohort. Psychiatr Danub. 2019;3:221-6.
49. Facchinetti F, Borella P, Sances G, Fioroni L, Nappi RE, Genazzani AR. Oral magnesium successfully relieves premenstrual mood changes. Obstet Gynecol. 1991;78(2):177-81.
50. Lange KW. Omega-3 fatty acids and mental health. Global Health Journal. 2020:1-13.
51. Mocking RJT, Harmsen I, Assies J, Koeter MWJ, Ruhé HG, Svhene AH. Meta-analysis and meta-regression of omega-3 polyunsaturated fatty acid supplementation for major depressive disorder. Translational Psychiatry. 2016;3(6):1-6.
52. Wiktorowska-Owczarek A, Berezinska M, Nowak J. PUFAs: Structures, metabolism and functions. Advances Clin Exp Medicine. 2015;24(6):931-41.
53. Assis J, Mocking RJT, Lok A, Ruhé HG, Pouwer F, Schene AH. Effects of oxidative stress on fatty acid and one-carbon metabolism in psychiatric and cardiovascular disease comorbidity. Acta Psychiatr Scand. 2014;130(3):163-80.
54. Liao Y, Xie B, Zhang H, He Q, Guo L, Subramaniapillai M, et al. Efficacy of omega-3 PUFAs in depression: A meta-analysis. Translational Psychiatry. 2019;9(1):9.
55. Barberger-Gateau P, Letenneur L, Deschamps V, Pérès K, Dartigues JF, Renaud S. Fish, meat, and risk of dementia: cohort stud. BMJ. 2002;325:932-3.
56. Morris CM, Evans AD, Tangney CC, Bienias LJ, Wilson SR. Fish consumption and cognitive decline with age in a large community study. Arch Neurol. 2005;(62):1849-53.
57. Clarke G, Grenham S, Scully P, Fitzgerald P, Moloney RD, Shanahan F, et al. The microbiome-gutbrain axis during early life regulates the hippocampal serotonergic system in a sex-dependent manner. Mol Psychiatry. 2013;(18):666-73.
58. Bastiaanssen TFS, Cowan CSM, Claesson MJ, Dinan TG, Cryan JF. Making Sense of… the Microbiome in Psychiatry. Int J Neuropsychopharmacol. 2018;22(1):37-52.
59. Jacka FN. Nutritional Psychiatry: Where to Next?. Ebiomedicine. 2017;17:24-9.
60. Marx W, Moseley G, Berk M, Jacka FN. Nutritional psychiatry: The present state of the evidence. Proceedings Nutrition Society. 2017;76(4):427-36.
61. Passos FCM, Filho MPJ. Intestinal microbiota in digestive diseases. Arq Gastroenterol. 2017;3(54):255-62.
62. Davidson P, Carvalho G. Ecologia e disbiose intestinal. In: Paschoal V, Naves A, Fonseca ABBL. Nutrição clínica funcional: dos princípios à prática clínica. São Paulo: Metha; 2008. p. 142-69.
63. Santos LF, Ferreira AM, Pires AE, Oliveira SF, Silvia GFC, Vieira BR. Análise das patentes de tecnologias relacionadas aos probióticos, prebióticos e simbióticos no Brasil. Braz J Food Technol. 2014;3(17):252-8.
64. Bermðdez-Humarán GL, Salinas E, Ortiz GG, Ramirez-Jirano JL, Morales A, Bitzer-Quintero OK. From probiotics to psychobiotics: Live beneficial bacteria which act on the brain-gut axis. Nutrients. 2019;11(4):1-22.
65. Osadchiy V, Martin CR, Mayer EA. The gut-brain axis and the microbiome: Mechanisms and clinical implications. Cl Gastroenterology Hepatology. 2019;17(2):322-32.

66. Messaoudi M, Lalonde R, Violle N, Javelot H, Desor D, Neidi A, et al. Assessment of psychotropic--like properties of a probiotic formulation (Lactobacillus helveticus R0052 and Bifidobacterium longum R0175) in rats and human subjects. British Journal of Nutrition. 2011;5(105):755-76.
67. Rao AV, Bested AC, Beaulne TM, Katzman MA, Iorio C, Berardi JM, et al. A randomized, double--blind, placebo-controlled pilot study of a probiotic in emotional symptoms of chronic fatigue syndrome. Gut Pathog. 2009;1(1):1-6.
68. Parmar A. Gut–brain axis, psychobiotics, and mental health. Asian J Psychiatry. 2016;22:84-5.
69. Misra S, Mohanty D. Psychobiotics: A new approach for treating mental illness? Critical Rev Food Science Nutrition. 2017;59(8):1230-6.
70. Conselho Federal de Nutrição. Código de ética e de conduta do nutricionista. Resolução CFN n. 599, 25 de fevereiro de 2018.
71. Scrinis G. Nutritionism: The Science and politics of dietary advice. Columbia: University Press; 2013.
72. Ministério de Saúde. Guia alimentar para a população brasileira [Internet]. 2014 [acesso em 1 maio 2020]. Disponível em: https://bvsms.saude.gov.br/bvs/publicacoes/guia_alimentar_populacao_brasileira_2ed.pdf.

12 Eixo intestino-cérebro e alimentação

Marcia Daskal
Marcus Vinicius Lucio dos Santos Quaresma

Mens sana in corpore sano.
Decimus Junius Juvenalis

INTRODUÇÃO

Em 1910, George Porter Phillips[1] observou que os pacientes internados com melancolia frequentemente sofriam também de constipação severa, juntamente com outros sinais do que ele chamou de "entupimento geral dos processos metabólicos" – incluindo unhas quebradiças, cabelos sem viço e pele amarelada. Esses sintomas poderiam ser facilmente atribuídos à depressão, mas e se não fosse a depressão a causa do "entupimento geral"?

Não se cogitava, na época, que a constipação severa pudesse ser o fator desencadeador da melancolia. Contudo, instigado, para verificar se seria possível reduzir os sintomas depressivos tratando o intestino, ele alimentou os pacientes com Kefir* e conseguiu resultados surpreendentes: 11 dos 18 pacientes foram curados completamente e outros dois apresentaram melhora significativa. Seu artigo no *Journal of Mental Science*[2] (hoje *British Journal of Psychiatry*) até hoje é citado em artigos do mundo todo, tendo em vista a importância da descoberta.

Nos últimos anos evidências sobre o papel do eixo intestino-cérebro nas doenças neuropsiquiátricas foram se acumulando.[3] Somente entre 2009 e 2018[4] foram mais de 50 mil artigos publicados sobre microbioma intestinal, dos quais um dos mais citados[5] é sobre o impacto da microbiota intestinal no cérebro e no comportamento. Nele, os autores sugerem que conhecer o conceito eixo intestino-cérebro pode levar ao desenvolvimento de novas terapêuticas para o tratamento de diversas desordens neurológicas e psiquiátricas.

---

* Bebida fermentada caseira à base de leite.

EIXO INTESTINO-CÉREBRO

O conceito de eixo intestino-cérebro se refere à comunicação entre o sistema nervoso central (SNC) e o sistema nervoso entérico. A troca de informações acontece nas duas direções, e o microbioma intestinal interfere nessa comunicação, estabelecendo o que hoje já se chama de eixo intestino-cérebro-microbiota.[3,6]

O trato gastrointestinal é considerado uma central de comunicação entre células do sistema imunológico, neurônios e trilhões de bactérias, fungos, protozoários e vírus. Os microrganismos intestinais podem interferir no SNC, colaborando para seu desenvolvimento normal, bem como influenciando em vias associadas com a memória, ansiedade, respostas ao estresse e a alterações de humor.[3,7,8] Dessa forma, moléculas sinalizadoras produzidas pela microbiota intestinal e também pelas células do intestino (enteroendócrinas) mandam mensagens para o cérebro, instigando funções mentais relacionadas à regulação dos reflexos e aos estados de humor. Os sinais também viajam em sentido contrário, de forma que as emoções ou o estado mental podem afetar o funcionamento intestinal, incluindo motilidade, secreção e funções imunes.[3,9]

A revelação dessas conexões trouxe a perspectiva de que os alimentos podem, de alguma forma, impactar a saúde mental.[9,10] Recentemente começou a explorar-se a possibilidade de modular a comunicação intestino-cérebro alterando a microbiota intestinal por meio da alimentação, em particular, pelo consumo de probióticos e prebióticos, cujo papel seria promover o crescimento de bactérias específicas e potencialmente benéficas.[7] Apesar de a microbiota intestinal ser influenciada por uma gama de fatores, acredita-se que a dieta seja um dos principais fatores modificáveis do eixo intestino-cérebro.[9,10]

MICROBIOTA E SAÚDE MENTAL

As bactérias exercem um papel-chave nas funções cerebrais, regulando a bioquímica do cérebro.[11] Além dos transtornos cognitivos, de comportamento e de humor,[3,6,8,12] a microbiota também pode estar associada a desordens neuropsiquiátricas como depressão, ansiedade, autismo, anorexia, déficit de atenção e hiperatividade (ADHD), esquizofrenia, Alzheimer, Parkinson e abuso de álcool e drogas.[10,13,14]

Alguns dos mecanismos pelos quais as bactérias intestinais se comunicam com o SNC e regulam a neuroquímica do cérebro e o comportamento emocional podem ser:[15,16]

1. Produção de metabólitos microbianos e neurometabólitos

   A microbiota intestinal tem a habilidade de sintetizar ou mimetizar uma variedade de moléculas neuroativas (como acetilcolina, catecolaminas, GABA, histamina, melatonina, serotonina), aproveitando as mesmas vias bioquímicas que o hospedeiro.[10]

2. Estimulação de mediadores imunológicos e inflamatórios

   A microbiota intestinal influencia a geração, a maturação e o funcionamento de inúmeras células imunes, que por sua vez modificam o balanço e a atividade metabólica dos micróbios intestinais. A ativação imunológica favorece o aumento de diversas moléculas com potencial pró e anti-inflamatório. No entanto, dependendo do fator que gatilha a ativação imunológica, a quantidade de citocinas pró-inflamatórias é maior em comparação às anti-inflamatórias, instalando um quadro de inflamação sistêmica que parece colaborar, cronicamente, para o surgimento de morbidades cerebrais, tais como Parkinson e Alzheimer.[17]

   Um desequilíbrio na distribuição e na diversidade das bactérias do intestino (disbiose) aumenta a permeabilidade intestinal e promove o aumento da resposta inflamatória, afetando a função cerebral e o comportamento.[5,8,18-20]

3. Sinalização direta para o cérebro por meio do nervo vago

   Os metabólitos microbianos ativam as fibras do nervo vago no intestino e se conectam com o cérebro. Além de sintetizar neurotransmissores que são capazes de alterar a fisiologia do hospedeiro, os micróbios intestinais também respondem aos neurotransmissores produzidos pelo hospedeiro, que influenciam o crescimento e desenvolvimento bacteriano.

4. Produção de neurotoxinas

   Algumas bactérias intestinais (*Clostridium perfringens*, *Clostridium botulinum*, *Clostridium butyricum*, *Clostridium baratii*, entre outras) são capazes de produzir neurotoxinas, que alcançam o SNC pela circulação sistêmica ou por diferentes vias aferentes, podendo provocar danos neuronais.[21] São muitos os metabólitos bacterianos que impactam significativamente a função neurológica, portanto, intervenções colaboram para o crescimento de bactérias benéficas, afetando positivamente o eixo intestino-cérebro e o funcionamento do SNC, são desejáveis.[8]

Diversos fatores podem afetar a composição e a funcionalidade dos micróbios intestinais, como a genética, a etnia, o tipo de parto, a exposição ambiental a micróbios e toxinas, infecções, uso de medicamentos (inclusive antibióticos e psicotrópicos), doenças crônicas, estresse, exercício físico e, ainda, a restrição aguda ou crônica de sono. Entretanto, a alimentação foi identificada como o principal determinante da composição e das funções da microbiota intestinal e, consequentemente, de seus metabólitos.[3,13,22]

MICROBIOTA E ALIMENTAÇÃO

Diferentes padrões alimentares podem modificar a microbiota intestinal, levando ao equilíbrio na diversidade de bactérias ou ao supercrescimento de organismos potencialmente patogênicos.[8] Em outras palavras, a melhora do padrão alimentar pode ser uma estratégia para atenuar sintomas e reduzir o risco de desenvolvimento de doenças. Entre algumas condutas, acredita-se que aumentar o consumo de fibras alimentares, prebióticos, probióticos, polifenóis e componentes alimentares anti-inflamatórios deve ser considerado quando se trata de saúde mental.[10,11] Assim, padrões alimentares ricos nesses nutrientes e aqueles baseados em vegetais (como a dietas vegetariana, mediterrânea, flexitariana e *plant based*) têm sido orientados como prevenção de possíveis desordens na saúde mental.

Os efeitos da dieta sobre a microbiota intestinal são direcionados pela qualidade e quantidade dos carboidratos e das gorduras ingeridas.[18] Uma dieta com excesso de açúcares e gorduras e reduzida em fibras (carboidratos não digeríveis) está associada com maior risco de desordens psicológicas enquanto um padrão alimentar pobre em gordura saturada e açúcar e rico em fibras associa-se com menor número de sintomas depressivos.[10]

As gorduras alimentares, particularmente as gorduras *trans* e as saturadas, podem aumentar transitoriamente a inflamação intestinal e sistêmica, mesmo em indivíduos saudáveis, o que altera a população microbiana intestinal diminuindo as bactérias comensais e aumentando as bactérias patogênicas.[18] Os ácidos graxos de cadeia curta (AGCC), produzidos pela fermentação das fibras alimentares por bactérias, ajudam a restaurar a integridade da mucosa intestinal, inibem o crescimento de organismos patogênicos e de compostos tóxicos como amônia, aminas e enzimas bacterianas e melhoram a função imune.[22]

Se por um lado a dieta modifica a composição e a função da microbiota intestinal, por outro lado a microbiota intestinal determina o que o indivíduo será capaz de extrair da alimentação, de nutrientes a moléculas bioativas, tais como neurometabólitos, vitaminas e AGCC. Muitas dessas moléculas (como serotonina e GABA) têm funções neuroativas em razão de sua capacidade de modular a sinalização neural no sistema nervoso entérico e consequentemente influenciar o comportamento e o funcionamento cerebral.[8]

AS BACTÉRIAS PODEM INTERFERIR NA ESCOLHA ALIMENTAR?

Acredita-se que as bactérias podem afetar a seleção de alimentos específicos pelo indivíduo, aumentando o desejo de alimentos favoráveis para o seu crescimento e desfavoráveis para o de microrganismos competidores e até mesmo gerando *disforia* até que os alimentos favorecedores sejam ingeridos.[10] Alguns mecanismos são sugeridos:[10]

- aumento da atividade das vias de recompensa e de saciedade;
- aumento da produção toxinas que alteram o humor e podem aumentar o apetite;
- ativação de receptores (incluindo receptores de sabores), consequentemente, afetando o comportamento alimentar;
- alteração de receptores canabinoides e opioides no intestino;
- controle do eixo intestino-cérebro do nervo vago.

Evidentemente, a compreensão desses mecanismos ainda é incerta, uma vez que ativá-los poderia, também, aumentar bactérias patogênicas.[10] Parece, inclusive, que a atuação das bactérias no eixo intestino-cérebro pode ser responsável por alterações no controle do apetite e das funções cerebrais que estariam na origem e na progressão dos transtornos alimentares e do abuso de álcool e outras substâncias.[13,14,23,24] Esses mecanismos ainda precisam ser mais bem elucidados. Contudo, aumentar a diversidade bacteriana intestinal parece ser positivo para limitar a capacidade das bactérias em controlar as escolhas alimentares do hospedeiro.[10] A diversidade das bactérias intestinais está relacionada com a presença e com a variedade de fibras alimentares na dieta; assim, melhorar a qualidade da alimentação colaboraria para aumentar a diversidade das bactérias intestinais.[8,10]

Embora a suplementação com prébioticos e probióticos pareça ganhar destaque, modificações alimentares podem garantir melhorias a curto, médio e, sobretudo, a longo prazo na saúde global do paciente.[3,10,23,25]

Considerando que o principal foco do manejo dietético em doenças psiquiátricas é reduzir a neuroinflamação, modular a resposta ao estresse e minimizar a disbiose, então favorecer o consumo de uma alimentação que seja rica em fitoquímicos e fibras alimentares pode ser uma ferramenta importante para prevenir ou reduzir sintomas psiquiátricos.

COMPONENTES DE INTERESSE NA ESTRATÉGIA NUTRICIONAL

Probióticos

Probióticos são microrganismos vivos que, quando administrados em quantidades adequadas, conferem benefícios à saúde do hospedeiro.[26] Há cada vez mais dados que respaldam a ingestão de probióticos para melhorar significativamente sintomas depressivos e de ansiedade tanto em indivíduos saudáveis como em pacientes com transtornos psiquiátricos, embora seja importante destacar que o controle da dieta em diversos estudos não é feito de forma adequada. Os probióticos, ao melhorar a diversidade bacteriana intestinal, seriam capazes de reduzir a inflamação local e sistêmica, restaurar a função de barreira epitelial e potencialmente aliviar sintomas decorrentes da imunoativação e do aumento da inflamação.[26]

O uso de drogas e de medicamentos psiquiátricos pode alterar a permeabilidade intestinal[3] e o uso de probióticos pode ser uma alternativa interessante para restaurá-la. Alterações na microbiota intestinal provocadas por medicamentos psiquiátricos podem estar relacionadas com ganho de peso, distúrbios metabólicos e neuroinflamação.[3] Além disso, pacientes com depressão podem se encontrar em baixo peso, desnutridos e imunodeprimidos; nesse sentido, a suplementação probiótica tem sido proposta para o reestabelecimento da imunidade, embora, isoladamente, os efeitos imunoprotetores sejam questionáveis. Ainda, sugere-se seu uso em casos nos quais há abuso de laxativos ou de drogas que provoquem diarreia ou constipação, pois alguns probióticos podem melhorar o equilíbrio bacteriano intestinal e, assim, colaborar para o controle da motilidade gastrointestinal.[26]

Acredita-se, embora o nível de evidência seja moderado-fraco, que alimentos fermentados (p. ex. iogurtes, kefir, kombucha, chucrute) podem colaborar para melhor diversidade bacteriana intestinal e, assim, para a saúde em geral. O kombucha, em particular, pode conter resíduos alcoólicos originários da fermentação[*] ou lembrar bebidas alcoólicas por conta da semelhança no sabor/apresentação e sua prescrição deve ser evitada ou feita com cautela para dependentes químicos.

Apesar das crescentes evidências, a suplementação probiótica ainda é incerta, haja vista a dificuldade de compreender quais cepas podem ser benéficas à saúde mental. Assim, o profissional prescritor deve considerar com cautela quais cepas específicas de probióticos suplementar e em qual quantidade.

A prescrição é individualizada e não cabe aqui falar em tipos e/ou quantidades, mas vale lembrar que os probióticos não colonizam o intestino, servindo como repositores microbianos para uso contínuo; então estratégias alimentares para melhorar a composição das bactérias comensais são indispensáveis.

Ainda, os efeitos dos probióticos parecem reduzir à medida que a suplementação é encerrada e, assim, acredita-se que o uso continuado muitas vezes é inviabilizado por conta do custo.

---

* O kombucha é classificado como bebida alcoólica quando seu teor alcoólico for maior que 0,5% v/v (meio por cento volume por volume), e menor que 1,5% v/v (um e meio por cento volume por volume). Disponível em: http://www.agricultura.gov.br/acesso-a-informacao/participacao-social/consultas-publicas/documentos/CPKombucha.pdf.

Prebióticos

Prebióticos são componentes alimentares capazes de induzir o crescimento de microrganismos benéficos ao hospedeiro.[27] Aumentam a diversidade da microbiota intestinal e por isso podem, indiretamente, melhorar respostas emocionais e a saúde mental em geral.[18]

Os prebióticos estão naturalmente presentes em alimentos como vegetais, frutas, cereais e outras plantas comestíveis e constituem um grupo diverso de carboidratos não digeríveis, conhecidos como fibras alimentares. Frutanos, inulina, fruto-oligossacarídeos (FOS), galagto-oligosacarídeos (GOS) e amidos resistentes são os prebióticos mais conhecidos.[28] Alimento fontes de prebióticos incluem tomates, alcachofras, bananas, aspargos, frutas vermelhas, alho, cebola, chicória, vegetais verdes, aveia, centeio e sementes de linhaça.[28,29]

A fermentação das fibras prebióticas pela microbiota intestinal gera metabólitos como AGCC (propionato, acetato e butirato), que trazem benefícios à integridade da mucosa e podem diminuir a resposta inflamatória e imunológica.[22,29]

As fibras alimentares, por suas características, também ajudam nas alterações intestinais provocadas por drogas e medicamentos, como constipação e diarreia.[3,22] As fibras alimentares são as principais fontes de prebióticos, e com o manejo dietético adequado raramente é necessária a suplementação de fibras, mas é importante ressaltar que o aumento repentino no consumo de fibras pode levar a desconfortos abdominais, gases, flatulência e cólica, especialmente se o paciente for constipado ou se utilizar um suplemento de fibras. Assim, a inclusão gradual de fibras na dieta é sugerida.[28]

Componentes anti-inflamatórios e antibióticos

A depressão e a inflamação sistêmica crônica de baixo grau estão fortemente relacionadas e se retroalimentam. Uma abordagem alimentar anti-inflamatória tem ganhado evidência no tratamento da depressão e na neuromodulação.[11,27,29] Assim, parece que modular a resposta ao estresse metabólico e minimizar a disbiose, tratando as causas e os mecanismos da doença, seria mais eficiente do que tratar apenas a manifestação dos seus sintomas.[24]

Polifenóis

Polifenóis são compostos naturalmente presentes nos alimentos com ação antioxidante, anti-inflamatória e antimicrobiana.[30] Possuem reconhecidas propriedades neuroprotetoras, podendo proteger neurônios contra injúrias induzidas por neurotoxinas, minimizando a neuroinflamação, potencializando a memória e o aprendizado e ativando moléculas que ajudam na plasticidade sináptica e nas funções cognitivas.[31,32]

Frutas e vegetais coloridos, chás, cereais, temperos e especiarias, café, cacau e vinho são alimentos ricos em polifenóis e fazem parte da alimentação tradicional de diversos povos e podem promover alterações no humor, proteger contra a neurodegeneração e equilibrar o metabolismo de serotonina, exercendo efeitos prebiótico e antimicrobiano seletivos contra bactérias intestinais (inibindo o crescimento de bactérias patogênicas e estimulando bactérias benéficas.[27,31,33,34]

Ômega-3

Suas propriedades anti-inflamatórias podem reduzir os processos inflamatórios e neurodegenerativos.[35] Acredita-se que o ômega-3 também atue melhorando a diversidade bacteriana intestinal.[36] Porém, embora os efeitos dos ácidos graxos ômega-3 na cascata inflamatória sejam bastante conhecidos, os efeitos na microbiota intestinal merecem ser mais investigados. Peixes de água fria (sardinha, cavala, atum, salmão), algas marinhas, sementes como chia e linhaça, nozes e castanhas, óleo de canola e alguns suplementos como óleo de peixe e óleo de krill são exemplos de alimentos fontes de ômega-3.

Temperos e especiarias

Diversos componentes presentes em temperos e especiarias podem ter um impacto na saúde intestinal, seja diminuindo seletivamente a população bacteriana patogênica, controlando a inflamação ou melhorando a integridade da mucosa, por diferentes mecanismos.[37-39] As quantidades e a frequência de consumo não são claras, entretanto, esses componentes parecem, por diferentes vias, colaborar para o controle do processo inflamatório. Novos estudos precisam ser feitos para elucidar mecanismos de ação e quantidades. Enquanto isso, vale incentivar o consumo de temperos e especiarias de forma a tornar a alimentação mais rica e diversa, particularmente de açafrão, cúrcuma, orégano, hortelã, alecrim e canela.

Aminoácidos

A suplementação de aminoácidos imunomoduladores é discutida no âmbito da inflamação sistêmica, dando destaque à glutamina, aminoácido com importante função imunológica. A glutamina parece exercer papel crucial na integridade da barreira intestinal, bem como servir de substrato energético para células do sistema imune.[40] Entretanto, cabe destacar que grande parte das fontes alimentares proteicas são ricas em glutamina e, portanto, a suplementação desse aminoácido é questionável caso haja adequação da ingestão proteica.

O triptofano, em especial aquele que é produzido no próprio intestino, pode acarretar a síntese de mediadores intestinais e periféricos, por exemplo, a serotonina, colaborando para as funções cerebrais e para a função de barreira da mucosa intestinal.[41,42]

Recentes evidências vêm sugerindo que os aminoácidos de cadeira ramificada (BCAAs) exercem importantes funções na saúde intestinal, na manutenção da barreira intestinal e na modulação de bactérias benéficas, melhorando a resposta imune e diminuindo a permeabilidade.[20] Entretanto, assim como a glutamina, esses aminoácidos são encontrados com grande abundância na alimentação e, assim, não há necessidade de suplementação.

Outros nutrientes

Outros nutrientes, como magnésio, zinco, vitamina D, glicina, N-acetilcisteína, inositol e vitaminas do complexo B, têm sido estudados por sua relação com inflamação e doenças cerebrais.[8,43]

CONSIDERAÇÕES FINAIS

Como constatou Phillips[2] em seu artigo em 1910, quando relacionou constipação com melancolia:

> A melancolia, com sua constipação e alimentação inadequada, requer imediatamente um tratamento dietético. Se a constipação depende de uma condição nervosa defeituosa e é um sintoma direto da melancolia ou é a causa inicial desse distúrbio mental, isso não importa tanto quanto nossos esforços no tratamento.

O efeito da microbiota intestinal na saúde humana é uma área de crescente interesse na neurobiologia, sendo sugerido que microrganismos podem ser uma nova classe de medicamentos "psicomicrobióticos" a serem aplicados no arsenal terapêutico da psiquiatria.[10] Existe um crescente interesse em utilizar estratégias alimentares para modular a composição e as funções metabólicas da microbiota para melhorar a saúde e para prevenir e tratar doenças,[44] uma vez que dietas de baixa qualidade nutricional, ricas em gorduras e pobres em fibras, podem diminuir a diversidade microbiana intestinal. Por outro lado, o desequilíbrio entre micróbios patogênicos/comensais está relacionado ao risco aumentado para doenças mentais e existe uma relação inversamente proporcional entre a doença mental e a qualidade da dieta.[18]

Modificar a microbiota intestinal para um padrão mais positivo, assim como trabalhar a disbiose e a inflamação sistêmica crônica de baixo grau por meio de alterações nutricionais, é uma possibilidade de aplicação imediata e que traz efeitos positivos para a saúde dos pacientes como um todo, colocando o nutricionista como peça-chave no acompanhamento de pacientes psiquiátricos.

REFERÊNCIAS BIBLIOGRÁFICAS

1. BBC. How the bactéria inside you affect your mental health? [Internet] [acesso em]. Disponível em: https://www.bbc.com/future/article/20190218-how-the-bacteria-inside-you-could-affect--your-mental-health.
2. Phillips JGP. The treatment of melancholia by the lactic acid bacillus. Br J Psychiatry. 1910;56:422-31. (antes Journal of Mental Science, Volume 56, Issue 234)
3. Huang TT et al. Current understanding of gut microbiota in mood disorders: An update of human studies. Front Genet. 2019 Feb 19;10:98.
4. Zyoud SH, et al. Global research trends in microbiome-gut-brain axis during 2009-2018: A bibliometric and visualized study. BMC Gastroenterol. 2019;19:158.
5. Cryan JF, Dinan TG. Mind-altering microorganisms: the impact of the gut microbiota on brain and behaviour. Nat Rev Neurosci. 2012;13(10):701-12.
6. Sherwin E, et al. A gut (microbiome) feeling about the brain. Curr Opin Gastroenterol. 2016 Mar;32(2):96-102.
7. Forsythe P, et al. Moody microbes or fecal phrenology: what do we know about the microbiota--gut-brain axis? BMC Med. 2016;14:58.
8. Oriach CS, et al. Food for thought: The role of nutrition in the microbiota-gut-brain axis. Clinical Nutrition Experimental. April 2016;6:25-38.
9. Foster JA, et al. Stress & the gut-brain axis: Regulation by the microbiome. Neurobiol Stress. 2017 Mar 19;7:124-36. doi: 10.1016/j.ynstr.2017.03.001. eCollection 2017.
10. Gulas E, et al. Can microbiology affect psychiatry? A link between gut microbiota and psychiatric disorders Psychiatr. Pol. 2018;52(6): 023-39.
11. Di Meo F, et al. New therapeutic drugs from bioactive natural molecules: The role of gut microbiota metabolism in neurodegenerative diseases. Curr Drug Metab. 2018;19(6):478-89.
12. Liu L, Zhu G. Gut-brain axis and mood disorderfront psychiatry. 2018;9:223.
13. Ruusunem A, et al. The gut microbiome in anorexia nervosa: Relevance for nutritional rehabilitation. Psychopharmacology (Berl). 2019 May;236(5):1545-58.
14. Temko JE, et al. The microbiota, the gut and the brain in eating and alcohol use disorders: A "ménage à trois"? Alcohol. 2017 Jul;52(4):403-13.
15. Sherwin E, et al. May the force be with you: The light and dark sides of the microbiota-gut-brain axis in neuropsychiatry. CNS Drugs. 2016;30(11):1019-41.
16. Caspani G, et al. Gut microbial metabolites in depression: Understanding the biochemical mechanisms Microb Cell. 2019 Oct 7;6(10):454-81.
17. Chen L, et al. Inflammatory responses and inflammation-associated diseases in organs. Oncotarget. 2017;9(6):7204-18.
18. Bruce-Keller A, et al. Harnessing gut microbes for mental health: Getting from here to there. Biol Psychiatry. 2018 Feb 1;83(3):214-23.
19. Kumar H, Kawai T, Akira S. Toll-like receptors and innate immunity. Biochem Biophys Res Commun. 2009;388:621-5.

20. Zhou H, et al. Regulation of intestinal health by branched-chain amino acids. Anim Sci J. 2018 Jan;89(1):3-11.
21. Galland L. The gut microbiome and the brain. J Med Food. 2014;17:1261-72.
22. Slavin J. Fiber and prebiotics: mechanisms and health benefits. Nutrientes. 2013;5:1417-35.
23. Lam YY, et al. Are the gut bacteria telling us to eat or not to eat? Reviewing the Role of gut microbiota in the etiology, disease progression and treatment of eating disorders. Nutrients. 2017 Jun 14;9(6).
24. Rantala MJ. Eating disorders: An evolutionary psychoneuroimmunological approach. Front Psychol. 2019 Oct 29;10:2200.
25. Mason BL. Feeding systems and the gut microbiome: Gut-brain interactions with relevance to psychiatric conditions. Psychosomatics. 2017 Nov-Dec;58(6):574-80.
26. Ceresola ER, et al. Targeting patient's microbiota with prebiotics and natural fibers in adult and children with constipation. Eur Rev Med Pharmacol Sci. 2018;22:7045-57
27. Filosa S, et al. Polyphenols-gut microbiota interplay and brain neuromodulation. Neural Regen Res. 2018 Dec;13(12):2055-9.
28. McRorie Jr JW. Evidence-based approach to fiber supplements and clinically meaningful health benefits, part 2. Nutrition Today. 2015;10(2):90-7.
29. Zhang Z, et al. Botanicals as modulators of depression and mechanisms involved Chin Med. 2019;14:24.
30. Shortt C, et al. Systematic review of the effects of the intestinal microbiota on selected nutrients and non-nutrients Eur J Nutr. 2018;57(1):2549.
31. Uyar GO, Yildiran H. A nutritional approach to microbiota in Parkinson's disease. Biosci Microbiota Food Health. 2019;38(4):115-27.
32. Pandey KB, Rizvi SI. Plant polyphenols as dietary antioxidants in human health and disease. Oxid Med Cell Longev. 2009 Nov-Dec;2(5):270-8.
33. Westafall S, Pasinetti GM. The gut microbiota links dietary polyphenols with management of psychiatric mood disorders. Front Neurosci. 2019 Nov 5;13:1196.
34. Gomez-Pinilla F, Nguyen TTJ. Natural mood foods: The actions of polyphenols against psychiatric and cognitive disorders. Nutr Neurosci. 2012 May;15(3):127-33.
35. Janssen CL, Kiliaan AJ. Long-chain polyunsaturated fatty acids (LCPUFA) from genesis to senescence: The influence of LCPUFA on neural development, aging, and neurodegeneration. Prog Lipid Res. 2014 Jan;53:1-17.
36. Costantini L, et al. Impact of Omega-3 Fatty Acids on the Gut Microbiota. Int J Mol Sci. 2017 Dec 7;18(12).
37. Wang L, et al. Beneficial roles of dietary oleum cinnamomi in alleviating intestinal injury. Front Biosci (Landmark Ed). 2015.
38. Wei HK, et al. A carvacrol-thymol blend decreased intestinal oxidative stress and influenced selected microbes without changing the messenger RNA levels of tight junction proteins in jejunal mucosa of weaning piglets. Animal. 2017 Feb;11(2):193-201.
39. Bauer BW, et al. Oregano: A potential prophylactic treatment for the intestinal microbiota. Heliyon. 2019 Oct 11;5(10):e02625.
40. Wang H. Glutamine enhances tight junction protein expression and modulates corticotropin-releasing factor signaling in the jejunum of weanling piglets. J Nutr. 2015 Jan;145(1): 25-31.
41. Liang H, et al. Dietary L-Tryptophan Modulates the Structural and Functional Composition of the Intestinal Microbiome in Weaned Piglets. Front Microbiol. 2018 Aug 7;9:1736.

42. Liang H, et al. Dietary l-tryptophan supplementation enhances the intestinal mucosal barrier function in weaned piglets: Implication of tryptophan-metabolizing microbiota. Int J Mol Sci. 2018 Dec 21;20(1).
43. Firth J, et al. The efficacy and safety of nutrient supplements in the treatment of mental disorders: A meta-review of meta-analyses of randomized controlled trials. World Psychiatry. 2019 Oct; 18(3):308-24.
44. Holscher HD. Dietary fiber and prebiotics and the gastrointestinal microbiota. Gut Microbes. 2017;8(2):172-84.

13 *Mindful eating*

Ana Carolina Pereira Costa
Vera Salvo

Consciência traz poder de escolha;
poder de escolha traz liberdade.
Jan Chozen Bays

INTRODUÇÃO

Vivemos atualmente em um contexto alimentar bastante peculiar. De um lado, são inúmeras as dietas restritivas e as regras a respeito do que é ter uma alimentação saudável; de outro, nossos sentidos nunca foram tão estimulados pela presença da comida, quer seja nas redes sociais, nas revistas, nos programas de televisão. Com tantos estímulos externos, caminhamos para um estado de desconexão dos nossos sinais internos – fome, apetite e saciedade – e, como comemos diariamente, várias vezes ao dia, é muito fácil cair no modo automático de nos alimentarmos, sem tomar consciência de quanto, como e por que estamos comendo.

Além disso, estamos sujeitos à falácia da multitarefa: são muitas as exigências para que consigamos dar conta de um volume cada vez maior de demandas, e para isso estamos agregando ao momento do comer diversas outras atividades, acreditando que conseguimos prestar atenção a mais de uma coisa ao mesmo tempo. Mas estudos de neurociência já identificaram que o que acontece, em realidade, é que nossa atenção oscila e se divide entre as diversas atividades realizadas simultaneamente, nunca estando, portanto, integralmente focada nos diferentes estímulos. Um estudo australiano recente identificou que o tempo médio total gasto apenas comendo, em comparação ao tempo comendo realizando outras atividades, diminuiu em um terço ao longo dos últimos 30 anos, e os autores sugerem que essa mudança pode estar contribuindo com a piora das atitudes alimentares no país.[1] Ou seja, o comer desatento (*mindless eating*) pode estar nos trazendo mais problemas do que vantagens.

INTERVENÇÕES BASEADAS EM *MINDFULNESS*

Vivendo em um mundo ansiogênico, é natural que busquemos alternativas para contrabalancear todas as pressões e tensões do dia a dia e, naturalmente, comer é uma forma lícita e altamente disponível nos dias atuais para cumprir esse papel. Intervenções baseadas em *mindfulness* (IBM) vêm sendo utilizadas no sentido de trazer mais paz, equilíbrio e saúde, em diferentes âmbitos para nossas vidas.

O cultivo de *mindfulness* se tornou popular no ocidente por meio do biólogo molecular e praticante de zen budismo Jon Kabat-Zinn, criador do protocolo *Mindfulness Based Stress Reduction* (MBSR). Em sua obra *Viver a catástrofe total*, publicada originalmente em inglês em 1990, ele define *mindfulness* como sendo a consciência que surge ao se prestar atenção de forma intencional ao momento presente, sem julgamentos, e que pode ser cultivada por meio da meditação.

As IBM, ou ainda programas baseados em *mindfulness* (PBM), são intervenções psicossociais baseadas em evidência voltadas à melhora da qualidade de vida relacionada à saúde. Diferentes protocolos são endereçados a populações clínicas distintas, incluindo pessoas com ansiedade, depressão, dor crônica, excesso de peso e transtornos alimentares. As IBM fazem parte da 3ª onda das psicoterapias. Assim, na 1ª onda, tem-se a terapia comportamental; na 2ª onda, a terapia cognitivo comportamental (TCC); e a 3ª onda composta por abordagens com ênfase crescente em temas como aceitação, metacognição e como as pessoas se relacionam com suas experiências, em detrimento do controle da experiência interna abordado anteriormente.

Atualmente existem mais de 200 IBM,[2] muitas delas utilizadas também na área de nutrição – como o protocolo MBSR já citado e o *Mindfulness Based Relapse Prevention* (MBRP) – sem que práticas ou conteúdos específicos de alimentação sejam abordados, apresentando todavia resultados positivos em diferentes contextos, saúde física, psicológica e nutricional.[3-5] Tradicionalmente, essas intervenções ou programas são oferecidos no formato de encontros em grupo com cerca de 20 pessoas, uma vez por semana, com duração média de duas horas, em oito semanas (há intervenções de 4, 10, 12 semanas ou mais), nos quais se ensina e se pratica *mindfulness*, utilizando práticas meditativas de atenção focada, de monitoramento aberto e de compaixão, além de psicoeducação.[6]

As IBM oferecem treinamento sistemático e sustentado nas práticas formais (em que se reserva um tempo diariamente, normalmente guiadas por áudio) e informais (incorporadas no dia a dia) de *mindfulness* (tanto para o professor como para os participantes), fundamentais tanto para a abordagem terapêutica como para a sustentação do modelo teórico.

As IBM "advêm de tradições contemplativas e ciência, incluindo medicina, psicologia e educação; contemplam as causas do sofrimento humano e o caminho para o seu alívio; desenvolvem uma nova relação com a experiência caracterizada pelo foco no momento presente, descentramento e uma orientação de aproximação; catalisam o desenvolvimento de qualidades como alegria, compaixão, sabedoria, equanimidade e maior autorregulação atencional, emocional e comportamental; e engajam os participantes em um treinamento intensivo sustentado na prática da meditação *mindfulness*, em um processo de aprendizado experiencial baseado no *inquiry* (autoinvestigação)".[7] As IBM mais recentes são clinicamente orientadas e seu objetivo principal é proporcionar alívio de sintomas físicos e psicológicos indesejados, tais como dor crônica ou sintomas depressivos.

De acordo com as meditações budistas clássicas, os benefícios de saúde são benefícios secundários que surgem com base em uma prática correta de meditação. Esses benefícios são os principais, se não os únicos objetivos, das IBM modernas.

É muito comum as pessoas confundirem os PBM com os programas informados por *mindfulness* (PIM). Esses programas também fazem parte da 3ª onda de psicoterapias e envolvem a Terapia Comportamental Dialética (DBT, sigla em inglês) e a Terapia de Aceitação e Compromisso (ACT, sigla em inglês) e são muito utilizados com foco nutricional.[8-10] Importante ressaltar que os PBM e os PIM têm semelhanças conceituais, mas estes não têm as práticas formais e informais como ponto central de *mindfulness*, à semelhança do que ocorre com os PBM.

INTERVENÇÕES BASEADAS EM *MINDFULNESS* E NUTRIÇÃO

No ensino cartesiano da nutrição, inserida no modelo biomédico ou biologicista, o foco está na doença e no risco, com ênfase em intervenções de caráter racional, interventivo e restritivo,[11] que nos distúrbios do peso vêm se mostrando ineficazes.[12]

Ainda que diferentes IBM tenham apresentado desfechos bioquímicos, de comportamento e de peso positivos, uma nova abordagem, a alimentação consciente baseada em *mindfulness*, ou *mindful eating*, surge como uma possibilidade, um novo caminho na relação com o alimento, com o corpo e a vida.

Mindful eating nasceu do cultivo de *mindfulness* e é uma das abordagens de não dieta contemplada por um movimento transdisciplinar para implementação de um estilo de vida mais saudável e sustentável.[13] Evidências indicam que comer com atenção influencia a ingestão de alimentos e incorporação de princípios de *mindful eating*.[14]

Mindful eating pode ser entendido como uma forma particular de se relacionar com a comida, que promove tomada de consciência alimentar de forma curiosa e sem julgamento.[15,16] Em âmbito individual, isso envolve estar presente e prestar atenção deliberadamente ao que está acontecendo enquanto se come, tanto dentro de si – no corpo e na mente –, quanto fora de si – no ambiente. Esse processo também se estende aos momentos pré-consumo, isto é, na escolha, aquisição e preparo dos alimentos.[17]

O The Center for Mindful Eating, organização internacional sem fins lucrativos que visa a propagar conteúdo técnico científico sobre o tema, traz uma definição mais aprofundada (disponível em: https://mindfuleatingbrasil.com.br/index.php/principiosmindfuleating/):

> *mindful eating* é permitir-se tomar consciência das oportunidades positivas e acolhedoras disponíveis por meio da escolha e preparo da comida ao respeitar sua sabedoria interna. É usar todos os sentidos para escolher comer uma comida que ao mesmo tempo satisfaz e nutre seu corpo, percebendo reações ao que está comendo (gostar, não gostar, ser neutro) sem julgamentos. É tornar-se consciente dos seus sinais internos de fome e saciedade para guiá-lo em suas decisões de começar e de parar de comer.

Além dos conteúdos e práticas de *mindfulness*, os diferentes programas de *mindful eating* abordam psicoeducação nutricional, consciência corporal e dos sinais internos do corpo (fome e saciedade) e mais recentemente alguns protocolos incorporaram também práticas de compaixão, autocompaixão e gratidão.[18] São explorados também os cinco domínios de *mindful* eating,[19] que são: a desinibição, ou seja, a falta de controle para alimentar-se; a consciência sobre os efeitos dos alimentos sobre os sentidos e em como a comida afeta os estados internos; as percepções externas, identificando os gatilhos ambientais que podem promover excessos, como o tamanho dos utensílios, o estar em grupo, o estilo familiar e comer em locais públicos, bem como a publicidade; a resposta emocional à comida, ou o comer em resposta a sentimentos; e a distração, colocando o foco em outras coisas ao comer, por exemplo, televisão, computador, celular, livros, ou os próprios pensamentos.

Na prática clínica, o profissional que deseja atuar com *mindful eating* pode explorar com seus pacientes as nove atitudes *mindfulness* definidas por Jon Kabat Zinn[15] no contexto alimentar:

Mente de principiante: adotar a mente de principiante é estar aberto para enxergar os fenômenos que nos ocorrem como se fosse a primeira vez, isto é, sem nos prendermos às nossas certezas e verdades pré-concebidas. Cada momento é singular, nunca aconteceu antes. Em relação à alimentação, é enxergar cada oportunidade alimentar como única, com o frescor do aqui e agora. É podermos nos permitir experimentar alimentos que em algum momento já provamos e não gostamos, confiando que a experiência presente pode nos trazer informações sensoriais diferentes daquelas já vivenciadas. Além disso, a mente de principiante nos permite questionar padrões automáticos de pensamento como "vou comprar a pipoca grande, pois da última vez a pequena não foi suficiente"; será que neste momento a pipoca pequena de fato não será suficiente? É trazer à tona a realidade de que as situações alimentares do passado não definem necessariamente o que pode acontecer hoje. Finalmente, a mente de principiante é curiosa, investiga situações alimentares de forma ampla, podendo encontrar potenciais soluções para comportamentos disfuncionais. Como disse Jon Kabat-Zinn,[15] "na mente do perito existem poucas possibilidades, já na mente do principiante há infinitas possibilidades".

Não julgamento: para cada experiência que vivenciamos, nossa mente é capaz de criar inúmeras opiniões e críticas, estamos constantemente julgando e rotulando. Não julgar é justamente perceber esse modo padrão de funcionamento mental e poder se descolar dessa mentalidade "preta e branca". Na relação com a comida, não julgamento significa não dicotomizar os alimentos em "certos" e "errados", "saudáveis" e "não saudáveis". Isso não significa assumir que todo alimento é igual do ponto de vista nutricional, ou deixar de lado o discernimento na hora de selecionar o que vamos comer. Porém, a tomada de decisão alimentar dentro da perspectiva de *mindful eating* não leva em conta pensamentos moralistas direcionados à comida, e sim as sensações e respostas do corpo aos diferentes alimentos.

Aceitação: aceitar as coisas tais quais elas são é uma atitude ativa que envolve coragem, e não uma forma de resignação passiva como muitos acreditam. Sem aceitação verdadeira não há real mudança de comportamento, pois estamos ocupados lutando com a realidade em vez de direcionarmos nossa energia de forma proativa para aquilo que desejamos e podemos concretizar. Na nossa relação com a comida e com o corpo, muitas vezes gostaríamos que as coisas fossem radicalmente diferentes, e acreditamos que só seremos felizes quando alcançarmos o peso ideal ou aquela alimentação perfeita. Aceitação significa entender que, mesmo não gostando de como nosso corpo e nossa alimentação estejam hoje, não precisamos atrasar nossa felicidade. Podemos desejar mudar e, ainda assim, fazer o possível para vivermos bem com aquilo que temos hoje.

Desapego: em *mindful eating*, desapego significa abandonar as ideias e conceitos de alimentação e peso perfeitos que muitas pessoas buscam, especialmente no contexto atual de comparação e competição possibilitado pelo uso frequente das redes sociais. Além disso, é também nos desapegarmos da busca constante pelo prazer hedônico gerado pelos estímulos sensoriais da alimentação. A partir do momento em que nos damos conta da impermanência das sensações e tomamos consciência de que o prazer sensorial da comida é passageiro, podemos parar de "perseguir o sabor" e então sentir prazer com quantidades menores de alimento.[17]

Confiança: ao criarmos mais intimidade e conexão com o corpo por meio das práticas de *mindfulness* e *mindful eating*, podemos nos tornar *experts* em nós mesmos e confiar na sabedoria interna do nosso corpo para nos dizer quando, quanto e o que comer. Afinal, ao nascermos, já fazíamos isso: chorávamos para demonstrar que estávamos com fome, alguém então nos alimentava, e parávamos de comer quando estávamos satisfeitos. Não se trata de menosprezar o conhecimento nutricional dos alimentos, e sim de agregar a sabedoria do corpo ao processo de tomada de decisão alimentar. Essa é uma das atitudes mais difíceis ao se trabalhar com pacientes que fizeram dieta boa parte da vida e acreditam que dependem de regras externas para saber o que comer. Portanto, é importante que o nutricionista possibilite a criação de um espaço terapêutico seguro e confiável para que o paciente comece a explorar sua sabedoria interna, sendo necessário para isso acolhimento e boa formação de vínculo.

Paciência: exercitar a paciência dentro do contexto de *mindful eating* é entender que mudar nossa relação com a comida é um processo com altos e baixos e que não pode ser apressado. Não se pode mudar em seis meses atitudes alimentares consolidadas ao longo de anos. Precisamos ajudar os pacientes a serem mais gentis consigo, com suas falhas e limitações e com o processo de mudança como um todo.

Ausência de esforço: quando há muito esforço em busca de uma alimentação ideal – o famoso "foco, força e fé" – sem que haja flexibilidade e espaço para as percepções do corpo momento a momento, nos cansamos rapidamente e voltamos a comer seguindo os velhos padrões automáticos de comportamento. Excesso de esforço gera tensão, e não atenção; e na presença de tensão não há espaço para *insight* e aprendizado.

Gratidão: ao exercitarmos a gratidão ao corpo e à comida, trabalhamos áreas do cérebro relacionadas a autocuidado e acolhimento. Estudos demonstram que maior gratidão corporal está associada com imagem corporal mais positiva,[20,21] aspecto este de extrema relevância no tratamento dos transtornos alimentares e comer transtornado, por exemplo. Além disso, ao praticarmos *mindful eating*, percebemos a realidade da interconexão entre nós e o meio ambiente, podendo exercer a gratidão por tudo que a natureza nos oferece. Evidências apontam que o cultivo e a prática de *mindfulness* e *mindful eating* podem contribuir na construção de um comer mais sustentável, que leva em conta valores, aspectos éticos e uma postura mais orientada em prol do bem-estar não apenas individual, mas também coletivo e do meio ambiente.[22-24]

Generosidade: ser generoso é permitir-se dar para o corpo aquilo que ele precisa para funcionar e se manter bem: comidas variadas, hidratação, sono adequado, habilidades de manejo emocional, conexão e relacionamentos etc. Ser generoso consigo vai além do comer, é contemplar a dimensão multifatorial do que é ter saúde. Além disso, ao sermos generosos, podemos dar sem esperar nada em troca. Ao comermos com generosidade, comemos para nos cuidar, e confiamos que os benefícios virão, como uma consequência. Não comemos na expectativa, por exemplo, de mudar o corpo ou garantir um resultado específico. Os resultados se tornam a consequência, e não a motivação principal, da mudança de comportamento alimentar.

Outra atitude valiosa que vem sendo estudada dentro do contexto de *mindful eating* é a autocompaixão. Autocompaixão é ser um bom amigo para si mesmo, isto é, tratar-se de forma gentil e cuidadosa nos momentos de sofrimento, lembrando que tais momentos fazem parte da nossa história de vida.[25] Uma outra definição diz que autocompaixão é uma maneira de se relacionar consigo com gentileza, especialmente quando falhamos ou nos sentimos inadequados,[25] e tais sensações de falha, vergonha e inadequação são muito comuns em nossa relação com a comida nos dias de hoje. O que acontece é que, quanto mais autocríticos e julgadores em relação ao que comemos, mais sentimos culpa e nos tornamos menos propensos e encorajados a mudar. A autocompaixão aumenta a resiliência e a tolerância ao estresse psicológico, reduzindo os episódios de impulsividade alimentar em resposta a emoções. No estudo de Adams et al., mulheres universitárias que restringiam sua alimentação foram induzidas a pensar de forma autocompassiva após comerem um *donut* (p. ex., "tudo bem comer um *donut*", "não seja tão rígida com você mesma") e apresentaram menor desinibição para comer em comparação com as mulheres que não haviam pensado de forma autocompassiva.[26]

OBESIDADE, TRANSTORNOS ALIMENTARES E CIRURGIA BARIÁTRICA

Mais do que objetivo, a perda de peso pode ser um subproduto dos programas de *mindfulness* e *mindful eating*. Os resultados na literatura ainda são controversos, mas apontam as IBM como promissoras no manejo do peso e na melhora do comportamento alimentar, dentre outros benefícios para a saúde.[27,28]

Em relação aos transtornos alimentares, a maioria dos estudos foca no transtorno de compulsão alimentar,[29,30] demonstrando uma redução na frequência e tamanho dos episódios compulsivos.[31] Em casos agudos de anorexia nervosa, ou mesmo na fase inicial de tratamento, práticas de *mindful eating* parecem não trazer benefício, além de poderem contribuir com aumento do afeto negativo.[32,33] Todavia, estudos mais robustos são necessários para generalização e confirmação dos achados.

O reganho de peso cada vez mais prevalente entre os pacientes bariátricos vem trazendo preocupação aos profissionais de saúde, motivando a adoção de outras abordagens menos restritivas. Os estudos de IBM e cirurgia bariátrica são escassos, além de não estar definido se o melhor momento para a IBM seria antes ou após o procedimento cirúrgico; todavia, os dados da literatura *sugerem melhora no comer emocional e na regulação emocional, no comer compulsivo, mas nada significativo para a perda de peso.*[34,35]

Finalmente, é importante enfatizar os cuidados para o profissional que desejar se formar instrutor, isto é, o profissional que desejar conduzir programas estruturados de *mindful eating*. É essencial que o profissional tenha uma prática sólida de *mindfulness* e *mindful eating* antes de começar a conduzir as práticas e as meditações com seus pacientes, pois o conhecimento conceitual difere do conhecimento incorporado, chamado de *embodiment*, e que é um dos requisitos fundamentais para quem deseja ser instrutor. Existe, nas IBM, uma modulação de neurônios espelho, o que implica dizer que suas intervenções não serão eficientes caso o facilitador/instrutor não pratique *mindfulness*. Então, o primeiro passo para trabalhar com *mindful eating* é a prática pessoal; antes de um instrutor/facilitador, existe um praticante. Outros requisitos essenciais incluem: treinamento e certificação adequados; habilidades interpessoais e boa didática; comprometimento com a prática regular de meditação.[36,37]

CONSIDERAÇÕES FINAIS

A prática regular de *mindfulness*, mesmo na ausência de conteúdo específico sobre alimentação, pode incentivar práticas alimentares mais saudáveis, na medida em que promove maior tomada de consciência, redução do automatismo e possibilita surgimento de *insight*. Indivíduos mais conscientes podem apresentar redução no comer impulsivo em resposta a estressores emocionais.

Mindful eating não é mais uma dieta e seu foco não é promover perda de peso ou alteração na forma e composição corporais. A perda de peso, quando ocorre em programas de *mindful eating*, é entendida como consequência do processo de tomada de consciência ao comer.

Até o momento, as pesquisas existentes não permitem concluir que tipo de intervenção é mais eficaz do ponto de vista nutricional, se uma IBM tradicional ou uma intervenção de *mindful eating*. *Follow-ups* mais longos, com melhor distribuição da amostra por gênero, com características mais homogêneas e em maior número são necessários. Além disso, por tratar-se de uma intervenção complexa, que impacta a saúde física, mental e emocional, mais estudos com métodos mistos, que contemplem também a parte qualitativa, são recomendados para melhor contemplar o tema.

REFERÊNCIAS BIBLIOGRÁFICAS

1. Bittman M, Cleary E, Wilkinson-Bibicos C, Gershuny J. The social disorganization of eating: A neglected determinant of the Australian epidemic of overweight/obesity. BMC Public Health. 2019;19(Suppl 2):1-9.
2. Shonin E, Van Gordon W, Griffiths MD. Mindful ness-based interventions: Towards mindful clinical integration. Front Psychol. 2013;4(APR):1-4.

3. Rogers JM, Ferrari M, Mosely K, Lang CP, Brennan L. Mindfulness-based interventions for adults who are overweight or obese: A meta-analysis of physical and psychological health outcomes. Obes Rev. 2017;18(1):51-67.
4. Jordan CH, Wang W, Donatoni L, Meier BP. Mindful eating: Trait and state mindfulness predict healthier eating behavior [Internet]. Pers Individ Dif. 2014;68:107-11 [acesso em: fev. 2020]. Disponível em: http://dx.doi.org/10.1016/j.paid.2014.04.013.
5. Carrière K, Khoury B, Günak MM, Knäuper B. Mindfulness-based interventions for weight loss: a systematic review and meta-analysis [Internet]. Obes Rev. 2017;(14) [acesso em: fev. 2020]. Disponível em: http://doi.wiley.com/10.1111/obr.12623.
6. Cebolla A, Campos D, Galiana L, Oliver A, Tomás JM, Feliu-Soler A, et al. Exploring relations among mindfulness facets and various meditation practices: Do they work in different ways? [Internet]. Conscious Cogn. 2017;49(March):172-80 [acesso em: fev. 2020]. Disponível em: http://www.ncbi.nlm.nih.gov/pubmed/28214767%0Ahttp://linkinghub.elsevier.com/retrieve/pii/S1053810016302069.
7. Crane RS, Brewer J, Feldman C, Kabat-Zinn J, Santorelli S, Williams JMG, et al. What defines mindfulness-based programs? The warp and the weft. Psychol Med. 2017;47(6):990-9.
8. Cancian ACM, de Souza LAS, Liboni RPA, Machado WDL, Oliveira MDS. Effects of a dialectical behavior therapy-based skills group intervention for obese individuals: A Brazilian pilot study [Internet]. Eat Weight Disord. 2017;0(0):1-13 [acesso em: fev. 2020]. Disponível em: http://dx.doi.org/10.1007/s40519-017-0461-2.
9. O'Reilly GA, Cook L, Spruijt-Metz D, Black DS. Mindfulness-based interventions for obesity--related eating behaviours: A literature review. Obes Rev. 2014;15(6):453-61.
10. Linardon J, Fairburn CG, Fitzsimmons-Craft EE, Wilfley DE, Brennan L. The empirical status of the third-wave behaviour therapies for the treatment of eating disorders: A systematic review. Clin Psychol Rev. 2017;58(July):125-40.
11. Navolar TS, Tesser CD, de Azevedo E. Contribuições para a construção da nutrição complementar integrada. Interface Commun Heal Educ. 2012;16(41):515-27.
12. Lim SS, Vos T, Flaxman AD, Danaei G, Shibuya K, Adair-Rohani H, et al. A comparative risk assessment of burden of disease and injury attributable to 67 risk factors and risk factor clusters in 21 regions, 1990-2010: A systematic analysis for the Global Burden of Disease Study 2010. Lancet. 2012;380(9859):2224-60.
13. May M. A Non-Diet Approach to a Sustainable Healthy Lifestyle. 2011;1-6.
14. Robinson E, Kersbergen I, Higgs S. Eating "attentively" reduces later energy consumption in overweight and obese females. Br J Nutr. 2014;112(4):657-61.
15. Kabat-Zinn J. Viver a catástrofe total. 1. ed. São Paulo: Palas Athena; 2017.
16. Bays JC. Mindful eating: A guide to redescovering a healthy and joyful relationship with food. Revised ed. Boulder, USA: Shambhala; 2017.
17. Kristeller J. The joy of half a cookie: using mindfulness to lose weight and end the struggle with food. Londres: Orion; 2015.
18. Fung TT, Long MW, Hung P, Cheung LWY. An expanded model for mindful eating for health promotion and sustainability: Issues and challenges for dietetics practice [Internet]. J Acad Nutr Diet [Internet]. 2016;116(7):1081-6 [acesso em: fev. 2020]. Disponível em: http://dx.doi.org/10.1016/j.jand.2016.03.013.
19. Khan Z, Zadeh ZF. Mindful Eating and it's relationship with mental well-being [Internet]. Procedia – Soc Behav Sci. 2014;159:69-73 [acesso em: fev. 2020]. Disponível em: http://dx.doi.org/10.1016/j.sbspro.2014.12.330.

20. Dunaev J, Markey CH, Brochu PM. An attitude of gratitude: The effects of body-focused gratitude on weight bias internalization and body image [Internet]. Body Image. 2018;25:9-13 [acesso em: fev. 2020]. Disponível em: http://dx.doi.org/10.1016/j.bodyim.2018.01.006.
21. Tiggemann M, Hage K. Religion and spirituality: Pathways to positive body image [Internet]. Body Image. 2019;28:135-41 [acesso em: fev. 2020]. Disponível em: https://doi.org/10.1016/j.bodyim.2019.01.004.
22. Hofmann SG, Grossman P, Hinton DE. Loving-kindness and compassion meditation: Potential for psychological interventions. Clin Psychol Rev. 2011;31(7):1126-32.
23. Grossman P. Mindfulness: Awareness Informed by an embodied ethic. Mindfulness (NY). 2014;6(1):17-22.
24. Stanszus LS, Frank P, Geiger SM. Healthy eating and sustainable nutrition through mindfulness? Mixed method results of a controlled intervention study [Internet]. Appetite. 2019;141(July 2018):104325 [acesso em: fev. 2020]. Disponível em: https://doi.org/10.1016/j.appet.2019.104325.
25. Neff K. Self-compassion: An alternative conceptualization of a healthy attitude toward oneself [Internet]. Self Identity. 2003;2(August 2002):85-101 [acesso em: fev. 2020]. Disponível em: http://www.informaworld.com/openurl?genre=article&doi=10.1080/15298860309032&magic=crossref.
26. Adams CE, Leary MR. Promoting self-compassionate attitudes toward eating among restrictive and guilty eaters. J Soc Clin Psychol. 2007;26(10):1120-44.
27. Warren JM, Smith N, Ashwell M. A structured literature review on the role of mindfulness, mindful eating and intuitive eating in changing eating behaviours: Effectiveness and associated potential mechanisms. Nutr Res Rev. 2017;30(2):272-83.
28. Daubenmier J, Moran PJ, Kristeller J, Acree M, Bacchetti P, Kemeny ME, et al. Effects of a mindfulness-based weight loss intervention in adults with obesity: A randomized clinical trial. Obesity. 2016;24(4):794-804.
29. Smith VM, Seimon RV, Harris RA, Sainsbury A, da Luz FQ. Less binge eating and loss of control over eating are associated with greater levels of mindfulness: Identifying patterns in postmenopausal women with obesity. Behav Sci (Basel). 2019;9(4).
30. Katterman SN, Kleinman BM, Hood MM, Nackers LM, Corsica JA. Mindfulness meditation as an intervention for binge eating, emotional eating, and weight loss: A systematic review [Internet]. Eat Behav. 2014;15(2):197-204 [acesso em: fev. 2020]. Disponível em: http://dx.doi.org/10.1016/j.eatbeh.2014.01.005.
31. Turgon R, Ruffault A, Juneau C, Blatier C, Shankland R. Eating disorder treatment: A systematic review and meta-analysis of the efficacy of mindfulness-based programs. Mindfulness (NY). 2019;10(11):2225-44.
32. Cowdrey FA, Stewart A, Roberts J, Park RJ. Rumination and modes of processing around meal times in women with anorexia nervosa: Qualitative and quantitative results from a pilot study. Eur Eat Disord Rev. 2013;21(5):411-9.
33. Marek RJ, Ben-Porath DD, Federici A, Wisniewski L, Warren M. Targeting premeal anxiety in eating disordered clients and normal controls: A preliminary investigation into the use of mindful eating vs. distraction during food exposure. Int J Eat Disord. 2013;46(6):582-5.
34. Ouwens MA, Schiffer AA, Visser LI, Raeijmaekers NJC, Nyklíček I. Mindfulness and eating behaviour styles in morbidly obese males and females. Appetite. 2015;87:62-7.
35. Levin ME, Dalrymple K, Himes S, Zimmerman M. Which facets of mindfulness are related to problematic eating among patients seeking bariatric surgery? [Internet]. Eat Behav. 2014;15(2):298–305 [acesso em: fev. 2020]. Disponível em: http://dx.doi.org/10.1016/j.eatbeh.2014.03.012.

36. Crane RS, Kuyken W, Hastings RP, Rothwell N, Williams JMG. Training teachers to deliver mindfulness-based interventions: Learning from the UK experience. Mindfulness (NY). 2010;1(2):74-86.
37. Crane RS, Kuyken W, Williams JMG, Hastings RP, Cooper L, Fennell MJV. Competence in teaching mindfulness-based courses: Concepts, development and assessment. Mindfulness (N Y). 2012;3(1):7684.

14

Uso tecnológico no atendimento nutricional em psiquiatria

Adriana Trejger Kachani
Ariel El Kobbi
Andreza Aparecida Miranda dos Santos

A tecnologia vai reinventar o negócio,
mas as relações humanas continuarão a ser
a chave do sucesso!
Stephen Covey

INTRODUÇÃO

O papel da internet como meio de comunicação de massa tem crescido cada vez mais na última década. Nesse tempo, ela foi lançada de simples ferramenta à mídia social importante e onipresente em todos os lugares e ocasiões.[1] A universalidade da tecnologia impulsionou a criação de vários aplicativos, e entre eles muitos têm sido usados para a promoção da saúde e são conhecidos como *e-Health*. Inúmeras são as vantagens da utilização desses aplicativos: a interatividade, a habilidade de individualização de orientações, o baixo custo, o uso em qualquer lugar e as mudanças nas orientações em tempo real. As intervenções podem ser subdivididas em cognitivas (intenção, mudança, segurança), comportamentais (parar de fumar, prática de atividade física) e emocionais (ansiedade, depressão, fobias). Infelizmente, as mudanças no comportamento alimentar parecem ser as mais difíceis de se conseguir por meio da tecnologia.[2,3] Aproveitando essa tendência, nutricionistas têm se envolvido na criação de programas especiais, porém, apesar do acompanhamento científico, sua eficácia ainda não foi estabelecida. Os principais achados relativos à sua eficiência têm sido em relação ao período de aderência aos programas, que poucas vezes ultrapassam três meses. Já os aplicativos cujos usuários podem contactar-se com os nutricionistas têm tido melhores resultados.[2] Mais recentemente, durante a pandemia de Covid-19, o uso da internet e de aplicativos como Zoom, Google Meet, WhatsApp, entre outros, permitiu que os nutricionistas pudessem atender no confinamento, e inclusive abriu oportunidade de novos atendimentos a indivíduos que moravam em outras cidades ou países. Uma portaria inédita do Conselho Federal de Nutrição autorizou que profissionais pudessem atender a longa distância, inclusive na primeira consulta.[4]

É importante notar a diferença de veículos tecnológicos aceitos em cada faixa etária. O aparelho Alexa tem potencial para se transformar numa "cuidadora virtual" de idosos e organizar toda a questão alimentar, desde compras até as horas das refeições. Na hora de utilizar aplicativos, essa faixa etária prefere tecnologias mais simples, como Facebook e WhatsApp. Já na faixa etária da adolescência, o uso de aplicativos têm sido especialmente incentivado pela literatura científica[5,6] por sua praticidade, maior engajamento e possibilidade de personalização. Adolescentes conseguem usar aplicativos com maior grau de complexidade, e jovens conhecidos como *millennials* (nascidos na década de 1990) são totalmente adaptados às modernidades tecnológicas. A questão é que infelizmente o acesso à tecnologia ainda não é universal, sendo mais restrito a atendimentos particulares.

Segundo informações divulgadas pela companhia de pesquisa de dados digitais SocialBakers (2012),[7] em outubro de 2012 o Brasil já havia alcançado a marca de 61 milhões de usuários do Facebook. De acordo com essa mesma pesquisa, os brasileiros são recordistas de postagens e só perdem para os americanos em termos de quantidade de uso diário. São 1,5 bilhão de usuários brasileiros no Facebook todos os dias.[8] Entre as páginas mais buscadas na plataforma, a conta de Tasty, que ensina receitas práticas, rápidas e deliciosas, está em oitavo lugar, perdendo apenas para páginas de jogadores de futebol e atrizes globais.[7] Na área de produtos de beleza, 86% das consumidoras usam o Facebook para se envolver em atividades relacionadas à maquiagem, destas 35% delas buscam inspiração no Facebook. Paralelamente, 46% das usuárias de produtos para a pele de 18 a 34 anos seguem *bloggers* no Instagram – números esses que não podem ser desprezados pela máquina de publicidade, tampouco por profissionais da saúde.[9]

As vantagens do uso da tecnologia e mais especificamente da internet são inúmeras. É mais barato, mais sustentável e de maior alcance. A interatividade também é enorme comparada a outros meios. O problema é a qualidade de informações, visto que qualquer um pode publicar o que quiser nos *sites* simples de busca, e poucos estão acostumados a se informar quanto à fonte que desenvolveu o material. Muitas vezes informações recebidas via grupos de WhatsApp são *fake news* viralizadas, causando estresse e dúvidas quanto a conduta a seguir. A infodemia, ou seja, epidemia de informações falsas ou não é uma realidade atual, e por isso é importante que a tecnologia seja um apoio aos atendimentos, e não a única fonte de informações.[10]

VANTAGENS DO USO DA TECNOLOGIA

Além da possibilidade de atendimento a distância, os aplicativos para *smartphones* e *werables* (produtos para "vestir" que têm a função de *smartphones*, tais como relógios e anéis) possibilitaram que o tratamento nutricional passasse por uma modernização na forma de acompanhar o paciente. Um exemplo é o aplicativo WhatsApp, que permitiu um grande salto no canal paciente-profissional, uma vez que facilita a comunicação 24 horas por dia. Paralelamente, houve um aumento drástico no uso da internet como fonte de informação sobre nutrição e dietética desde 2004.[10] Novas tecnologias têm permitido maior detalhamento na avaliação de alimentos e nutrientes consumidos pelo paciente e facilitado pesquisas de avaliação populacional, com um custo relativamente baixo e numa velocidade nunca antes experimentada.[11] Os pesquisadores também têm preferido usar novas tecnologias, tais como questionários *on-line* e o uso de *Ipads*, no lugar de sistemas conservadores nos quais o entrevistador abordava os participantes pessoalmente ou utilizava questionários em papel, considerados em desuso por sua baixa sustentabilidade.[12-14] Isso sem contar que o uso de *softwares* de atendimento nutricional têm auxiliado o profissional a elaborar planos alimentares, fazer cálculos de dietas, substituições de alimentos e permite-se ainda o acompanhamento em tempo real da evolução dos pacientes, o que facilita mudanças de rumo que se façam necessárias de forma rápida. A indústria de alimentos também tem colaborado nesse salto de uso de aplicativos, ao desenvolver ferramentas que alavancam o uso de seus produtos, ao mesmo tempo que ajudam o paciente a cuidar de sua saúde e alimentação. O Quadro 1 apresenta uma tabela exemplificando o uso de ferramentas tecnológicas que podem ser introduzidas pelo nutricionista em seu atendimento.

Na área do tratamento nutricional em psiquiatria, a tecnologia possibilitou que o nutricionista ajudasse melhor seu paciente em relação a organização, engajamento e forma de quantificar os dados com mais veracidade. A organização é um dos fatores mais importantes para o sucesso do tratamento nutricional – e quase sempre essa questão está falha durante episódios psiquiátricos agudos e muitas vezes nos casos crônicos também. Dessa forma, dispositivos simples como alarmes no celular podem lembrar o paciente que já se passou muito tempo desde a última refeição ou o momento em que ele deve ingerir mais água – podendo resultar em um grande impacto positivo no decorrer do tratamento. Acervos de receitas *on-line* podem ainda ajudar a montar cardápios para o dia a dia, ajudar no cálculo de compras e sugerir reaproveitamento de sobras de outras refeições.

A tecnologia também possibilitou avanços no diário alimentar, ferramenta importante quando falamos em nutrição comportamental, hoje a linha de trabalho mais indicada para pacientes psiquiátricos. O diário alimentar possibilita

Quadro 1 Comparação de aplicativos para o tratamento nutricional

Grupo	Similares	Plataforma	Função
Diário alimentar digital	Recovery Record; Rise Up; Jourvie.	*Browser* e aplicativo	Ajudar o paciente a organizar o diário alimentar, permitindo adequação individual para cada paciente, anexação de fotos e conexão em tempo real com o nutricionista
Tratamento de Tare	Learn Play Eat; Proto Courage.	Aplicativos	Auxiliar o tratamento por meio de experimentos alimentares que buscam melhora dos sintomas. Abordagem lúdica, indicada para crianças e adolescentes
Softwares de atendimento nutricional	DietBox; WebDiet.	*Browser* e aplicativo	Facilitam o trabalho do profissional na organização de planos alimentares. Permitem conexão em tempo real dos progressos do tratamento nutricional
Estimadores de dieta	ASA24; DHQ; DietDay; FFQ; Food4Me; Food Record; INTAKE24; myfood24; NANA; NutriNet-Sante; Oxford WebQ.	*Browser* e aplicativo	Auxiliam o profissional na análise e na estimação da dieta do paciente por meio de questionários e recordatórios 24h entre outras opções
Controle de ingestão hídrica	Hydro Coach; Waterbalance; Water your body; Hydro; WaterMinder; Beba água alarme; iHydrate; Water Drink Reminder.	Aplicativos	Permitem maior controle sobre a ingestão hídrica do paciente e possibilitam o agendamento de alarmes que servem de lembrete para os pacientes beberem água
Organização e receitas	CyberCook; TudoGostoso; Tasty.	*Browser* e aplicativo	Disponibilizam acervo de receitas, além de ajudarem na organização dos ingredientes para as receitas, estimativa de compras e aproveitamento de sobras
Informação nutricional	Desrotulando; NutriQuiz.	Aplicativos	Dispõem de informações nutricionais relevantes que podem ajudar o paciente a entender um pouco mais sobre a alimentação

que o profissional observe de forma fiel a alimentação do paciente durante um período de tempo, bem como avalie fatores que podem interferir na rotina alimentar. A ferramenta ainda permite que o paciente se automonitore e possa ter uma melhor percepção de que se alimentou inadequadamente. Ali são anotados também se houve purgação, consumo de laxantes ou diuréticos, atividade física, níveis de fome e vontade de comer, além de sentimentos relacionados ao consumo alimentar. Preencher o diário alimentar é quase sempre um ponto crítico do tratamento, uma vez que os pacientes muitas vezes esquecem, têm preguiça ou vergonha de anotar o que comeram para os profissionais avaliarem.[15,16] Tradicionalmente escrito à mão em cadernos ou folhas avulsas, o diário alimentar vem deixando seu formato usual para dar espaço a diversos aplicativos que permitem uma maior praticidade para o paciente registrar os dados no celular. Normalmente esses aplicativos têm uma capacidade quase infinita de armazenar diários alimentares anteriores, o que facilita para o profissional a análise e a comparação de dados.

A maioria dos aplicativos de acompanhamento nutricional possibilita moldar as informações do diário alimentar de acordo com as necessidades individuais. Esse grupo de aplicativos permite ainda que seja possível anexar fotos ao conteúdo escrito, possibilitando uma melhor avaliação do profissional, uma vez que por meio de fotos o nutricionista pode estimar os volumes de comida de forma mais assertiva.[17] Além disso, aplicativos que contêm câmeras têm potencial de reduzir o constrangimento do registro manual em certas ocasiões, especialmente no caso de adolescentes, que não gostam de parecer estranhos perante amigos.[11] Caso o paciente não possa obter os aplicativos, ainda é possível combinar outras formas de registrar sua rotina alimentar, por exemplo, utilizando o bloco de notas do celular.

Para crianças, que muitas vezes têm resistência ou desinteresse aos tratamentos mais convencionais, aplicativos que propõem interatividade e experiências com os alimentos podem fazer muita diferença na adesão. Dessa forma, já existem aplicativos que colocam o paciente em contato com alimentos que não comem, enquanto outros os auxiliam a fazerem melhores escolhas. Em tratamentos para obesidade e transtorno alimentar restritivo evitativo (Tare), esses aplicativos têm importância maior, uma vez que são doenças que costumam aparecer na infância.

Com a evolução dos telefones celulares e o surgimento de relógios tecnológicos, muitos aplicativos já integram a configuração original do aparelho. É o caso de funções que medem frequência cardíaca, número de passos e qualidade do sono. É possível que nos próximos anos os aplicativos destinados à saúde estejam cada vez mais inseridos no dia a dia, e cabe ao profissional de saúde estar atento a todas elas, a fim de poder orientar seus pacientes para o uso adequado desses recursos.

USO NOCIVO DA TECNOLOGIA

Entretanto, o uso de redes sociais também pode trazer prejuízos, especialmente em relação à percepção e insatisfação com a imagem corporal. A influência da mídia em relação à imagem corporal é objeto de estudo desde o século XX, principalmente pela disponibilidade de acesso às formas e medidas corporais de celebridades e atletas, por exemplo. Para certos indivíduos, se comparar a pessoas destacadas na mídia pode levar a uma preocupação exagerada com o próprio corpo, repercutindo numa sensação de falha e incapacidade, o que no contexto da imagem corporal pode significar não viver dentro de um ideal (e ser lembrado o tempo todo disso pela mídia), comprometendo a autoestima e refletindo na insatisfação corporal.[18]

Um estudo transversal realizado com 212 meninas adolescentes estudantes de escola pública e de uma organização não governamental da capital e do interior de São Paulo mostrou que as mídias, incluindo as redes sociais, estão associadas à insatisfação da IC de meninas adolescentes. Nesse mesmo estudo, foi evidenciado que acessar diariamente o Facebook e o Instagram mais do que dez vezes ao dia aumentou a chance de insatisfação corporal em 6,57 e 4,47 vezes, respectivamente,[19] comprovando a influência das redes sociais na percepção corporal de adolescentes.

A influência negativa via redes sociais pode ter um impacto ainda maior nas adolescentes se a mensagem ou imagem vier de um(a) amigo(a). Especialmente se a foto for das próprias amigas. É que as redes sociais possibilitam maior disseminação de corpos idealizados, causando grande competição entre garotas, que querem sempre postar a melhor foto em seus *feeds* de notícia e ter o maior nível de aceitabilidade entre seus amigos. Ou seja, quem tiver maior visualização ou de comentários, é mais popular e mais aceito.[20] Foi pensando nisso que recentemente o aplicativo Instagram retirou das postagens o número de "curtidas" das postagens.

Ainda sobre grupos de amigos no Facebook, ao fazer uma busca simples é fácil encontrar vários grupos pró-transtornos alimentares (TA) conhecidos como Pró-Ana ou Pró-Mia, ou seja, que promovem a doença disseminando modos de restringir e purgar, com seções de motivação, suporte social e de dietas, bem como o que eles chamam de "*thinspiration*" – fotos de pessoas com TA consideradas modelo para as outras.[1] Na década passada, quando surgiu o Facebook, vários trabalhos científicos mostraram a repercussão desse tipo de grupo na influência sobre insatisfação corporal e baixa autoestima.[21,22] Mais recentemente, trabalhos mostraram redução de ingestão calórica após visualização desse tipo de páginas no Facebook.[23,24]

Outra grande preocupação em relação às redes sociais refere-se às *fake news,* que disseminam informações erradas sobre saúde e dietas e acabam influenciando o comportamento alimentar dos usuários. De 2006 a 2017 o MIT (Massachusetts Institute of Technology) efetuou um extenso estudo longitudinal sobre a propagação de notícias falsas *on-line* com o objetivo de estimular pesquisas comportamentais, e identificou que notícias falsas se propagam 70% mais que notícias verdadeiras, tanto em abrangência quanto em celeridade.[25] Entre as notícias falsas, muitas vezes encontramos *posts* que indicam novas dietas e produtos para emagrecer.

Podemos comparar a propagação das *fake news* com um padrão de comportamento habitualmente utilizado no mercado financeiro: o efeito manada. O conceito se refere ao movimento no qual, diante da percepção da oscilação de valores sobre determinado ativo, ocorre um julgamento de valor coletivo e não racional que provoca a adoção da mesma conduta por muitos investidores.[26] Com a disseminação de *fake news,* nota-se um movimento em massa semelhante ao efeito manada, porém em relação à adoção de hábitos nutricionais de origem duvidosa que, por vezes, oferece riscos à saúde física e emocional. Ou seja, ao se deparar com notícias ou *posts* com informações sobre dietas milagrosas ou mesmo fotos modificadas por aplicativos, um grupo de pessoas toma isso como verdade, acatando os preceitos e disseminando-os pelas redes sociais, indiscriminadamente.

Pode-se inferir que um fator determinante para a efetividade da disseminação de informações – e que pode intensificar seus efeitos – é o fato de que os usuários de redes sociais como Facebook têm maior proximidade e intimidade da rede de conexões.[21] Assim criamos uma rede de amigos e colegas com quem há ou houve algum contato real, o que atribui "credibilidade" e "autenticidade" às informações compartilhadas.

Recentemente, Instagram e Facebook impuseram restrições para *posts* com produtos de dietas e de cirurgias estéticas. Segundo divulgado, as empresas baniriam postagens que promovessem conteúdo duvidoso relacionado a produtos de perda de peso, principalmente aqueles ligados a ofertas (como códigos de desconto) e restringiria o acesso ao conteúdo por faixa etária.[27] Essa é uma medida importante porque em comparação à influência de pais e amigos, a mídia, como meio de comunicação social, se mostra como a mais eficiente propagadora de influências sobre a imagem corporal não somente na adolescência, mas em todo o decurso da vida, principalmente das mulheres.[28] Foi pensando nisso que o Conselho Federal de Nutrição (2019)[29] criou campanha que alerta sobre as inúmeras *fake news* de dietas milagrosas disseminadas nas redes sociais, advertindo sobre a necessidade de sempre checar as fontes da informação e frisando que o nutricionista é o único profissional capacitado a dar orientação nutricional e/ou alimentar, desde que suas atividades divulgadas em mídias sociais (e outras) estejam em conformidade com o Código de Ética e de Conduta (CEC) do Nutricionista.[30] O Quadro 2 apresenta alguns pontos importantes do CEC.

Quadro 2 O uso da internet, segundo o Código de Ética e Comportamento do Nutricionista

O que diz o Código de Ética sobre o uso da internet
▪ De acordo com Resolução CFN n. 599/2018 que "Aprova o Código de Ética e de Conduta do Nutricionista e dá outras providências", não há impedimento de que o nutricionista divulgue suas atividades profissionais em diferentes meios de comunicação, desde que o uso de estratégias para comunicação e informação ao público esteja em concordância com o **Capítulo IV** do CEC (Código de Ética e de Conduta do Nutricionista).
▪ De acordo com o **art. 36** do Código de Ética e de Conduta do Nutricionista (Resolução CFN n. 599/2018), "é dever do nutricionista realizar em consulta presencial a avaliação e o diagnóstico nutricional de indivíduos sob sua responsabilidade profissional. Parágrafo único. Orientação nutricional e acompanhamento podem ser realizados de forma não presencial".
▪ Segundo o **art. 53**, "É direito do nutricionista utilizar os meios de comunicação e informação, pautado nos princípios fundamentais, nos valores essenciais e nos artigos previstos nesse código, assumindo integral responsabilidade pelas informações emitidas." Conforme o **art. 54**, "É direito do nutricionista divulgar sua qualificação profissional, técnicas, métodos, protocolos, diretrizes, benefícios de uma alimentação para indivíduos ou coletividades saudáveis ou em situações de agravos à saúde, bem como dados de pesquisa fruto do seu trabalho, desde que autorizado por escrito pelos pesquisados, respeitando o pudor, a privacidade e a intimidade própria e de terceiros".
▪ **Art. 55**, "É dever do nutricionista, ao compartilhar informações sobre alimentação e nutrição nos diversos meios de comunicação e informação, ter como objetivo principal a promoção da saúde e a educação alimentar e nutricional, de forma crítica e contextualizada e com respaldo técnico-científico".
▪ Conforme o **art. 56**, "É proibido ao nutricionista, na divulgação de informações ao público, utilizar estratégias que possam gerar concorrência desleal ou prejuízos à população, tais como promover suas atividades profissionais com mensagens enganosas ou sensacionalistas e alegar exclusividade ou garantia dos resultados de produtos, serviços ou métodos terapêuticos". Segundo o **art. 57**, "É vedado ao nutricionista utilizar o valor de seus honorários, promoções e sorteios de procedimentos ou serviços como forma de publicidade e propaganda para si ou para seu local de trabalho".
▪ É vedado ao nutricionista, mesmo com autorização concedida por escrito, divulgar imagem corporal de si ou de terceiros, atribuindo resultados a produtos, equipamentos, técnicas, protocolos, pois podem não apresentar o mesmo resultado para todos e oferecer risco à saúde respeitando o **art. 58**.

Fonte: Conselho Federal de Nutrição, 2018.[31]

CONSIDERAÇÕES FINAIS

Se por um lado, a tecnologia abriu várias oportunidades para o nutricionista atuar e/ou melhorar seu atendimento, por outro as mídias sociais podem ser muito mal utilizadas pelos pacientes. É, portanto, necessário que o profissional avalie com seu paciente suas redes sociais preferidas e o que ele vem seguindo em cada uma delas. Discutir em consulta o porquê e a validade de ser um seguidor de cada perfil/grupo pode ser riquíssimo tanto para o profissional entender melhor o universo que influencia seu paciente como para ajudá-lo a se desvencilhar de possíveis influências negativas.

REFERÊNCIAS BIBLIOGRÁFICAS

1. Teufel M, Hofer E, Junne F, Sauer H, Zipfel S, Giel KE. A comparative analysis of anorexia nervosa groups on Facebook. Eat Weight Disord. 2013;18:413-20.
2. Adshin A, Babalola D, Mclean M, Yu Z, Ma W, Chen CY, et al. Mozaffarian D. Information technology and lifestyle: a systematic evaluation of internet and mobile interventions for improving diet, physical activity, obesity, tobacco and alcohol use. Journal of American Heart Association. 2016;5(9).
3. Olson CM. Behavioral nutrition interventions using e – and m-Health communication tecnologies: a narrative review. Annual Review of Nutrition. 2016;36(1):647-64.
4. Conselho Federal de Nutrição. Resolução CFN n. 660, de 21 de agosto de 2020[Internet] [acesso em 20 set. 2020]. Disponível em: https://www.cfn.org.br/wp-content/uploads/resolucoes/res_660_2020.html.
5. Salam RA, Das JK, Lassi ZS, Bhutta ZA. Adolescent health interventions: Conclusions, evidence, gaps and research priorities. Jounal of the Adolescent Health. 2016;59:S88-S92.
6. Melo GRA, Vargas FCS, Chagas CMS, Toral N. Nutritional interventions for adolescentes using information and communication Technologies (ICTs): A systematic review. PLos One. 2017;12(9):e0184509.
7. SocialBakers Facebook. [Internet] [acesso em 26 set. 2019]. Disponível em: http://www.facebook.com/socialbakers.
8. Facebook IQ. Hot Topics [Internet]. 2019 [acesso em 15 set. 2019]. Disponível em: http://www.facebook.com.
9. Facebook IQ. Estudo da jornada do consumidor da CPG/Maquiagem da Accenture [Internet]. 2018 [acesso em 15 set 2019]. Disponível em: http://www.facebook.com.
10. Pollard CM, Pulker CE, Meng X, Kerr DA, Scott JA. Who uses the internet as a source of nutrition and dietary information? An Australian population perspective. J Med Internet Res. 2015;17(8). Disponível em: https://www.ncbi.nlm.nih.gov/pubmed/26310192.
11. Cade EJ. Measuring diet in the 21st century: Use of new technologies. Proceedings of the Nutrition Society. 2016. Doi: 10.1017. Disponível em: https://www.ncbi.nlm.nih.gov/pubmed/27976605.
12. Boushey CJ, Kerr DA, Wright J, Lutes KD, Ebert DS, Delp EJ. Use of technology in children's dietary assessment [Internet]. Eur J Clin Nutr. 2009;63 Suppl. 1:S50-S57 [acesso em 25 set 2019]. Disponível em: https://www.researchgate.net/publication/24014170_Use_of_technology_in_children's_dietary_assessment.
13. Touvier M, Kesse-Guyot E, Mejean C, Pollet C, Malon A, Castetbon K, et al. Comparison between an interactive web-based self administered 24 h dietary record and an interview by a dietitian for large-scale epidemiological studies [Internet]. Br J Nutr. 2011;105:1055-64 [acesso em 26 set. 2019]. Disponível em: https://www.ncbi.nlm.nih.gov/pubmed/2108098.
14. Fallaize R, Forster H, Macready AL, Walsh MC, Mathers JC, Brennan L, et al. Online dietary intake estimation: Reproducibility and validity of the Food4Me food frequency questionnaire against a 4-day weighed food record [Internet]. J Med Internet Res. 2014;16:e190 [acesso em 26 set. 2019]. Disponível em: https://www.ncbi.nlm.nih.gov/pubmed/25113936.

15. Kachani AT. Comparação da composição alimentar e do consumo alcoólico entre a fase folicular e a fase lútea tardia de mulheres dependentes de álcool [dissertação de mestrado]. São Paulo: Faculdade de Medicina da Universidade de São Paulo; 2009.
16. Health NI. Dietary Assessment Primer, Measurement Error [Internet]. 2016 [acesso em 26 set. 2020]. Disponível em: https://dietassessmentprimer.cancer.gov/.
17. Albar SA, Carter MC, Alwan NA, Evans CEL, Cade JE. Formative evaluation of the usability and acceptability of myfood24 among adolescents: A UK online dietary assessments tool [Internet]. BMC Nutr. 2015;1:1-11 [acesso em: fev. 2020]. Disponível em: http://eprints.whiterose.ac.uk/90493/.
18. Jia W, Chen HC, Yue Y, Li Z, Bai Y, Li C, Sun M. Accuracy of food portion size estimation from digital pictures acquired by a chest-worn camera [Internet]. Public Health Nutr. 2014;17:1671-81 [acesso em 26 set. 2020]. Disponível em: https://www.ncbi.nlm.nih.gov/pubmed/24476848.
19. Kachani AT. Checagem do corpo em transtornos alimentares: relação entre comportamentos e cognições [tese de doutorado]. São Paulo: Faculdade de Medicina da Universidade de São Paulo; 2012.
20. Lira AG, Ganen AP, Lodi AS, Alvarenga MS. Uso de redes sociais, influência da mídia e insatisfação com a imagem corporal de adolescentes brasileiras [Internet]. Jornal Brasileiro de Psiquiatria. 2017;66(3):164-71 [acesso em 26 set. 2020]. Disponível em: http://www.scielo.br/scielo.php?script=sci_arttext&pid=S0047-20852017000300164&lng=en&nrm=iso.
21. Hayasaki PM. O papel do Facebook na percepção da autoimagem corporal e autoestima [monografia de aperfeiçoamento/especialização]. São Paulo: Escola de Comunicação e Artes, Universidade de São Paulo; 2012.
22. Harper K, Sperry S, Thompson JK. Viewrship of pro-eating disorders websites: Association with body image and eating disturbances. International Journal of Eating Disorders. 2008;41(1):92-5.
23. Bardone-Cone AM, Cass KM. What does viewing a pro-anorexia website do? An experimental examination of website exposure and moderating effects. International Journal of Eating Disorders. 2007;40(6):537-48.
24. Jett S, La Porte DJ, Wanchism J. Impact of exposure to pro-eating disorder websites on eating behaviour in college women. European Eating Disorders Review. 2010;18(5)410-6.
25. Rodgers RF, Skowron S, Chabrol H. Disordered eating and group membership among members of pro-anorexic online community. European Eating Disorders Review. 2012;20(1):9-12.
26. Vasoughi S, Roy D, Aral S. The spread of true and false news online [Internet]. Science. 2018;359(6380):1146-51 [acesso em 20 set. 2020]. Disponível em: https://science.sciencemag.org/content/359/6380/1146/tab-pdf.
27. Barbedo CHS, Silva EC. Finanças comportamentais: pessoas inteligentes também perdem dinheiro na bolsa de valores. São Paulo: Atlas; 2008.
28. Fiore M. Instagram impõe restrição para posts com produtos de dietas e cirurgia estética [Internet]. Social Media. 18 set. 2019 [acesso em 20 set. 2020]. Disponível em: https://www.b9.com.br/114286/instagram-impoe-restricao-para-posts-com-produtos-de-dietas-e-cirurgia-estetica/.
29. Wilksch SM, O'Shea A, Ho P, Byrne S, Wade TD. The relantionship between social media use and disordered eating in Young adolescentes. International Journal of Eating Disorders. 2019;1-11.
30. Conselho Federal de Nutrição. Existe muita fake news quando o assunto é nutrição. Brasília, 29 maio 2019 [Internet] [acesso em 20 set. 2020]. Disponível em: http://www.cfn.org.br/index.php/existe-muita-fake-news-quando-o-assunto-e-nutricao/.
31. Conselho Federal de Nutrição. Código de Ética e de Conduta do Nutricionista Brasília, 25 de fevereiro de 2018 [Internet] [acesso em 11 out. 2020]. Disponível em: http://www.cfn.org.br/wp-content/uploads/2018/04/codigo-de-etica.pdf.

Parte 3

Transtornos psiquiátricos e as condutas nutricionais

15 Anorexia nervosa

Michele de Oliveira Gonzalez
Táki Athanássios Cordás
Eduardo Wagner Aratangy
Marcela Salim Kotait

CONCEITO E DIAGNÓSTICO

A anorexia nervosa (AN) é o transtorno alimentar que se caracteriza por perda de peso voluntária, acompanhada por distorção da imagem corporal levando a um peso significativamente baixo e um comprometimento físico, psíquico e social.[1,2]

O termo anorexia não é o mais adequado para definir a doença, já que não ocorre necessariamente perda real do apetite ao menos nos estágios iniciais, mas sim uma negação do apetite e um controle obsessivo sobre o corpo e o peso corporal. Medo mórbido de engordar, significativa insatisfação com o próprio corpo e distorção da imagem corporal constituem em geral a motivação para a busca da magreza.[3]

O quadro surge, quase sempre, após uma dieta restritiva em virtude da insatisfação com peso ou imagem corporal. Inicialmente são evitados alimentos ricos em carboidratos e aqueles considerados "proibidos, engordativos" e progressivamente o paciente passa a restringir cada vez mais sua alimentação, chegando a abolir a ingestão de grupos alimentares específicos e a minimizar o número de refeições ao dia.[4-6]

Observam-se com frequência repulsa e dificuldade para lidar com a alimentação, o que gera importantes alterações no padrão e no comportamento alimentar.[5,6]

O quadro clínico em geral é crônico e associado a complicações clínicas decorrentes da desnutrição e dos métodos compensatórios inadequados (indução de vômitos, uso de laxantes e diuréticos, fórmulas para emagrecer, excesso de exercícios físicos, uso inadequado de insulina e hormônios da tireoide, amamentação com a intenção de perder peso etc.).[5-7]

No Quadro 1, descrevemos as principais complicações relacionadas à anorexia nervosa:[8]

Quadro 1 Complicações médicas da anorexia nervosa

Pele e anexos	Pele com aspecto amarelado por hipercarotenemia, pele seca, lanugo, cabelos finos e quebradiços, perda de cabelo
Sistema digestório	Retardo no esvaziamento gástrico, diminuição de peristaltismo digestório intestinal, pancreatite e constipação intestinal, alterações de enzimas hepáticas, lesões esofágicas causadas por vômitos, perda dentária
Sistema circulatório	Bradicardia, diminuição da pressão arterial, arritmias, insuficiência circulatória cardíaca, parada cardíaca, hipotensão postural, alterações do eletrocardiograma, miocardiopatias
Sistema excretor	Edema, cálculo renal, aumento de ureia sérica, poliúria, desidratação
Sistema hematológico	Anemia, leucopenia (queda no número de células brancas), hematológico trombocitopenia (queda no número de plaquetas)
Sistema reprodutivo	Infertilidade, recém-nascidos com baixo peso, partos prematuros, reprodutivo complicações perinatais
Eletrólitos	Hipocalemia, hiponatremia, hipofosfatemia e hipomagnesemia
Sistema endocrinológico	Amenorreia, diminuição de gonadotrofinas, hormônio luteinizante e endocrinológico estrogênios, hipotireoidismo, aumento de hormônio do crescimento e do cortisol, aumento das leptinas
Outras alterações	Hipotermia e intolerância ao frio, convulsões, osteopenia/ alterações osteoporose, hipoglicemia, atrofia cerebral, alterações neurocomportamentais

O baixo peso autoinduzido e as perturbações da imagem corporal são os critérios principais para o diagnóstico da AN. Apesar da progressiva perda de peso, o paciente continua insatisfeito com o peso ou com algumas partes do corpo, caracterizando a psicopatologia fundamental da AN, que é a distorção da imagem corporal.[1]

O *Manual diagnóstico e estatístico de transtornos mentais*, da American Psychiatric Association, atualmente em sua quinta edição (DSM-5), distingue dois subtipos de AN com uma referência temporal para sua diferenciação, com base nas características dos últimos três meses:[1,2,9]

- AN restritiva (AN-R): caracterizada por restrição da ingesta calórica, aumento do gasto energético e jejum. Tal restrição pode estar acompanhada ou não de atividade física excessiva e uso de anorexígenos (inibidores do apetite, hormônios sintéticos, entre outros).
- AN purgativa (AN-P): episódios de compulsão alimentar e/ou comportamentos purgativos como vômitos autoinduzidos, laxantes, diuréticos e/ou enemas.

A comorbidade psiquiátrica entre os indivíduos com transtornos alimentares é mais regra que exceção. Os transtornos psiquiátricos mais encontrados nessa população são depressão, transtornos ansiosos, transtorno obsessivo-compulsivo, transtorno por uso de substâncias e transtornos de personalidade.

O subtipo AN-P tem maior prevalência de comorbidades, psicopatologia mais grave, maiores índices de suicídio e pior prognóstico. Estão relacionados também com maior índice de quadros ligados a impulsividade, incluindo abuso de substâncias e transtornos da personalidade do *cluster* B (*borderline*, histriônica, narcisista e antissocial), além de maior risco de complicações médicas mais graves causadas por comportamentos purgativos associados ao baixo peso.[5,10-14]

A etiologia da AN está relacionada a interações de fatores ambientais, psicológicos e fisiológicos, os quais desenvolvem e mantêm o comportamento alimentar. Sendo assim, quanto maior a compreensão da relação entre esses fatores, maior e melhor serão sua prevenção e tratamento.[10]

Quadro 2 Critérios diagnósticos para anorexia nervosa segundo o DSM-5[1]

Restrição da ingestão calórica em relação às necessidades, levando a um peso corporal significativamente baixo no contexto de idade, gênero, trajetória do desenvolvimento e saúde física. Peso significativamente baixo é definido como um peso inferior ao peso mínimo normal ou, no caso de crianças e adolescentes, menor do que o minimamente esperado.
Medo intenso de ganhar peso ou de engordar, ou comportamento persistente que interfere no ganho de peso, mesmo estando com peso significativamente baixo.
Perturbação no modo de vivenciar o peso, tamanho ou forma corporais; excessiva influência do peso ou da forma corporais na maneira de se autoavaliar; negação da gravidade do baixo peso.
Especificar subtipo: Restritivo: nos últimos três meses não houve episódio de compulsão ou prática purgativa. Purgativo: nos últimos três meses houve episódios de compulsão e/ou purgação.
Especificar se: Em remissão parcial: depois de todos os critérios diagnósticos para AN terem sido preenchidos por um período de tempo, o critério A (baixo peso corporal) não se manteve mais, mas o critério B (medo intenso de ganhar peso ou de se tornar gordo ou comportamento que impede o ganho de peso) ou o critério C (perturbação no modo de vivenciar o peso, tamanho ou forma corporais) ainda se mantém. Em remissão total: depois de todos os critérios diagnósticos para AN terem sido preenchidos por um período de tempo, nenhum dos critérios se apresenta mais, por um período de tempo.
Especificar gravidade atual: Leve: IMC $\geq$ 17 kg/m^2 Moderado: IMC entre 16 e 16,99 kg/m^2 Grave: IMC entre 15 e 15,99 kg/m^2 Extremo: IMC $<$ 15 kg/m^2

EPIDEMIOLOGIA

A prevalência de AN é estimada entre 0,5 e 1% da população. Cerca de 90% dos pacientes são do sexo feminino e a faixa etária mais atingida é dos 15 aos 25 anos. Estima-se que a incidência de casos novos em mulheres jovens seja de cerca de 8 para 100 mil pessoas. Em homens, o índice é menor que 0,5 por 100 mil, mas a prevalência vem aumentando, em especial em homossexuais.[10]

Algumas profissões apresentam maior estímulo para o desenvolvimento de AN, em especial aquelas ligadas à estética e ao corpo (bailarinos, atletas, profissionais da moda, atrizes e atores, estudantes de nutrição, medicina e psicologia).[1,8,12]

Pacientes portadores de diabetes, fibrose cística e espinha bífida têm maiores chances de desenvolver AN.[10]

Por serem ainda escassos os estudos epidemiológicos nessa área, pode haver subestimação dos casos. Se considerarmos os erros diagnósticos, os quadros parciais e as migrações diagnósticas (p. ex., pacientes que tinham bulimia nervosa e passam a preencher critérios para anorexia nervosa), esses índices podem ser maiores. Além disso, muitos pacientes com transtornos da alimentação, em especial aqueles com AN, não se julgam doentes, o que prejudica as estimativas populacionais.[7]

Dentre os transtornos psiquiátricos, a AN apresenta as maiores taxas de morbidade e mortalidade. O índice de mortalidade atinge mais de 18% em estudos de seguimento a longo prazo e a principal causa é o suicídio. Aproximadamente 50% dos pacientes adultos referem ideação suicida e até 26% tentam suicídio. O diagnóstico precoce pode prevenir comportamentos suicidas e reduzir a probabilidade de desenvolver comorbidades psiquiátricas melhorando o prognóstico e o resultado do tratamento a longo prazo.[15,16]

ASPECTOS NUTRICIONAIS RELEVANTES

Como características alimentares importantes dos indivíduos com AN, é comum a adoção de dietas vegetarianas como forma de restrição de grupos alimentares, além de grande conhecimento sobre calorias e nutrição. O consumo de alimentos *diet* e *light* são feitos em excesso visando à perda de peso,[17-20] e o consumo de café e refrigerantes pode acontecer com intenção de mascarar a fome.[21,22]

O padrão e a frequência alimentares sofrem alterações importantes; dessa maneira, o terapeuta nutricional deve individualizar as metas e o planejamento alimentar. A ingestão alimentar comumente encontrada é hipocalórica, pobre em macro e micronutrientes, com restrição de alimentos ricos em lipídeos e, também, marcada pela irregularidade ao fazer refeições.[17,20]

Retomar o prazer em comer, a sociabilidade e respeito aos sinais de fome também fazem parte do tratamento nutricional. Em um primeiro momento, no entanto, os sinais de fome do paciente podem estar "ausentes" pelas disfunções da doença.[23]

Os resultados de exames laboratoriais de pacientes com AN não apresentam alterações significativas, justificadas pela desidratação crônica. Ainda assim, os níveis de colesterol podem estar elevados, assim como valores anormais de lipídeos. Embora exista baixa ingestão de gordura e colesterol, há disfunção hepática, diminuição da secreção de bile e o próprio padrão alimentar inadequados podem influenciar esses valores.[17,24]

AVALIAÇÃO NUTRICIONAL

Antropometria e composição corporal

A obtenção de peso e estatura de indivíduos portadores de AN e a comparação com padrões de referências normais para idade e sexo são importantes para verificar o estado nutricional dos pacientes e também para acompanhar sua evolução ao longo do tratamento.[18] No entanto, o conceito de peso ideal na AN deve levar em consideração a heterogeneidade dos indivíduos. O peso mínimo saudável será atingido quando as necessidades básicas forem respeitadas. O índice da massa corporal deve ser mantido na eutrofia com adoção de estilo de vida e práticas alimentares saudáveis e adequadas supridas.[25,26] Espera-se que o peso saudável em mulheres esteja associado ao reestabelecimento dos ciclos menstruais, dos níveis hormonais nos homens e do desenvolvimento físico e sexual em crianças e adolescentes.

A verificação das pregas cutâneas é utilizada como medida de adiposidade e pode ajudar a determinar a composição corporal, bem como servir de ferramenta educacional, diferenciando a massa magra da massa gorda. Em adultos, o cálculo da gordura corporal é feito pela soma das pregas do bíceps, do tríceps, da subescapular e da suprailíaca, sendo classificado segundo Durnin (1974).[24,27]

Durante a recuperação de peso, o paciente ganha massa magra, mas sobretudo massa gorda – cerca de 48 a 68% do total do ganho de peso –, acumulando-se inicialmente na região do tronco.[21,22]

AVALIAÇÃO DO CONSUMO ALIMENTAR

O diário alimentar é um instrumento de automonitorização utilizado para o tratamento e a avaliação nutricional dos TAs.

Quadro 3 Exames para avaliação inicial e alterações mais comuns

- Hemograma completo (anemias e alterações hematológicas em virtude de carências nutricionais específicas, alterações no número de células brancas)
- Potássio, cálcio ionizável, magnésio, sódio e fósforo séricos (desbalanços iônicos)
- Glicose sérica (hipoglicemia, diabetes)
- Proteínas totais e frações (sinais mais graves de desnutrição e desbalanço proteico)
- Ureia e creatinina (função renal)
- TSH e T4 livre (alterações da tireoide)
- Fosfatase alcalina (comprometimento pancreático)
- TGO, TGP e gama-GT (função hepática)
- Eletrocardiograma (arritmias e outras alterações cardiológicas)
- Densitometria óssea (osteopenia e osteoporose)

Fonte: APA, 2005.[10]

O paciente deve registrar informações relevantes, tais como data, local, alimentos e quantidade consumida, bem como duração e horários das refeições, ocorrência de compulsões e purgações, com quem realizou refeições, e sentimentos associados. Registra-se também um valor estimado para a sensação de fome antes da ingestão alimentar e a sensação de saciedade após o ato de comer (Quadro 4).[6,8]

Com esse registro, é possível fazer uma análise da composição nutricional da dieta do paciente e obter informações sobre crenças e atitudes relacionadas à comida, o que logo será objeto de modificação durante o tratamento.[19]

PERGUNTAS QUE NÃO PODEM FALTAR NA ANAMNESE

- Quando começou sua preocupação com o peso? Fazia ou faz algo para perder peso?
- Com que frequência pensa sobre seu peso? Com que frequência você se pesa?
- Quanto medo você tem de ganhar peso?
- Você já achou seu peso alto, mesmo sendo o mais baixo que já teve?
- Qual seria seu peso ideal? Seus familiares concordariam com esse peso?
- Existe alguma parte do seu corpo da qual não gosta? Qual? Por quê?
- Após o surgimento da AN, excluiu algum alimento de sua alimentação? Qual? Por quê?
- Dê uma nota de 0 a 10, numa escala crescente, aos alimentos que considera proibidos e engordativos.
- Você tem aversão a algum alimento? Qual?
- Quais alimentos considera mais saudáveis?
- De quais alimentos você mais gosta?

Quadro 4 Diário alimentar para pacientes com transtornos da alimentação

Data	Hora	O que comeu e quanto	Compulsivo?	Purgação?	Fome (0-10)	Satisfação?	Duração	Onde	Com quem	Sentimento

Fonte: Philippi e Alvarenga, 2004.[20]

- Você tem ou já teve a sensação de perda de controle ao se alimentar, comendo mais do que uma pessoa normalmente comeria? Isso ocorre com que frequência? Descreva um episódio.

TRATAMENTO

O tratamento da AN requer profissionais de diversas áreas. A equipe mínima é composta por nutricionista, psicólogo e médico psiquiatra.[8] Em razão da complexidade do quadro, é importante intervir junto à família para que auxilie no programa de acompanhamento.[5,10] No caso de crianças e adolescentes, a terapia familiar é escolha padrão-ouro para o tratamento já que alterações na dinâmica familiar são importantes mantenedoras da AN.[2,28,29]

O tratamento da AN pura é a realimentação criteriosa. O uso de medicamentos na AN sem comorbidades psiquiátricas tem pouca evidência até o momento, sendo que a escolha terapêutica é baseada na maioria das vezes na existência de quadros psiquiátricos associados como depressão e transtornos ansiosos.[2]

A abordagem na AN deve compreender também o tratamento de complicações e comorbidades clínicas; promover recuperação cognitiva, volitiva e afetiva do medo mórbido de engordar e da insatisfação de imagem corporal; envolver a família dos pacientes nas diversas modalidades de tratamento oferecidas; prevenir recaída e recorrência do quadro alimentar disfuncional; promover recuperação funcional e de autoestima e desenvolver responsabilização do paciente sobre o tratamento.[2,28,29]

OBJETIVOS DIETOTERÁPICOS[31-33]

- Restabelecer o peso corporal adequado.
- Eliminar ou reduzir comportamentos inadequados, como a restrição alimentar, a compulsão alimentar e a purgação.
- Normalizar o padrão alimentar.
- Normalizar a percepção de fome e saciedade.
- Corrigir as sequelas biológicas e psicológicas da desnutrição.
- Melhorar a relação do paciente com o alimento e o corpo.
- Promover hábitos alimentares saudáveis.

CONDUTA NUTRICIONAL

O tratamento nutricional deve ser realizado por terapeuta nutricional capacitado e especializado.[33] A recuperação do peso corporal deve ser priorizada na AN para reestabelecimento do estado nutricional adequado, visando também à minimização de complicações clínicas como osteoporose e osteopenia, pois o consumo adequado de cálcio pela alimentação pode ajudar a diminuir perdas ósseas.[6,24] O reganho de peso deve ser feito de maneira gradual e as necessidades de energia e nutrientes ideais devem ser atingidas aos poucos. O ganho de peso deve ser feito com suporte e aconselhamento psicológico, sendo contraindicado o ganho forçado (APA 2009).[30,33]

A recuperação do peso deve ser separada em fases, controlada e planejada. Para pacientes em regime ambulatorial, deve-se atingir ganho semanal de 200 a 450 g; o ganho deve ser de 500 a 900 g semanais para aqueles em regime parcial de internação, e de 900 a 1.300 g por semana para regimes em enfermaria. Não é possível assegurar o incremento do peso sem levar em conta eventuais oscilações, já que o metabolismo basal e as individuais respostas ao tratamento interferem no curso da recuperação (APA 2007). Vale destacar que o restabelecimento de peso deve ser feito preferencialmente com alimentos reais. O uso de suplementação, por sua vez, deve ser empregado de forma parcimoniosa e apenas em situações de extrema necessidade, com base na cuidadosa discussão do caso.

Durante a fase de realimentação, é necessário o monitoramento para evitar a síndrome da realimentação. Essa síndrome é caracterizada pela hipofosfatemia, que é a rápida diminuição de potássio e magnésio, intolerância à glicose, disfunção gastrintestinal e arritmias cardíacas, que ocorrem em razão da repentina sobrecarga em ingestão calórica, principalmente advinda de carboidratos.[34] Os pacientes podem apresentar hipofosfatemia, hipomagnesemia, hipocalemia, intolerância à glicose, sobrecarga de fluidos, deficiência de tiamina, hipotensão, complicações neurológicas, pulmonares, cardíacas, neuromusculares, hematológicas e coma dias após a reintrodução alimentar.[35]

Para os critérios de internação, o baixo peso não deve ser considerado como único fator de gravidade. Além da desnutrição severa, é importante considerar outros elementos, entre os quais desidratação, distúrbios eletrolíticos, arritmia cardíaca, instabilidade fisiológica, bradicardia grave, hipotensão e hipotermia, mudanças ortostáticas, estagnação do crescimento e desenvolvimento, falha no tratamento ambulatorial, recusa alimentar aguda, descontrole de purgações e compulsões, complicações clínicas da desnutrição e comorbidades que possam interferir no tratamento do transtorno da alimentação (APA, 2006).[24]

A orientação de atividade física recomendada depende diretamente do estado clínico e nutricional, psicológico e clínico do indivíduo. Ela pode ser indicada de maneira limitada ou ainda eliminada de acordo com o peso corporal. Em todos os casos, a promoção de atividades físicas deve ser baseada no entendimento da saúde e prazer, não focado à compensação energética e promoção de perda de peso.[24]

O tratamento é dividido em duas fases, uma educacional e outra experimental. A fase educacional objetiva coletar informações sobre o histórico do distúrbio alimentar, estabelecer uma relação de não julgamento com o paciente para manter a confiança e a colaboração no tratamento, discutir sobre alimentação, nutrição e regulação de peso, informar sobre as consequências da restrição alimentar e dos comportamentos compensatórios inadequados e envolver a família no processo de recuperação, como um suporte ao tratamento. A fase experimental, por sua vez, visa a trabalhar a relação do paciente com os alimentos e seu corpo, separando-os de sentimentos e aspectos psicológicos; mudar e adequar os comportamentos alimentares gradualmente e de maneira individualizada; adequar o peso de forma gradativa e ajudar o paciente a mantê-lo; bem como orientar um comportamento alimentar apropriado em ocasiões sociais. Estratégias diferenciadas são necessárias para mudanças de crenças e percepções sobre a alimentação e sobre nutrição, devendo-se considerar que a educação nutricional tradicional não é suficiente para mudar cognições.[33,36,37]

> O papel do nutricionista para a assistência e recuperação dos indivíduos com AN é fundamental. Será por meio do tratamento nutricional que o paciente conseguirá ressignificar sua relação com o corpo e com a comida, reestabelecendo comportamentos adequados e equilibrados.

TRATAMENTO NUTRICIONAL

1. O nutricionista deve expressar empatia e estabelecer uma relação de não julgamento com o paciente para manter a confiança e a colaboração no tratamento.
2. Coletar detalhadamente e avaliar o histórico alimentar e de peso dos pacientes é importante para reconhecer a presença dos critérios diagnósticos para transtornos da alimentação.
3. O registro alimentar possibilita avaliar a alimentação atual do paciente, a presença de comportamentos inadequados (purgação, restrição e compulsão alimentar), além de obter informações sobre crenças e atitudes relacionadas à alimentação, as quais serão objeto de modificação durante o tratamento.
4. Determinar uma meta de peso adequado ao paciente.
5. Elaborar um plano alimentar individualizado, com refeições estruturadas e orientações nutricionais sem muitas restrições dietéticas, pode ajudar no tratamento.
6. Discutir sobre alimentação, nutrição, regulação de peso e informar os pacientes sobre as consequências da restrição alimentar e dos comportamentos compensatórios inadequados para o organismo.
7. Ajudar o paciente a normalizar seu comportamento alimentar.
8. Trabalhar a relação do paciente com os alimentos e seu corpo, tentando separá-los de sentimentos e aspectos psicológicos.

9. Envolver a família no processo de recuperação como suporte ao tratamento.
10. O tratamento da AN deve ser realizado por uma equipe multidisciplinar.

REFERÊNCIAS BIBLIOGRÁFICAS

1. American Psychiatric Association. Feeding and eating disorders. In: Diagnostic and statistical manual of mental disorders (DSM 5). 5. ed. Arlington, VA: American Psychiatric Publishing; 2013. p. 338-54.
2. Wade TD, Treasure J, Schmidt U, Fairburn CG, Byrne S, Zipfel S, et al. Comparative efficacy of pharmacological and non-pharmacological interventions for the acute treatment of adult outpatients with anorexia nervosa: study protocol for the systematic review and network meta-analysis of individual data. J Eat Disord. 2017;5(1):24.
3. Cordás TA. Transtornos alimentares: classificação e diagnóstico. Rev Psiquiatr Clin. 2004;31(4):154-7.
4. Alvarenga M, Larino MA. Terapia nutricional na anorexia e bulimia nervosas. Rev Bras Psiquiatr. 2002;24(Supl 3):39-43.
5. Louzã Neto MR, Elkis H. Psiquiatria básica. 2. ed. Porto Alegre: Artmed; 2007.
6. Latterza AR, Dunker KLL, Scagliusi FB, Kemen E. Tratamento nutricional dos transtornos alimentares. Rev Psiq Clín. 2004;31(4):173-6.
7. Steinhausen HC. The outcome of anorexia nervosa in the 20th century. Am J Psychiatry. 2002 Aug;159(8):1284-93.
8. American Dietetic Association. Position of the American Dietetic Association: Nutrition intervention in the treatment of anorexia nervosa, bulimia nervosa, and other eating disorders. J Am Diet Assoc. 2006;106(12):2073-82.
9. Dakanalis A, Colmegna F, Riva G, Clerici M. Validity and utility of the DSM-5 severity specifier for binge-eating disorder. Int J Eat Disord. 2017;50(8):917-23.
10. American Psychiatry Association. Practice guidelines for the treatment of patients with eating disorders. 3. ed. Washington: American Psychiatry Association; 2005.
11. Nakai Y, Nin K, Noma SI, Teramukai S, Fujikawa K, Wonderlich SA. The impact of DSM-5 on the diagnosis and severity indicator of eating disorders in a treatment-seeking sample. Int J Eat Disord. 2017;50(11):1247-54.
12. Salzano FT, Aratangy EW, Azevedo AP, Pisciolaro F, Maciel AMB, Cordás TA. Transtornos alimentares. In: Miguel EC, Gentil V, Gattaz WF (eds.). Clínica psiquiátrica: a visão do departamento e do instituto de psiquiatria do HCFMUSP. Barueri: Manole; 2011. p. 931-52.
13. Franko DL, Tabri N, Keshaviah A, Murray HB, Herzog DB, Thomas JJ, et al. Predictors of long-term recovery in anorexia nervosa and bulimia nervosa: Data from a 22-year longitudinal study. J Psychiatr Res. 2018;96:183-8.
14. Farstad SM, McGeown LM, von Ranson KM. Eating disorders and personality, 2004-2016: A systematic review and meta-analysis. Clin Psychol. 2016;46:91-105.
15. Khalsa SS, Portnoff LC, McCurdy-McKinnon D, Feusner JD. What happens after treatment? A systematic review of relapse, remission, and recovery in anorexia nervosa. J Eat Disord. 2017;5(1):20.
16. Bühren K, Schwarte R, Fluck F, Timmesfeld N, Krei M, Egberts K, et al. Comorbid psychiatric disorders in female adolescents with first-onset anorexia nervosa. Eur Eat Disord Rev. 2014;22(1):39-44.
17. Latterza AR, Dunker KLL, Scagliusi FB, Kemen E. Tratamento nutricional dos transtornos alimentares. Rev Psiq Clín. 2004;31(4):173-6.

18. Kitade RD, Correa CAP. Tratamento nutricional dos transtornos da alimentação. In: Abreu CN, Tavares H, Athanássios T. Manual clínico dos transtornos do controle dos impulsos. Porto Alegre: Artmed; 2008. p. 155-74.
19. Morgan CM, Negrão AB. Diagnóstico e conduta na anorexia nervosa. In: Mari JJ, Razzouk D, Peres MFT, Del Porto JA. Guias de medicina ambulatorial e hospitalar: Unifesp/Escola Paulista de Medicina: psiquiatria. Barueri: Manole; 2002. p. 99-110.
20. Philippi ST, Alvarenga M. Transtornos alimentares: uma visão nutricional. Barueri: Manole; 2004. p. 1-240.
21. Rock CL, Curran-Celentano J. Nutritional management of eating disorders. Psychiatr Clin North Am. 1996 Dec;19(4):701-13.
22. Rock CL. Nutritional assessment. In: Mitchell JE, Peterson CB. Assessment of eating disorders. New York: Guilford; 2008. p.129-38.
23. Timerman F, Alvarenga MS, Fabbri A, Costa AC, Pisciolaro F, Figueiredo M. Nutrição Comportamental no tratamento dos transtornos alimentares. In: Alvarenga MS, Figueiredo M, Timerman F, Antonaccio C. Nutrição comportamental. 2. ed. Barueri: Manole; 2019. p. 401-32.
24. American Dietetic Association. Position of the American Dietetic Association: nutrition intervention in the treatment of anorexia nervosa, bulimia nervosa, and eating disorders not otherwise specified (EDNOS). J Am Diet Assoc. 2001 Jul;101(7):810-9.
25. Rocks T, Pelly F, Wilkinson P. Nutrition theraphy during initiation of refeeding in underweight children and adolescent inpatients with anorexia nervosa; A systematic review of the evidence. J Acad Nutr Diet. 2014;(114):897-907.
26. Garber AK, Sawyer SM, Golden NH, Guarda AS, Katzman DK, Kohn MR, et al. A systematic review of approaches to refeeding in patients with anorexia nervosa. Int J Eat Disord. 2015;(49):293-310.
27. Durnin JV, Womersley J. Body fat assessed from total body density and its estimation from skinfold thickness: measurements on 481 men and women aged from 16 to 72 years. Br J Nutr. 1974 Jul;32(1):77-97.
28. White HJ, Haycraft E, Madden S, Rhodes P, Miskovic-Wheatley J, Wallis A, et al. Parental strategies used in the family meal session of family-based treatment for adolescent anorexia nervosa: Links with treatment outcomes. Int J Eat Disord. 2017;50(4):433-6.
29. Goldstein M, Murray SB, Griffiths S, Rayner K, Podkowka J, Bateman JE, et al. The effectiveness of family-based treatment for full and partial adolescent anorexia nervosa in an independent private practice setting: Clinical outcomes. Int J Eat Disord. 2016;49(11):1023-6.
30. National Collaborating Centre for Mental Health. Eating disorders: Core interventions in the treatment and management of anorexia nervosa, bulimia nervosa, and related eating disorders. british psychological society and royal college of psychiatrists; 2004.
31. Cockfield A, Philpot U. Feeding size 0: The challenges of anorexia nervosa. Managing anorexia from a dietitian's perspective. Proc Nutr Soc. 2009;(68):281-8.
32. Mittinacht AM, Bulik CM. Best nutrition couseling practices for the treatment of anorexia nervosa: A Delphi study. Int eat disord. 2015;(48):111-22.
33. Ozier AD, Henry BW, American Dietetic Association. Position of the American Dietetic Association: Nutrition intervention in the treatment of eating disorders. Journal of the American Dietetic Association. 2011;111(8):236-41.
34. Crook MA, Panteli JV. The refeeding syndrome and hypophosphataemia in the elderly. J Intern Med. 2005;257(5):397-8.
35. Attia E, Walsh B. Behavioral management for anorexia nervosa. New Eng J Med. 2009;(5):360.

36. Hart S, Abraham S, Russell J. Nutrition and dietetic practice in eating disorder management. J Hum Nutr Diet. 2011;(24):144-53.
37. Redgrave GW, Coughlin JW, Schreyer CC, Martin LM, Leonpacher AK, Seide M, et al. Refeeding and weight restoration outcomes in anorexia nervosa: Challenging current guidelines. Int J Eat Disord. 2015;48(7):866-73.

16 Bulimia nervosa

Roberta Catanzaro Perosa
Fabio Tapia Salzano
Fernanda Alves Pereira

DEFINIÇÃO

O nome bulimia surgiu dos termos gregos *bous* (boi) ou *bou* (grande quantidade) associado a "limos" (fome), ou seja, uma fome tão intensa, suficiente para devorar um boi. Hipócrates o utilizava para nomear uma fome doentia, diferente da fome fisiológica. Aristófanes dava tal denominação quando se referia a um apetite exagerado.[1]

Em 1979, Gerald Russell descreveu a bulimia nervosa como a caracterizamos até hoje.[2] Sua amostra era de pacientes com história anterior de anorexia nervosa, mas cujo peso havia se normalizado e que narravam episódios compulsivos seguidos por vômitos autoinduzidos. A princípio, Russell acreditou que a bulimia era uma sequela da anorexia nervosa, ou usando seus termos originais, "uma estranha variação". Posteriormente, o pesquisador concluiu que as duas entidades eram transtornos alimentares independentes, sem que um fosse necessário para o surgimento do outro.

DIAGNÓSTICO E QUADRO CLÍNICO

A seguir apresentamos os critérios diagnósticos para bulimia nervosa (Quadro 1) segundo o DSM-5[3] e CID-10[4].

EPIDEMIOLOGIA E ETIOPATOGENIA

A incidência da bulimia nervosa é de 13 para 100 mil habitantes por ano, com prevalência entre 0,5 e 4% da população.[5] A prevalência é maior no sexo feminino, acometendo cerca de 90 a 95% de mulheres para 5 a 10% de homens.[5]

Quadro 1 Critérios diagnósticos para bulimia nervosa, segundo o DSM-5 e a CID-10

DSM-5	CID-10
A. Episódios recorrentes de compulsão alimentar. Um episódio de compulsão alimentar é caracterizado pelos seguintes aspectos: 1. Ingestão, em um período de tempo determinado (p. ex., dentro de cada período de duas horas), de uma quantidade de alimento definitivamente maior do que a maioria dos indivíduos consumiria no mesmo período sob circunstâncias semelhantes. 2. Sensação de falta de controle sobre a ingestão alimentar durante os episódios (p. ex., sentimento de não conseguir parar de comer ou controlar o que e quanto se está ingerindo). B. Comportamentos compensatórios inapropriados recorrentes a fim de impedir o ganho de peso, como vômitos autoinduzidos; uso indevido de laxantes, diuréticos ou outros medicamentos; jejum ou exercício em excesso. C. A compulsão alimentar e os comportamentos compensatórios inapropriados ocorrem, em média, no mínimo uma vez por semana durante três meses. D. A autoavaliação é indevidamente influenciada pela forma e peso corporais. A perturbação não ocorre exclusivamente durante episódios de anorexia nervosa. *Especificar se:* Em remissão parcial: depois de todos os critérios para bulimia nervosa terem sido previamente preenchidos, alguns, mas não todos os critérios, foram preenchidos por um período de tempo sustentado. Em remissão completa: depois de todos os critérios para bulimia nervosa terem sido previamente preenchidos, nenhum dos critérios foi preenchido por um período de tempo sustentado.	O paciente sucumbe a episódios de hiperfagia, nos quais grandes quantidades de alimento são consumidas em curtos períodos de tempo (pelo menos duas vezes por semana durante um período de três meses). Preocupação persistente com o comer e um forte desejo ou um sentimento de compulsão a comer. O paciente tenta neutralizar os efeitos "de engordar" dos alimentos por meio de um ou mais do que segue: vômitos autoinduzidos, purgação autoinduzida, períodos de alternação de inanição, uso de drogas tais como anorexígenos, preparados tireoideanos ou diuréticos. Quando a bulimia ocorre em pacientes diabéticos, eles podem negligenciar seu tratamento insulínico. Há uma autopercepção de estar muito gorda, com pavor intenso de engordar e fazendo exercícios excessivos ou jejuns.

(continua)

Quadro 1 Critérios diagnósticos para bulimia nervosa segundo o DSM-5 e a CID-10 (*continuação*)

DSM-5	CID-10
Especificar a gravidade atual: O nível mínimo de gravidade baseia-se na frequência dos comportamentos compensatórios inapropriados (ver a seguir). O nível de gravidade pode ser elevado de maneira a refletir outros sintomas e o grau de incapacidade funcional. **Leve:** média de 1 a 3 episódios de comportamentos compensatórios inapropriados por semana. **Moderado:** média de 4 a 7 episódios de comportamentos compensatórios inapropriados por semana. **Grave:** média de 8 a 13 episódios de comportamentos compensatórios inapropriados por semana. **Extrema:** média de 14 ou mais episódios de comportamentos compensatórios inapropriados por semana.	

O início da doença é mais comum no final da adolescência ou começo da vida adulta, acometendo as diferentes classes sociais, não é incomum que a bulimia nervosa comece após um período de dieta.

A maioria dos pacientes apresenta peso eutrófico ou está discretamente acima do peso. Algumas profissões apresentam maior risco para o desenvolvimento do transtorno, como: atletas, modelos, bailarinos e profissionais de moda e saúde (estudantes de nutrição, psicologia e medicina).[6]

Não há uma causa única para a BN, assim como na maioria das doenças psiquiátricas; a etiopatogenia compreende fatores biológicos, psicológicos, socioculturais, familiares e genéticos.[6]

ASPECTOS BIOLÓGICOS

Ainda não há consenso se os achados neurobiológicos encontrados em pacientes com BN são traços presentes desde o início do transtorno ou se são consequências do transtorno.

O papel dos fatores biológicos na bulimia tem recebido atenção considerável nas últimas décadas; alterações nos neurotransmissores cerebrais como serotonina e noradrenalina foram observadas, bem como alterações nos peptídeos YY (hormônio controlador do trato gastrointestinal que reduz o apetite, ↑ sensação de saciedade e ↓ motilidade intestinal), na leptina (hormônio da saciedade) e na colicistoquinina (hormônio gastrointestinal que está relacionado com a digestão e com a sensação de saciedade).[6] A serotonina atua na saciedade, na escolha do alimento e nos seus padrões alimentares. A colicistoquinina também atua na saciedade e encontra-se baixa em indivíduos com BN.

Os estudos de neuroimagem funcional em pacientes com BN sugerem que eles apresentam uma hiperativação das áreas cerebrais relacionadas ao processamento de prazer e recompensas (regiões subcorticais) e uma hipoativação das áreas cerebrais que controlam o planejamento e o controle comportamental (lobo frontal).[7]

A ação reduzida do sistema serotoninérgico e a hiperatividade do sistema noradrenérgico contribuem para a grande ingestão de carboidratos nos episódios bulímicos.

Kaye et al. (1998)[8] estudaram 30 mulheres com diagnóstico prévio de bulimia nervosa, que estavam há pelo menos um ano sem episódios de compulsão alimentar e práticas purgativas, mantendo-se com peso adequado. Mediram a concentração do ácido 5-hidroxi-indoloacético (5-HIAA), metabólito da serotonina, no líquido cérebro-espinhal e observaram que as mulheres com antecedente de bulimia nervosa tinham tais níveis significativamente maiores do que controles normais. Já os níveis dos metabólitos da dopamina e da noradrenalina no mesmo líquido não apresentavam diferenças nos dois grupos. Esses achados podem estar relacionados com a etiopatogenia da bulimia nervosa.

ASPECTOS GENÉTICOS

Estudos em familiares de pacientes com bulimia nervosa indicam maior taxa de transtornos alimentares do que nos familiares de controles normais e estudos com gêmeos apontam maior concordância de bulimia nervosa nos monozigóticos do que nos dizigóticos.[9]

Descreve-se maior prevalência de episódios depressivos e de transtorno alimentar em familiares de primeiro grau afetados pela doença, sugerindo um modelo genético na etiopatogenia.[6]

Não há, até o momento, identificação de alteração em um único gene causador da BN, mas estudos sugerem associação entre o quadro e alterações no cromossomo 10p. Existe alta taxa de concordância em gêmeos monozigóticos, sustentando esse modelo de transmissão genética.[6]

ASPECTOS SOCIOCULTURAIS

Os fatores socioculturais têm sido responsabilizados como desencadeantes de insatisfação da imagem corporal e de atitudes alimentares inadequadas nos adolescentes e adultos jovens.[10]

A sociedade ocidental reforça a obsessão por um corpo magro e perfeito. Temos como exemplo a valorização econômica e a exaltação da mídia a atrizes e modelos, geralmente com peso abaixo do esperado, em oposição à *bullyings* sofridos por obesos de maneira geral. No mundo ocidental, é bem difundida a crença de que um corpo atrativo facilita o sucesso social e profissional. Existe então uma busca desenfreada pela beleza e pela estática corporal perfeita. Dessa forma, o estereótipo idealizado da mulher feminina e de sucesso é o de alguém magra.[6]

ASPECTOS FAMILIARES

Entre pacientes com BN, há relatos de conflitos intrafamiliares, alterações nas relações interpessoais e sistêmicas, dificuldade de comunicação e falta de coesão no núcleo familiar.

Os pacientes com bulimia nervosa apresentam conflitos intrafamiliares, havendo prejuízo nas relações interpessoais.[11] Também ocorrem dificuldades de comunicação com seus parentes e alterações sistêmicas familiares, com ausência de coesão no núcleo familiar.

As interações tempestuosas e conflitantes no núcleo familiar podem ser consideradas mantenedores dos transtornos alimentares.

Existem descrições de que pais superprotetores podem ter um papel na etiopatogenia do comportamento bulímico, prejudicando o desenvolvimento de habilidades sociais.[12]

Mães de pacientes com transtornos alimentares são mais críticas a respeito do peso e da imagem corporal de suas filhas,[13] bem como de sua aparência geral, podendo encorajá-las a dietas restritivas e a se exercitarem na busca de um corpo ideal.

ASPETOS PSICOLÓGICOS

Pacientes com bulimia nervosa são mais impulsivas, apresentam baixa autoestima, sendo excessivamente críticas a respeito de si próprias e reagem exageradamente em situações de estresse.[14]

Indivíduos com BN apresentam frequentemente pensamento dicotômico, perfeccionismo, importante labilidade emocional, autodestruição, aversão a conflitos e medo de abandono. Outras características comuns a esses pacientes são baixa autoestima, maiores dificuldades em verbalizar seus sentimentos e autoavaliação negativa. Experiências traumáticas na infância, incluindo abuso sexual, estão associadas a comportamentos multi-impulsivos em pacientes com BN.[6]

ASPECTOS NUTRICIONAIS RELEVANTES

O paciente com BN apresenta insatisfação com sua imagem corporal, com intenso medo de ganho de peso.[15]

Em razão disso, é comum iniciar uma dieta restritiva intensa, que pode ser quantitativa e/ou qualitativa, ou seja, a restrição pode ser em relação ao volume ingerido ou ao tipo de alimento consumido.

O controle sobre o hábito alimentar se mantém até que, em determinado momento, a associação da fome física com gatilhos emocionais ocasiona a compulsão alimentar, na qual o paciente sente a perda de controle e culpa. A presença do episódio de compulsão é um ponto fundamental do quadro de bulimia nervosa. O episódio pode levar à ingestão de até 14 mil calorias, de uma só vez, compondo-se de alimentos doces e/ou salgados, cozidos e/ou crus, frios e/ou em temperatura ambiente e que muitas vezes não são mastigados adequadamente.[6]

A culpa pelo descontrole, o mal-estar físico pela quantidade de alimentos ingeridos e o medo de engordar levam o paciente a promover episódios de compensação inadequados logo após os episódios de compulsão alimentar, utilizando como métodos vômitos autoinduzidos, laxantes, diuréticos, jejum e/ou atividade física em excesso. Esses episódios aumentam e agravam ainda mais a insatisfação corporal. O uso reduzido de insulina em pacientes diabéticos e com bulimia nervosa também é considerado uma medida inadequada de controle de peso.

Com a insatisfação corporal aumentada, recorre-se novamente a dietas restritivas como forma de controle para obter a forma corporal desejada.

Assim, um círculo vicioso é estabelecido:

Desconforto com a imagem → dieta restritiva + longos períodos de jejum → descontrole (episódio de compulsão alimentar) → culpa → utilização de métodos compensatórios inadequados → desconforto com a imagem → nova restrição alimentar.

A ocorrência das diversas consequências ao corpo em decorrência do quadro de bulimia nervosa varia de acordo com o tipo de compensação, frequência e gravidade de cada caso.

O abuso de exercícios físicos para compensar os episódios de compulsão alimentar pode causar danos a ligamentos e músculos, fraturas ósseas por sobrecarga e até mesmo dano cardiológico. Outros mecanismos/comportamentos compensatórios: laxantes, diuréticos, hormônios tireoidianos, sangrias, anorexígenos (sibutramina, anfetaminas), orlistate, maconha e cocaína e outras substâncias psicoestimulantes (metilfenidato, lisdexanfetamina).[6]

O excesso de vômitos pode causar um aumento de ácido gástrico e consequentemente a dispepsia e disfagia. Em virtude da frequente exposição ao ácido estomacal, pode ocorrer hipertrofia das glândulas parótidas, erosão da dentina e esmalte dentário, queilite, mucosite e inflamações na laringe. Desequilíbrios hidroeletrolíticos (mais comumente encontrados – alcalose metabólica e hipocalemia) e alterações ácido-base associados aos comportamentos purgativos são as consequências mais graves resultando em arritmias cardíacas podendo levar o paciente à morte.[16]

Os laxantes são usados como mecanismo compensatório em 60% dos casos e seu abuso indica maior gravidade do transtorno, grande insatisfação com a imagem corporal, maior hostilidade autodirigida e maior presença de sintomas depressivos.[17] O abuso de laxantes pode provocar alterações eletrolíticas e efeitos gastrointestinais locais como diarreia, hemorroidas, hematoquezia e prolapso retal.[16]

Geralmente há insatisfação com a imagem corporal e peso, sendo que a maioria dos pacientes se apresenta numa faixa de eutrofia, diferentemente das pacientes com anorexia nervosa que estão com baixo peso. Os ciclos menstruais estão adequados, mas eventualmente podem ocorrer irregularidades.

É comum observarmos comorbidades com outros transtornos psiquiátricos em paciente com BN, sendo mais frequente a depressão (50 a 65%), uso abusivo de substâncias psicoativas (30 a 60%), transtorno obsessivo-compulsivo 40%, fobia social (17%), transtorno do humor bipolar (14,3%), transtorno de ansiedade generalizada (8 a 12%) e transtorno de pânico (11%). Alguns estudos evidenciaram que o transtorno de estresse pós-traumático é mais comum nos pacientes com BN.[6]

Para melhor elucidação do diagnóstico e adequado tratamento é fundamental que seja realizada uma anamnese completa e específica, deixando o paciente o mais confortável possível para responder às questões com veracidade. Para isso o nutricionista deve atuar da forma mais empática possível adotando uma postura de não julgamento de forma autêntica.

Para questionar o paciente sobre compulsões alimentares, é necessária certa cautela. Nem sempre o paciente está familiarizado com o termo "compulsão alimentar" e mesmo quando chega à consulta se queixando, é prudente investigar melhor o que o paciente entende por compulsão alimentar. Para essa primeira pergunta, o ideal é ir perguntando ou explicar sobre as características de uma compulsão alimentar ao paciente; assim ele conseguirá responder assertivamente.

O mesmo deve ser feito para perguntar sobre os métodos compensatórios. Caso o paciente negue compensar os episódios de compulsão alimentar, deve-se investigar a fundo e perguntar especificamente das diversas formas de compensação a fim de garantir estar recolhendo a resposta exata da situação.

PERGUNTAS QUE NÃO PODEM FALTAR NA ANAMNESE NUTRICIONAL

- Você sente que tem episódios em que come um volume de comida bastante grande? Em quanto tempo? Alguém com a forma corporal próxima a sua conseguiria ingerir no mesmo período de tempo?
- Qual a frequência desses episódios?
- Me dê um exemplo de um desses episódios, me conte com o maior detalhamento possível.
- Como você se sente após esses episódios de compulsão alimentar?
- Após as compulsões alimentares, você faz algo para compensar essa alimentação?
- Usa laxante? Diurético? Vômitos? Faz atividade física para compensar essa alimentação?
- Com que frequência você faz essas compensações?
- Você está insatisfeito(a) com seu corpo? Me dê uma nota de 0-10.
- Você deixa de fazer algo por conta dessa insatisfação?
- Me conte, em um dia comum, como é sua alimentação, incluindo horários das refeições e quantidades dos alimentos ingeridos. (Fazer recordatório habitual)

Em virtude das oscilações previstas da ingesta alimentar em dias de compulsão em comparação aos dias em que esses episódios não ocorrem, deve ser realizado o recordatório habitual, requisitando para que o paciente relate um dia em que o episódio de compulsão alimentar tenha ocorrido. Essa pergunta é feita novamente e após a solicitação da exemplificação de um episódio de compulsão alimentar para que sejam comparados ambos os exemplos e para que se constate a veracidade da informação relativa aos episódios de compulsão alimentar.

É indispensável tomar esses cuidados na anamnese inicial, pois são perguntas relativas aos critérios diagnósticos, sendo que negativas podem ser excludentes e promover um tratamento inadequado para o paciente.

TRATAMENTO

O tratamento deve ser feito por equipe multidisciplinar, composta por nutricionista, psicólogo e psiquiatra. Dependendo da particularidade de cada caso, pode-se solicitar atendimento de enfermagem, terapeuta ocupacional, acompanhante terapêutico e educador físico.[15]

O medo do ganho de peso é central na psicopatologia da bulimia nervosa, sendo necessário realizar tratamento com nutricionista especializado que utilizará diferentes técnicas e abordagens de tratamento, tendo em vista que apenas educação nutricional convencional não é suficiente nem efetiva.[18]

O tratamento da bulimia nervosa pode ser realizado ambulatorialmente, em hospital-dia ou em regime de internação completa.[19] O nível de atendimento determinado se baseará nos aspectos clínicos e psiquiátricos do paciente, além de sua resposta a tratamentos anteriores.

A terapia cognitivo-comportamental é a técnica psicoterápica com melhores resultados na bulimia nervosa, lidando com as distorções cognitivas presentes nos pacientes e com maior aceitação. Há também boa resposta com a psicoterapia interpessoal.[15,20,21]

Todas as famílias devem ser orientadas, no intuito de ensinar aspectos clínicos da BN, discutir alternativas ao padrão alimentar das famílias e diminuir as ideias de culpa que os parentes possam ter.[6]

A psicoterapia familiar deve ser preconizada quando se observa alteração na dinâmica familiar, uma vez que dificuldades no convívio familiar são fatores mantenedores da bulimia nervosa, sendo muito eficaz para pacientes adolescentes.[22]

Caso o tratamento com abordagem psicoterápica não esteja tendo os resultados esperados, o uso de medicamentos torna-se necessário.[23]

A farmacoterapia tem sido amplamente pesquisada. O uso de antidepressivos, sobretudo tricíclicos, inibidores seletivos de recaptação de serotonina (ISRS) e os inibidores da recaptação de serotonina e noradrenalina (IRSN) são eficazes promovendo a diminuição, tanto dos episódios bulímicos quanto dos vômitos autoinduzidos e reduzindo possíveis sintomas depressivos e ansiosos comórbidos.[6]

Dentre os ISRS, a fluoxetina, em doses de 60 a 80 mg/dia, é o agente com melhores resultados. Alguns estudos demonstraram que tanto a sertralina quanto a fluvoxamina também indicaram melhora no tratamento da BN.[6,21] O uso do anticonvulsivante topiramato tem trazido resultados eficazes na redução dos episódios bulímicos. Antagonistas narcóticos (naltrexona) têm sido estudados como tratamento auxiliar em casos de difícil controle.

OBJETIVOS DIETOTERÁPICOS

- cessar os episódios de compulsão alimentar;
- cessar os métodos compensatórios inadequados;
- reduzir a restrição alimentar autoimposta;
- normalizar funções do trato gastrointestinal;
- diminuir ou findar a distorção de imagem corporal;
- adequar as atitudes alimentares.

CONDUTA NUTRICIONAL

O tratamento nutricional visa a regularizar as atitudes alimentares – diminuindo e normalizando sentimentos, comportamentos, crenças alimentares e o relacionamento com os alimentos –, suspender as práticas compensatórias inadequadas e promover uma relação mais saudável com a forma corporal.[24]

No início do tratamento é importante estabelecer vínculo com o paciente, explicando a conduta, os objetivos do tratamento e consequências da BN, explicitando que a alteração do peso não será o foco do tratamento, mas sim as mudanças nas atitudes e comportamentos alimentares.[24]

Sempre que possível, informar não só o paciente, mas também a família, para que esta seja uma rede de apoio, atuando como fator protetor para a melhora no prognóstico do transtorno alimentar.[25]

O diário alimentar (Quadro 2) é uma ferramenta bastante utilizada que serve como instrumento de avaliação para o profissional e também para automonitoramento do paciente; ele fornece informações sobre o padrão alimentar, crenças, episódios de compulsão e compensação e situações e sentimentos vivenciados pelo paciente.

O diário alimentar deve ser preenchido logo após as refeições e o paciente deve anotar a data e a hora de cada refeição, deve dar uma nota de fome variando de 0 a 10 antes de começar a refeição e posteriormente uma nota também de 0 a 10 relativa à saciedade percebida. Anotar o que comeu e a quantidade, se considera a refeição compulsiva e se compensou posteriormente, especificando qual foi o método compensatório; as últimas colunas são relativas ao tempo de duração da refeição, o local e com quem foi realizada. A última coluna é relativa aos sentimentos sentidos pelo paciente, expondo as situações e contextos diários vivenciados; essa coluna indicará também as crenças alimentares do paciente.

Quadro 2 Exemplo de diário alimentar utilizado no tratamento para pacientes com bulimia nervosa

Data Hora	Fome (0-10)	O que e quanto comeu	Saciedade (0-10)	Compulsão (S – N)	Compensação (qual)	Duração	Onde e com quem	Sentimentos

Fonte: Alvarenga, Dunker e Philippi.[24]

O nutricionista passa então a conhecer melhor as atitudes alimentares do paciente, devendo esclarecer e desmistificar crenças disfuncionais relacionadas aos alimentos e ao corpo, aumentar a crítica do paciente acerca da doença e dos comportamentos inadequados a ela relacionados (como a adesão às dietas restritivas e utilização de métodos compensatórios) e identificar gatilhos que desencadeiam as compulsões alimentares e aumentam a insatisfação corporal.

Em pacientes que apresentam hipertrofia das glândulas parótidas, em virtude de compensações por vômitos, para diminuição delas é indicado a introdução de alimentos sialogogos, como doces azedos.[16]

O peso deve ser acompanhado ao longo do tratamento, mas não deve ser o foco principal. É necessário entender quais os gatilhos associados à imagem e ao peso corporal e juntamente com o terapeuta diminuir as crenças associadas ao corpo "ideal".

É necessário conscientizar o paciente quanto às oscilações dos comportamentos relacionados ao transtorno alimentar ao longo do tratamento, sendo necessário manter o acompanhamento nutricional mesmo em uma melhora inicial do quadro, pois são previstas recaídas.

A alta nutricional é obtida quando ocorre a normalização das atitudes alimentares, suspensão das práticas compensatórias inadequadas e melhor relação com o corpo, mantendo-se um peso de forma estável. Em comparação com pacientes com anorexia nervosa, pacientes com bulimia nervosa tendem a ter uma remissão precoce.[26]

É de extrema importância que durante todo o tratamento se estabeleça contato com a equipe multidisciplinar, sendo possível ajustar condutas e obter informações mais completas acerca do caso. Na condição do paciente não estar em acompanhamento com nenhum outro profissional, faz-se necessária a indicação desses profissionais para o adequado manejo do tratamento.

TRATAMENTO NUTRICIONAL

- estabelecer vínculo com o paciente;
- apresentar a ferramenta do diário alimentar;
- identificar atitudes alimentares do paciente;
- esclarecer e desmistificar crenças disfuncionais relacionadas aos alimentos e ao corpo;
- aumentar a crítica do paciente acerca da doença;
- cessar a adesão às dietas restritivas;
- diminuir mecanismos de compulsão e compensação;
- identificar os gatilhos da doença e o que leva ao aumento da insatisfação corporal;

- estabelecer contato durante todo o tratamento com o restante da equipe multidisciplinar.

REFERÊNCIAS BIBLIOGRÁFICAS

1. Salzano FT, Cordás TA. Transtornos alimentares. Saúde mental da mulher. São Paulo: Atheneu; 2004. p. 201-28.
2. Russell GFM. Bulimia nervosa: on ominous variant of anorexia nervosa. Psycholl Med. 1979;9:429-48.
3. American Psychiatric Association. Diagnostic and Statistical Manual of Mental Disorders (DSM-5). Washington, D.C.; 2011.
4. Organização Mundial de Saúde. Classificação Transtornos Mentais e de Comportamento da CID-10. Porto Alegre: Artes Médicas; 1993.
5. Preti A, Girolamo G, Vilagut G, Alonso, Graaf R, Bruffaerts R, et al. The epidemiology of eating disorders in six European countries: results of the ESEMeD-WMH project. Psychiatr Res. 2009;43(14):1125-32.
6. Miguel EC, Gentil V, et al. Transtornos alimentares. In: Miguel EC, Gentil V, Gattaz WF. Clínica psiquiátrica. Barueri: Manole; 2011.
7. Jáuregui-Lobera I. Neuropsychology of eating disorders: 1995-2012. Neuropsychiatric Disease and Treatment. 2013;9:415-30.
8. Kaye WH, Greeno CG, Moss H, Fernstrom J, Fernstrom M, Lilenfeld LR, et al. Alterations in serotonin activity and psychiatric symptoms after recovery from bulimia nervosa. Arch Gen Psychiatry. 1998;55:927-35.
9. Fichter MM, Noegel R. Concordance for bulimia nervosa in twins. Int J Eat Disord. 1990;9:255-63.
10. Thompson JK, Smolak L. Body image, eating disorders, and obesity in youth: assessment, prevention, and treatment. Washington, DC: American Psychological Association; 2009.
11. Schimdt U, Hunfress H, Treasure J. The role of general family environment and sexual and physical abuse in the origins of eating disorders. European Eat Dis Rev. 1997;5:184-207.
12. Meyer C, Gillings K. Parental bonding and bulimic psychopathology: The mediating role of mistrust/abuse beliefs. Int J Eat Disord. 2004;35:229-33.
13. Woodside DB, Bulik CM, Halmi KA, Fichter MM, Kaplan A, Berrettini WH, et al. Personality, perfectionism, and attitudes toward eating in parents of individuals with eating disorders. Int J Eat Disord. 2002;31:290-9.
14. Steiger H, Lehoux PM, Gauvin L. Impulsivity, dietary control and the urge to binge in bulimic syndromes. Int J Eat Disord. 1999;26:261-74.
15. American Psychiatric Association. Practice guideline for the treatment of patients with eating disorders (revision). Am J Psychiatry. 2000;157(suppl. 1):1-39.
16. Westmoreland P, Krantz MJ, Mehler PS. Medical complications of anorexia nervosa and bulimia. The American Journal of Medicine. 2016;129(1):30-7.
17. Forlenza OV, Miguel EC (Edit.). Compêndio de clínica psiquiátrica. Barueri: Manole; 2012.
18. Levinson CA, Zerwas S, Calebs B, Forbush K, Kordy H, Watson H, et al. The core symptoms of bulimia nervosa, anxiety, and depression: A network analysis. Journal of Abnormal Psychology. 2017;126(3):340-54.
19. Salzano FT, Cordás TA. Hospital-dia (HD) para transtornos alimentares: revisão da literatura e primeiras impressões do HD do ambulatório de bulimia e transtornos alimentares do IPq/HC--FMUSP (Ambulim). Rev Psiq Clin. 2003;30:86-94.

20. Slade E, Keeney E, Mavranezouli I, Dias S, Fou L, Stockton S, et al. Treatments for bulimia nervosa: A network meta-analysis. Psychological Medicine. 2018:1-8.
21. American Psychiatric Association (APA). Practice guideline for treatment of patients with eating disorders (revision). Am J Psychiatric. 2000;157(suppl.1):1-39.
22. Le Grange D, Crosby RD, Rathouz PJ, Leventhal BL. A randomized controlled comparison of family-based treatment and supportive psychotherapy for adolescent bulimia nervosa. Arch Gen Psychiatry. 2007;64:1049-56.
23. Salzano FT, Cordás TA. Tratamento farmacológico dos transtornos alimentares. Rev Psiq Clin. 2004;31:188-94.
24. Alvarenga MS, Dunker KLL, Philippi ST, orgs. Transtornos alimentares e nutrição: da prevenção ao tratamento. Barueri: Manole; 2020.
25. Franko DL, Tabri N, Keshaviah A, Murray HB, Herzog DB, Thomas JJ, et al. Predictors of long--term recovery in anorexia nervosa and bulimia nervosa: Data from a 22-year longitudinal study. Journal of Psychiatric Research. 2018:183-8.
26. Eddy KT, Tabri N, Thomas JJ, Murray HB, Keshaviah A, Hastings E, et al. Recovery from anorexia nervosa and bulimia nervosa at 22-year follow-up. J Clin Psychiatry. 2017;78(2):184-9.

17 Transtorno da compulsão alimentar

Fernanda Pisciolaro
Alexandre Pinto de Azevedo

INTRODUÇÃO

Segundo a Organização Mundial de Saúde, em sua 11ª revisão da Classificação Internacional de Doenças publicada em 2018 (CID-11), no capítulo de transtornos alimentares, seis categorias diagnósticas principais são descritas. Além das muito bem conhecidas anorexia nervosa e bulimia nervosa, encontra-se finalmente incluído o transtorno da compulsão alimentar (TCA), entre novos outros.[1] Já a Associação Americana de Psiquiatria, na 5ª versão do Manual Diagnóstico e Estatístico de Transtornos Mentais publicado (DSM-5), oficialmente incluiu em 2013 o transtorno da compulsão alimentar (*Binge Eating Disorder*) no capítulo referente à categoria de transtornos alimentares.[2]

O comportamento de comer compulsivamente foi descrito pela primeira vez na década de 1950 por Stunkard em indivíduos obesos em tratamento para emagrecimento.[3] Desde então, diferentes estudos têm demonstrado que indivíduos em diferentes índices de massas corporais também podem apresentar quadro clínico compatível com o diagnóstico de TCA, embora a maioria das pesquisas investigue sintomatologia em portadores da comorbidade desse transtorno alimentar com obesidade.[3] As últimas décadas foram marcadas pelos esforços em pesquisas para padronizar as características clínicas do TCA, adequando seus atuais critérios diagnósticos, apresentados no DSM-5 e CID-11.[1,2]

É possível encontrar publicações científicas que ainda questionam a utilidade prática do diagnóstico de TCA, uma vez que obesos com TCA parecem não se diferenciar de obesos sem TCA em suas respostas ao tratamento para perda de peso.[4] Além disso, o fenômeno de apresentação do transtorno da compulsão alimentar parece ser instável ao longo do tempo, podendo aparentemente remitir, pelo menos em curto prazo, com uma variedade de tratamentos inespecíficos, inclusive placebo.[4]

CONCEITO

Também conhecido como comer compulsivo, o TCA é um transtorno do comportamento alimentar caracterizado por episódios recorrentes de descontrole alimentar, conhecidos como compulsão alimentar, na ausência de comportamentos compensatórios inadequados utilizados para a tentativa de promover a perda ou evitar o ganho de peso comumente encontrados na anorexia nervosa e bulimia nervosa.[2,5]

Para entender o TCA é necessário definir episódios de compulsão alimentar (ECA). Um ECA é caracterizado pela ingestão de grande quantidade de alimentos considerado definitivamente maior que a maioria das pessoas consumiria, no mesmo período de tempo, em circunstâncias similares.[2] Além disso, há a referência de sensação de perda de controle durante o episódio, por exemplo, um sentimento de que não é possível parar de comer ou controlar o que e o quanto se está comendo.[2,6] O comportamento alimentar do comedor compulsivo é caracterizado por comer muito mais rápido do que o habitual, comer até se sentir fisicamente desconfortável (pela plenitude gástrica), ingerir grandes quantidades de alimentos quando não se está fisicamente faminto e preferir comer sozinho em virtude do constrangimento pela quantidade de alimentos que se ingere.[2,6]

Além dos sintomas alimentares, sintomas afetivos são descritos como fazendo parte do TCA. Sentimentos de tristeza, vergonha e culpa, além de acentuada angústia, fazem parte dos critérios diagnósticos estabelecidos pela APA.[2] Comorbidade com transtornos afetivos, dependência de substâncias e transtornos de personalidade são registrados.[7]

EPIDEMIOLOGIA

Em decorrência da imprecisão de alguns dos critérios diagnósticos sugeridos para o TCA, as taxas de prevalência desse transtorno na população são ainda bastante variadas. Dependendo da interpretação do investigador da subjetividade desses critérios utilizados, alguns indivíduos podem ser incluídos ou excluídos dessas investigações populacionais. Dados epidemiológicos sugerem uma prevalência do comer compulsivo que varia de 0,7 até 4% na comunidade.[8] Estudos que se utilizam de metodologia rigorosa revelam uma prevalência entre 1 e 3,5%.[6-8] Essas taxas se elevam quando populações específicas de obesos são investigadas e quanto maior o grau da obesidade, maior a prevalência desse transtorno.[6-8] Entre populações de obesos, a prevalência atinge 8%, elevando-se a 25 a até 40% na obesidade graus II e III, respectivamente.[4,6,8]

Parece não haver uma diferença significativa de prevalência do TCA entre os gêneros, apontando uma discreta tendência a uma maior prevalência entre mulheres.[2] Para futura adequada dimensão dessa síndrome alimentar, seus critérios diagnósticos precisam ser cuidadosamente mais bem especificados e mensurados por instrumentos adequados.

DIAGNÓSTICO

Os critérios diagnósticos do TCA segundo o DSM-5 estão apresentados no Quadro 1.[2] São cinco itens apresentados, sendo que o primeiro deles (critério A) define o conceito de episódio de compulsão alimentar. O segundo critério (B) trata de sintomas associados ao comportamento alimentar caótico. O critério C define o sofrimento psíquico relacionado à perda de controle alimentar. O critério temporal é definido como um episódio de compulsão alimentar por semana por pelo menos três meses (critério D). Além disso, o DSM-5 trouxe também a classificação de especificação de gravidade, baseada na frequência de episódios de compulsão alimentar por semana.

Quadro 1 Critérios diagnósticos do TCA – DSM-5

A. Episódios recorrentes de compulsão alimentar. Um episódio de compulsão alimentar é caracterizado pelos seguintes aspectos:

1) ingestão, em um período determinado (p. ex., dentro de cada período de duas horas), de uma quantidade de alimento definitivamente maior que a maioria das pessoas consumiria no mesmo período, sob circunstâncias similares;
2) sensação de falta de controle sobre a ingestão durante o episódio (p. ex., sentimento de não conseguir parar de comer ou controlar o que e quanto se está ingerindo).

B. Os episódios de compulsão alimentar estão associados a *três (ou mais)* dos seguintes aspectos:

1) comer mais rapidamente do que o normal.
2) comer até se sentir desconfortavelmente cheio.
3) comer grandes quantidades de alimento, na ausência da sensação física de fome.
4) comer sozinho por vergonha do quanto se está comendo.
5) sentir-se desgostoso de si mesmo, deprimido ou muito culpado em seguida.

C. Sofrimento marcante em virtude da compulsão alimentar.

D. Os episódios de compulsão periódica ocorrem, em média, ao menos uma vez por semana durante três meses.

E. A compulsão alimentar não está associada ao uso recorrente de comportamento compensatório inapropriado como na bulimia nervosa, e não ocorre exclusivamente durante o curso de bulimia nervosa ou anorexia nervosa.

Especificar a gravidade atual:
Leve: 1 a 3 episódios de compulsão alimentar por semana.
Moderada: 4 a 7 episódios de compulsão alimentar por semana.
Grave: 8 a 13 episódios de compulsão alimentar por semana.
Extrema: 14 ou mais episódios de compulsão alimentar por semana.

PERGUNTAS QUE NÃO PODEM FALTAR NA ANAMNESE

- Você apresenta episódios de sensação de perda de controle alimentar, em que come uma grande quantidade de alimentos em um curto período de tempo (compulsão alimentar)?
- Após um episódio de compulsão alimentar, você faz algo fora do habitual na tentativa de evitar um possível ganho de peso, como vômitos ou uso de laxantes e/ou diuréticos?
- Como você se sente após esses episódios? Há tristeza, culpa ou arrependimento?
- Com que frequência você apresenta esses episódios por semana? Há quanto tempo vêm acontecendo?

ASPECTOS NUTRICIONAIS RELEVANTES

O TCA pode ocorrer em indivíduos com peso normal e indivíduos obesos,[9] contudo, a ingestão de grande quantidade energética de forma recorrente, na ausência de comportamentos que possam compensar ou evitar o ganho de peso, faz desses pacientes grupo de risco para o desenvolvimento de obesidade e doenças crônicas associadas, como *diabetes mellitus*, hipertensão arterial sistêmica, doenças cardiovasculares e síndrome metabólica;[10] aproximadamente 65% são obesos.[11,12]

Por conta disso, grande parte das pessoas com TCA procuram inicialmente tratamento para perda de peso e muitas vezes não relatam os episódios de compulsão alimentar. Esses pacientes têm dificuldade em reconhecer seu problema central, não percebem os "gatilhos" para as compulsões alimentares e apresentam características de impulsividade, desorganização e dificuldade de controle que podem dificultar um relato preciso da sua condição. Assim, uma boa investigação na anamnese nutricional é essencial e deve ser feita sem julgamentos, com escuta ativa, trazendo mensagens de comunicação positivas e com foco em mudança de comportamento, propondo olhar simples, específico, realista, flexível e que traga soluções executáveis.[13]

Indivíduos obesos com TCA diferem significativamente de obesos sem TCA, pois têm hábitos alimentares caóticos, ingerem significativamente mais alimentos, exibem um maior descontrole ao comer em resposta a estados emocionais, além de maior proporção de desordens psicopatológicas.[9]

Estudos mostraram ingestão de aproximadamente 1.000 calorias a mais que indivíduos sem TCA, e quantidade proporcionalmente maior de sobremesas e *fast-foods*. O consumo de gorduras está aumentado e o de proteínas reduzido, enquanto o consumo de carboidratos não se apresenta alterado em relação às distribuições de macronutrientes,[6] mas a quantidade total ingerida é, geralmente, aumentada.[14]

As atitudes alimentares envolvem o que comemos, como e com o que, com quem, onde, quando e por que comemos, em quais situações comemos, o que pensamos e sentimos em relação à comida.[15] Assim, a intervenção nutricional no TCA deve envolver todos os aspectos das atitudes alimentares em relação à estrutura (número de refeições, intervalos, horários), consumo alimentar e nutricional (ingestão de grupos alimentares, valor calórico e de nutrientes) e comportamentos (pensamentos, ações, crenças, sentimentos em relação à alimentação) alimentares disfuncionais.[13,15]

Apesar de poucos estudos avaliarem e caracterizarem o comportamento alimentar no TCA, alguns pontos parecem comuns. A restrição alimentar é um ponto central e pode ocorrer com restrição calórica ou evitando alimentos de que se têm vontade, mas trazem sensação de culpa.[15,16] Além disso, a prática de dietas tende a ser posterior ao início da compulsão alimentar, diferente da bulimia nervosa.[15] Com relação à estrutura alimentar, é frequente que o número de refeições planejadas seja reduzido e haja omissão do desjejum e lanches, com grandes intervalos entre as refeições, beliscadas não planejadas e maior frequência de episódios compulsivos à tarde e à noite.[6,13,16-19] Tal padrão alimentar pode parecer similar ao relato de comportamento alimentar do paciente obeso, mas no TCA é vivenciado com maior intensidade.[19]

Pacientes com TCA frequentemente podem ter dificuldade em planejar as refeições, as compras, o tempo para preparo dos alimentos e conciliá-los com as demais tarefas diárias, levando-os a comer quando já estão com muita fome, após alguma situação que traga desgaste emocional, que pode levar a um padrão beliscador ou hiperfágico que traz sentimento de culpa e pode levar à total perda de controle e à compulsão alimentar.[13,15]

Assim, a compulsão alimentar pode ser grande e objetiva ou estar intercalada com exageros alimentares e uma busca por alimentos fracionados, tornando-se menos evidente. Esses episódios se mantêm até que o indivíduo esteja empanturrado, sinta-se esgotado ou sonolento, ou seja interrompido por outra pessoa. Pode ainda durar um período de muitas horas, comendo quantidades definitivamente maiores do que outras pessoas comeriam, escondido ou o mais discretamente possível, com sensação de perda de controle e arrependimento, mas que pode ser difícil de ser observado ou descrito.[15] Os episódios de compulsão alimentar podem, portanto, envolver uma grande quantidade de alimentos com perda de controle em um episódio específico ou, ainda, o consumo de quantidades moderadas repetidas de alimentos com perda de controle, ou seja, o paciente não consegue parar de comer.[7,13,15]

O consumo alimentar oscila entre o tudo e o nada, com momentos de ingestão excessiva e outros de ingestão insuficiente, embora de maneira menos acentuada que em pacientes com bulimia nervosa.[5,15] Há, aparentemente, maior preferência pelo consumo de alimentos ricos em carboidratos, com alto índice glicêmico, alimentos de alta palatabilidade e facilmente ingeríveis.[20,21] A busca por alimentos altamente palatáveis acaba aumentando o consumo de gorduras, especialmente saturadas e trans, e reduzindo o consumo de fibras, vitaminas e minerais.[19,22] É comum que estejam excessivamente dispostos a consumir alimentos descritos com propriedades nutricionais especiais evidenciadas (a despeito de serem de fato ou não benéficos).[15]

As atitudes alimentares no TCA envolvem pensamentos de negativismo, obsessão pela comida e autoavaliação focada no peso e forma do corpo, o que reduz sua autoestima e pode levar ao aumento da fome.[13,15,23] O comportamento costuma ser caótico, com falta de planejamento de horários, rotinas, local das refeições. Há compra excessiva de alimentos, desorganização no estoque de alimentos e monotonia alimentar.[13,15,24] A postura em relação ao alimento parece ser relacionada ao tamanho dos episódios, em que quanto mais caótica a postura, maior o número e tamanho dos episódios compulsivos.[25] São habituais os relatos de alimentação solitária, feita em alta velocidade, com mastigação inadequada, sem percepção dos sinais de saciedade. Há distração ao comer e alimentação desatenta, automática, que leva ao comer sem sentir o gosto,[26] embora o comportamento alimentar seja geralmente controlado em público.

Os sentimentos em relação à alimentação são subjetivos, mas com alta relação com a sensação de perda de controle. O alimento pode ser usado como "premiação" por outros problemas e propicia a sensação de prazer exagerado na ingestão alimentar, seguida de sentimentos de angústia, vergonha, nojo ou culpa.[10,13,15,16]

TRATAMENTO

Segundo as evidências atuais de tratamento para o TCA, psicoterapia isoladamente, ou em combinação com outras ferramentas educacionais de autocontrole alimentar, é considerada o tratamento de escolha, especialmente se os sinais e sintomas do TCA forem leves e não houver comorbidades psiquiátricas clinicamente relevantes.[16,27,28] Terapia cognitivo-comportamental (TCC), terapia interpessoal e terapia comportamental dialética são as modalidades de psicoterapia que têm se mostrado eficazes para reduzir os episódios de compulsão alimentar.[16,27,29] Um dos objetivos da TCC é promover a conscientização sobre os comportamentos alimentares por meio de automonitoramento e registro diário de sua rotina alimentar e comportamentos associados, tendo se mostrado muito eficaz na redução das compulsões alimentares no TCA, assim como uso de metas graduais, planejamento e questionamento socrático.[13] Atualmente há aplicativos para dispositivos eletrônicos móveis desenvolvidos como ferramentas de automonitoramento, auxiliando o tratamento de transtornos alimentares.[30]

Nos casos moderados e graves de TCA, a farmacoterapia deverá ser considerada preferencialmente em associação com intervenções psicológicas e nutricionais. A terapia farmacológica no TCA é específica para promoção de controle da impulsividade alimentar e redução da frequência de episódios de compulsões, mas também dos sentimentos negativos associados.[31] Contudo, há pouca evidência sobre a manutenção da eficácia em longo prazo da farmacoterapia como tratamento único para TCA e, em alguns estudos, tratamento combinado de drogas e psicoterapia falharam em potencializar os resultados.[32] Diferentes classes de medicamentos, incluindo antidepressivos, anticonvulsivantes, agentes antiobesidade e medicamentos indicados para tratamento de transtorno de déficit de atenção e hiperatividade, foram testados em ensaios clínicos abertos e/ou randomizados controlados por placebo para TCA e considerados eficazes para equilibrar o comportamento compulsivo e sintomatologia relacionada.[29]

Detalharemos a terapêutica nutricional do TCA.

OBJETIVOS DIETOTERÁPICOS

- cessar os episódios de compulsão alimentar;
- melhorar percepção e controle das situações que desencadeiam a compulsão alimentar;
- estabelecer uma estrutura regular de refeições;
- ensinar o paciente como manter o peso corporal de forma saudável, compatível com sua realidade;
- dar suporte ao paciente enquanto ele tenta novas atitudes alimentares;
- ajudar o paciente a entender a conexão entre emoções e escolhas alimentares;
- desfazer mitos e crenças distorcidas sobre nutrição, que levam a práticas alimentares inadequadas.

CONDUTA NUTRICIONAL

O tratamento nutricional deve ser focado primeiramente na correção do comportamento alimentar desajustado. Por ser um transtorno recentemente definido, existe ainda um número limitado de estudos sobre seu diagnóstico e tratamento adequados,[27] principalmente sobre o ponto de vista nutricional. Para o atendimento de pacientes com transtornos alimentares, o nutricionista deve possuir conhecimentos e experiência na área e exige conhecimentos em psicologia, psiquiatria e outras áreas.[33] O nutricionista, como membro integrante da equipe multiprofissional de tratamento, é unicamente qualificado para fornecer terapia nutricional específica para os pacientes com TCA.[33,35]

A terapia cognitivo-comportamental (TCC) tem sido relatada como efetiva na redução dos episódios compulsivos e melhoram os aspectos psicológicos envolvidos no TCA.[15,33] Há melhora da restrição, percepção de fome e adequação do comer social.[34]

O uso de TCC tem como base o manual para bulimia nervosa desenvolvido por Christopher Fairburn em 1993.[36] Segundo esse autor, o tratamento deve ser semiestruturado, orientado para o problema e concentrado primeiramente no presente e no futuro. Possui metas definidas e foca no comportamento alimentar e nos afetos e atitudes associados a ele, com o objetivo de reduzir a restrição alimentar e promover um padrão alimentar normal; eliminar a compulsão alimentar; desenvolver habilidades cognitivas e comportamentais para lidar com as situações de alto risco que precipitam os episódios compulsivos; e modificar pensamentos e sentimentos disfuncionais sobre o significado pessoal do peso e forma corporais.[13,15,37]

Conhecimentos avançados sobre aconselhamento nutricional são necessários para ajudar o paciente a manter o foco do tratamento na mudança de comportamento, para quebra do estigma e sensação de fracasso e aprendizado para manter uma alimentação normalizada, sem dietas da moda, para que haja controle das compulsões alimentares.[13]

Estratégias que ensinam a comer com atenção plena (*mindful eating*) e comer intuitivo podem ser aplicadas para auxiliar no reconhecimento e respeito das sensações internas de fome, saciedade e vontade, ensinando a diferenciá-las das emoções e não usando comida como estratégia para distração e acolhimento.[13]

A atuação do nutricionista visa à obtenção e manutenção de um peso saudável, compatível com a realidade e a incorporação de mudanças de comportamento alimentar, com normalização da percepção de fome e saciedade, correção de sequelas biológicas da obesidade, amenizar os prejuízos emocionais, cessação do ciclo de restrição e compulsão alimentar e estabelecimento de uma estrutura alimentar adequada.[15,33,35] O restabelecimento de um padrão alimentar adequado é uma das partes mais importantes e difíceis no tratamento do TCA.

O diário alimentar, instrumento de automonitoramento no qual o paciente registra informações importantes sobre sua ingestão e comportamento alimentar diários, é o principal instrumento na terapia nutricional. O preenchimento do diário alimentar permite ao paciente e profissional o conhecimento das situações que desencadeiam compulsões, dificuldades alimentares, pensamentos disfuncionais e conhecimento do hábito alimentar. Nele são registrados diariamente todos os alimentos ingeridos, quantidade, especificações (tipo de preparação, uso de alimentos *light* ou *diet* etc.), local e horário, assim como o tempo de mastigação, os sentimentos e a classificação em escalas de fome e saciedade e a identificação das compulsões alimentares.[13,15]

A abordagem no manejo do diário alimentar deve ser positiva, valorizando as conquistas do paciente. Deve-se evitar a abordagem recriminatória das situações errôneas, a fim de fortalecer o vínculo terapêutico e evitar a manipulação de dados. Deve-se utilizar o diário, também, para o controle do estímulo que precede a alimentação inadequada. O paciente pode aprender a modificar os antecedentes mantenedores dos episódios compulsivos. São exemplos dessa técnica o uso de intervalos regulares para refeições, com refeições e lanches em horários e quantidades preestabelecidas, levantar-se da mesa logo após o término da refeição, o uso de lista de compras previamente preparadas, lista com alternativas incompatíveis com o comer que substituam o beliscar (andar de bicicleta, ligar para um amigo) e outras.[15,38]

As técnicas que criam controle do ato de comer são bastante úteis no tratamento do TCA. Nele, são implementadas técnicas que levam à diminuição da velocidade de ingestão alimentar, como descansar o talher entre uma garfada e outra; fazer as refeições em um só local da casa; fazer refeições em companhia de outras pessoas; não comer em pé; não assistir televisão, ler, ou distrair-se durante as refeições etc.[15,38]

A educação nutricional visa à adequação nutricional gradativa, para a adaptação das quantidades e melhora da qualidade da alimentação[38] e é parte importante no processo de tratamento do paciente com TCA, mas deve ser feita de forma psicoeducativa, com aulas expositivas em grupos ou individualmente. Devem ser abordados assuntos acerca da doença, como: importância da aderência ao tratamento, identificação de compulsões alimentares, metas pessoais e visando à remissão do TCA, conhecimento dos grupos alimentares, hábito alimentar saudável - com o uso do Guia Alimentar para População Brasileira como orientadora –, consumo adequado de água e fibras, comportamento e planejamento alimentar adequados, alimentos *diet* e *light* e outros alimentos e dietas "da moda", oscilações de peso e caracterização do peso saudável, mecanismos de fome e saciedade, planejamento das refeições etc.[15,38]

Ainda como parte do tratamento, trabalha-se a solução de problemas, com o emprego de técnicas de modificação comportamental que as auxilie na execução e manutenção dos aprendizados nutricionais.

Durante as sessões, devem-se combater os pensamentos disfuncionais, utilizando o conhecimento científico bem embasado. Essa reestruturação cognitiva deve ser reforçada sempre que possível. As crenças errôneas devem ser combatidas com conhecimentos acerca dos mecanismos que a envolvem, como, por exemplo, quando dito: "não consigo controlar minha fome", o nutricionista pode explicar mecanismos de fome e saciedade e explicar que "quando mantemos um hábito alimentar adequado, naturalmente controlaremos a fome".[15,38]

TRATAMENTO NUTRICIONAL

- O enfoque do tratamento é a remissão dos episódios de compulsão alimentar e o estabelecimento de um comportamento alimentar adequado.
- Cuidado para não focar exclusivamente no peso e corpo. O excesso de peso pode ser abordado, mas não deve ser o objetivo principal do tratamento.
- A educação nutricional é muito importante para a evolução do paciente, mas deve ser complementada com estratégias de aconselhamento nutricional.
- O diário alimentar é o instrumento principal de orientação nutricional. Permite orientações individualizadas e estreitamento no vínculo paciente-nutricionista.
- O nutricionista deve usar o diário alimentar para identificar situações desencadeantes de compulsão alimentar e orientar modificações comportamentais.
- A abordagem nutricional deve ser positiva, valorizando as conquistas do paciente.
- Estabeleça uma ou duas pequenas metas por semana. Trabalhe apenas as problemáticas mais urgentes.
- Faça orientações simples e objetivas. Não prescreva dietas.
- Não julgue o paciente. Seja empático e compreensivo.
- Os lapsos no tratamento são esperados. Ensine o paciente a não os transformar em fracasso, identificando situações desencadeantes e buscando soluções.

CONSIDERAÇÕES FINAIS

A participação do nutricionista no tratamento do TCA é fundamental, uma vez que o transtorno envolve alterações importantes no consumo, estrutura e atitudes alimentares. O tratamento deve promover hábitos saudáveis de alimentação e melhorar as relações do paciente com os alimentos e com o corpo. Pelo fato de o TCA ter sido muito recentemente incluso nos manuais diagnósticos em psiquiatria, pouco ainda se conhece sobre suas características e diretrizes estabelecidas de tratamento. Novos estudos acerca das variáveis nutricionais, assim como estudos que avaliem o efeito do tratamento nutricional no TCA, se fazem necessários.

REFERÊNCIAS BIBLIOGRÁFICAS

1. World Health Organization. International classification of diseases for mortality and morbidity statistics (11th Revision) [Internet]. 2018. Disponível em: https://icd.who.int/browse11/l-m/en. Acesso em: 20 dez. 2020.
2. American Psychiatric Association (APA). Manual diagnóstico e estatístico de transtornos mentais: DSM-5. 5. ed. Porto Alegre: Artmed; 2014.
3. Stunkard AJ, Allison KC. Two forms of disordered eating in obesity: binge eating and night eating. International Journal of Obesity and related Metabolic Disorders. 2003;27:1-12.

4. Azevedo AP, Santos CC, Fonseca DC. Transtorno da compulsão alimentar periódica. Rev Psiq Clin. 2004;31(4):170-2.
5. Fitzgibbon ML, Blackman LR. Binge eating disorder and bulimia nervosa: Differences in the quality and quantity of binge eating episodes. Int J Eat Disord. 2000;27(2):238-43.
6. Guerdjikova AI, Mori N, Casuto LS, McElroy SL. Binge eating disorder. Psychiatr Clin North Am. 2017;40(2):255-66. doi: 10.1016/j.psc.2017.01.003
7. Kornstein SG. Epidemiology and Recognition of binge-eating disorder in psychiatry and primary care. J Clin Psychiatry. 2017;78 Suppl 1:3-8. doi: 10.4088/JCP.sh16003su1c.01
8. Keel PK, Holm-Denoma JM, Crosby RD. Clinical significance and distinctiveness of purging disorder and binge eating disorder. Int J Eat Disord. 2011;44(4):311-6. doi: 10.1002/eat.20821
9. Fassino S, Leombruni P, Piero A, Abbate-Daga G, Rovera GG. Mood, eating attitudes, and anger in obese women with and without binge eating disorder. Journal of Psychosomatic Research. 2003;54:559-66.
10. Salzano FT, Cordás TA. Tratamento farmacológico de transtornos alimentares. Revista de Psiquiatria Clínica. 2004;31(4):188-94.
11. Striegel-Moore RH, Cachalin FM, Dohm FA, Pike KM, Wilfley DE, Fairburn CG. Comparison of binge eating disorder and bulimia nervosa in a community sample. Int J Eat Disord. 2001;29(2):157-65.
12. Appolinario JC, Coutinho W, Póvia LC. O transtorno do comer compulsivo: revisão de literatura. Jornal Brasileiro de Psiquiatria. 1995;44 (1):38-45.
13. Timerman F, Alvarenga M, Fabbri A, Costa AC, Pisciolaro F, et al. Nutrição comportamental no tratamento dos transtornos alimentares. In: Alvarenga Ms, Figueiredo M, Timerman F, Antonaccio C, orgs. Nutrição comportamental. 2. ed. Barueri: Manole; 2019.
14. Philippi ST, Alvarenga M. Transtornos alimentares: uma visão nutricional. Barueri: Manole; 2004
15. Pisciolaro F, Fabbri A, Vargas A, Gaeta T. Atendimento nutricional para pacientes com transtorno de compulsão alimentar. In: Alvarenga MS, Dunker KLL, Philippi ST, orgs. Transtornos alimentares e nutrição: da prevenção ao tratamento. 1. ed. Barueri: Manole; 2020.
16. Duchesne M, Appolinario JC, Range BP, Fandini J, Moya T, Freitas SR. The use of a manual-driven group cognitive behaviour therapy in a Brazilian sample of obese individuals with binge-eating disorder. Rev Bras Psiquiatr. 2007;29(1):23-5.
17. Raymond N, Bartholome LT, Lee SS, Peterson RE, Raatz SK. A Comparison of energy intake and food selection during laboratory binge eating episodes in obese women with and without a binge eating disorder diagnosis. Int J Eat Disord. 2007;40(1):67-71.
18. Reeves RS, McPherson SR, Nichaman MZ, Harrist RB, Foreyt JP, Goodrik K. Nutrient intake of obese female binge eaters. J Am Diet Assoc. 2001;101:209-15.
19. Greeno CG, Wing RR, Marcus MD. How many donuts is a "binge"? Women with bed eat more but do not have more restrictive standards than weight-matched non-bed women. Addictive Behaviors. 1999;24(2):299-303.
20. Nasser JÁ, Gluck ME, Geliebter A. Impulsivity and test meal intake in obese binge eating women. Appetite. 2004;43:303-7.
21. Gendall KA, Joyce PR, Abbott RM. The effects of meal composition on subsequent craving and binge eating. Addictive Behaviors. 1999;24(3):305-15.
22. Whiteside U, Chen E, Neighbors C, Hunter D, Lo T, Larimer M. Difficulties regulating emotions: Do binge eaters have fewer strategies to modulate and tolerate negative affect? Eating Behaviors. 2007;8:162-9.
23. Keel PK, Mayer SA, Harnden-Fischerkeel JH. Importance of size in defining binge eating episodes in bulimia nervosa. Int J Eat Disord. 2001;29:294-301.

24. Johnson WG, Carr-Nangle RE, Nangle DW, Antony MM, Zayfert C. What is binge eating? A comparison of binge eater, peer, and professional judgments of eating episodes. Addictive Behaviors. 1997;22(5):63143-5.
25. Stein RI, Kenardy J, Wiseman CV, Dounchis JZ, Arnow BA, Wilfley DE. What's driving the binge in binge eating disorder?: A prospective examination of precursors and consequences. Int J Eat Disord. 2007;40:195-203.
26. Pike KM, Wilfley D, Hilbert A, Fairburn CG, Dohm FA, Striegel-Moore RH. Antecedent life events of binge-eating disorder. Psychiatry Research. 2006;142:19-29.
27. Fairburn CG, Cooper Z. Transtornos alimentares: um protocolo transdiagnóstico. In: David H. Barlow, organizador. Manual clínico dos transtornos psicológicos: tratamento passo a passo. 5. ed. Porto Alegre: Artmed; 2016. p. 665-96.
28. Vocks S, Tuschen-Caffier B, Pietrowsky R, Rustenbach SJ, Kersting A, Herpertz S. Meta-analysis of the effectiveness of psychological and pharmacological treatments for binge eating disorder. Int J Eat Disord. 2010;43(3):205-17.
29. McElroy SL, Guerdjikova AI, Mori N, Munoz MR, Keck PE. Overview of the treatment of binge eating disorder. CNS Spectr. 2015;20(6):546-56.
30. Fairburn CG, Rothwell ER. Apps and eating disorders: a systematic clinical appraisal. Int J Eat Disord. 2015;48(7):1038-46.
31. Amianto F, Ottone L, Abbate Daga G, Fassino S. Binge-eating disorder diagnosis and treatment: A recap in front of DSM-5. BMC Psychiatry. 2015;15:70. doi: org/10.1186/s12888-015-0445-6
32. Grilo CM, Masheb RM, Crosby RD. Predictors and moderators of response to cognitive behavioural therapy and medication for the treatment of binge eating disorder. J Consult Clin Psychol. 2012;80(5):897-906.
33. Candela CG, Milla SP, Torre AM, Ortega PR, Martin PM, Kohen VL, et al. Consensus document about the nutritional evaluation and management of eating disorders: Bulimia nervosa, binge eating disorder, and others. Nutr Hosp. 2018;35(1):49-97.
34. American Dietetic Association (ADA). Position of the American Dietetic Association: Nutrition intervention in the treatment of anorexia nervosa, bulimia nervosa and other eating disorders. J Am Diet Assoc. 2006;106(12):2073-82.
35. Fairburn CG, Marcus MD, Wilson GT. Cognitive-behavioral therapy for binge eating and bulimia nervosa: a comprehensive treatment manual. In: Fairburn CG, Wilson GT, eds. Binge eating: Nature, assessment and treatment. New York: Guilford; 1993. p. 371-404.
36. Grilo CM, Masheb RM. Rapid response predicts binge eating and weight loss in binge eating disorder: Findings from a controlled trial of orlistat with guided self-help cognitive behavioral therapy. Behav Res Ther. 2007;45(11):2537-50.
37. Latterza AR, Dunker KLL, Scagliusi FB, Kemen E. Nutritional treatment of eating disorders. Rev Psiquiatr Clín. 2004;31(4):173-6.
38. Alvarenga M, Larino MA. Terapia nutricional na anorexia e bulimia nervosas. Rev Bras Psiquiatr. 2002;24(3):28.

18 Pica

Adriana Trejger Kachani
Táki Athanássios Cordás

Ninguém entendia como não tinha morrido de fome, até que os índios [...] descobriram que Rebeca só gostava de comer terra úmida do quintal e as tortas de cal que arrancava das paredes com as unhas.
(Gabriel García Márquez, *Cem anos de solidão*)

INTRODUÇÃO

Atualmente se define pica (ou picacismo) como a ingestão persistente de substâncias não nutritivas.[1] A definição atual restringe o antigo conceito de Pica que incluía não apenas como um transtorno manifestado pela ingestão incomum de determinadas substâncias – mas também pelo consumo dessas substâncias em grandes quantidades.[2] Outros autores ainda acrescentavam a ideia da ingestão compulsiva de alimentos não nutritivos.[3,4]

A variedade de substâncias possíveis de serem ingeridas é bastante grande. O Quadro 1 apresenta-as e seus nomes correspondentes.

Ao longo da história, já foi proposto que pica fosse uma variante do transtorno obsessivo-compulsivo (TOC), entendendo-se a prática como um ritual que levaria a um alívio da tensão e da ansiedade.[5] Uma interpretação buscada no modelo de dependência também já foi proposta, uma vez que alguns pacientes apresentam necessidades cada vez maiores da substância, havendo períodos com sintomas de abstinência, como suor, queda de pressão, nervosismo e até sensação do gosto de terra na boca.[6] No Manual Diagnóstico e Estatístico dos Transtornos Mentais em sua 4ª edição (DSM – IV)[7] era descrito como um dos transtornos da infância. A nova versão deste mesmo manual, o DSM-5,[1] reclassificou pica dentro dos transtornos alimentares, por entender o quadro como algo que se apresenta ao longo da vida em qualquer idade.

Pica tem sido um enigma fascinante para seus estudiosos. Até hoje não existe consenso a respeito de sua etiologia; alguns acreditam que fatores sociais, culturais, psicológicos, biológicos e comportamentais, além de um componente ambiental importante, podem desencadear a doença.[8]

O diagnóstico de pica pode ser difícil, pois depende do relato individual, e muitas vezes os indivíduos podem esconder esse comportamento por vergonha e medo de julgamentos, principalmente quando a substância ingerida não é alimentar (p. ex., cinzas, fezes, terra, papel etc.).[9] Por isso, mais de uma entrevista é necessária para o diagnóstico, bem como um bom vínculo entre o profissional e o paciente.[5,10] Queixas crônicas de problemas gastrointestinais ou anemia ferropriva podem ser sintomas do quadro. Mulheres gestantes, crianças (sobretudo as institucionalizadas) e indivíduos com retardo mental são grupos de risco, e a vigilância deve ser redobrada nessas populações.[5,6,10,11] Quando houver suspeitas, a entrevista deve ser mais direta, e exames laboratoriais devem ser solicitados, incluindo hemograma completo, ferro sérico, ferritina, chumbo sérico, exames de função hepática e de parasitoses, radiografia abdominal e endoscopia.[5]

PICA E OS TRANSTORNOS ALIMENTARES

Os transtornos alimentares são caracterizados por uma perturbação persistente na alimentação ou no comportamento relacionado à alimentação que resulta no consumo de alimentos que comprometem a saúde física ou o funcionamento psicossocial.[1] No caso de pica, as consequências físicas incluem intoxicação por metais pesados, obstrução gastrointestinal, infecções parasitológicas, anemia ferropriva e problemas dentários.[12]

Entre todos os outros transtornos alimentares (anorexia nervosa, bulimia nervosa, transtorno de compulsão alimentar, transtorno de ruminação e transtorno alimentar restritivo/evitativo), pica é o único que pode ser atribuído na presença de um outro. Todos os transtornos alimentares são mutuamente excludentes, haja vista terem diferenças em termos de curso clínico, desfecho e tratamento – apesar de aspectos psicológicos e comportamentais comuns.[1]

Não é incomum pacientes com outros transtornos alimentares ingerirem substâncias como elástico, plástico, vinagre, gelo, entre outros, no intuito de perder peso ou purgar.[12] Nesses casos, de acordo com a nova classificação, a doença primária seria anorexia nervosa ou bulimia nervosa, e não pica.[1]

A condição de pica como transtorno alimentar já foi descrita há muito tempo, na medida em que o consumo de substâncias não nutritivas pode ser usado para substituir o consumo de alimentos objetivando a perda de peso. Em pacientes com transtorno da compulsão alimentar há relatos de apetite incomum, desejando por vezes mostarda, pimenta, alimentos picantes, sal, especiarias, giz, argila, carvão etc.[8] Na nova classificação, o termo "não alimentar" está incluso, pois acredita-se que o termo pica não deve ser aplicado à ingestão de produtos alimentares com conteúdo nutricional mínimo, como é o caso do gelo.[1]

EPIDEMIOLOGIA

A prevalência do transtorno também é difícil de ser determinada, pois raramente o hábito é relatado em consultas.[5,10] Diversos estudos tentaram estabelecer a prevalência de pica; no entanto, não obtiveram sucesso. A dificuldade do diagnóstico decorre principalmente das diferenças culturais e, como já mencionado, da vergonha dos pacientes em relatar o transtorno. Esses fatores têm impedido uma melhor determinação de número aproximado de portadores.

Uma vez que consumir substâncias não nutritivas muitas vezes está relacionado a aspectos culturais e sociais, sua prevalência depende da região em que se realiza o estudo. O diagnóstico de pica só deve ser feito se o comportamento alimentar for suficientemente persistente e grave para justificar atenção clínica adicional.[1] Sendo assim, encontramos estudos com resultados bastante distintos, como, por exemplo, 14,4% na zona rural da Geórgia,[11] 44% em norte-americanos descendentes de mexicanas na Califórnia[7] e 73% no Quênia.[13]

Gestantes, crianças com mais de dois anos (a prevalência é maior em meninos e crianças institucionalizadas), pacientes com retardo mental e esquizofrenia são populações em que o risco é aumentado.[2,4,14]

Dentre as manifestações mais comuns, destaca-se a geofagia, hábito de ingerir terra, e a picofagia. Porém, vale ressaltar mais uma vez que esses dados dependem da população estudada.

FATORES ETIOLÓGICOS

Embora suas causas específicas sejam desconhecidas, várias teorias sugerem o envolvimento de distúrbios emocionais e deficiência de ferro e zinco no transtorno.[2]

ASPECTOS NUTRICIONAIS

Durante muito tempo acreditou-se em uma teoria nutricional que sustentava ser a geofagia um apetite nutriente-específico, no qual o organismo buscaria, de modo vicariante, fontes não alimentares de ferro e zinco. Nesse contexto, seria mais do que mera coincidência o fato de a geofagia afetar grupos de risco para a deficiência de micronutrientes, como indivíduos com anemia ferropriva. A remissão do hábito alimentar bizarro, observada após a suplementação de ferro e zinco, reforçaria a teoria.[13] Apesar de muitos dos alimentos ingeridos conterem ferro, a maior parte dos autores acredita hoje que essa anemia seja uma consequência do transtorno, uma vez que ingerir substâncias não alimentares não supre a deficiência de ferro, pois este se encontra pouco biodisponível na maioria dessas substâncias.[9,10,15] A fisiopatologia do fenômeno ainda é discutida embora se acredite que as substâncias ingeridas quelariam o ferro, diminuindo sua biodisponibilidade. Outra possibilidade seria o fato de que, com a ingestão de substâncias não nutritivas, o indivíduo diminuiria o consumo daqueles alimentos fonte de certos nutrientes, como ferro, zinco e manganês, causando assim a deficiência.[15]

Alguns autores sugerem ainda que a pica poderia ser uma manifestação da deficiência de zinco, mineral altamente relacionado ao crescimento infantil e que, na deficiência leve, pode alterar o paladar. Essa alteração de paladar, por sua vez, poderia levar à falta de discriminação alimentar e à pica, mas ainda não existem evidências científicas que corroborem essa ideia.[2,16]

ASPECTOS CULTURAIS

Pica é muitas vezes considerada uma doença "folclórica", sendo descrita como uma limitação cultural intrinsicamente etnocêntrica. Percepções familiares de normalidade em relação a esse comportamento fazem com que alguns indivíduos, em especial mulheres, se sintam à vontade em praticá-lo.[6]

Na África, o hábito de ingerir substâncias não nutritivas é comum, estritamente feminino e relacionado à fertilidade, reprodução, debilidade e falta de sangue.[13] Mulheres costumam acalmar seus bebês com argila, em vez de utilizar chupeta. As crianças adquirem esse costume, que os acompanha até a adolescência, quando o hábito em geral é abandonado. Na gestação, inicia-se novo ciclo; a mãe ensinará seus filhos a comerem argila, mantendo o modelo transgeracional.

Motivos religiosos também são muitas vezes citados. Na Califórnia e no México, onde a figura da Virgem de Guadalupe é muito cultuada, as gestantes costumam ingerir imagens de barro da santa a fim de que seus bebês sejam abençoados.[6]

ASPECTOS SENSORIAIS

Sugere-se que as mulheres teriam o sentido do olfato mais aguçado durante a gestação, uma perversão do apetite que poderia desencadear as compulsões por alimentos não desejados durante o resto da vida.[16] Os motivos alegados para consumi-los normalmente têm sido descritos como: "tem um sabor bom", "eu gosto disso", "cheira bem", "é seco e crocante".[10]

Quando a compulsão se manifesta com alimentos, por exemplo, gelo, amido, grãos crus etc., sua ingestão poderia ser justificada como preferência alimentar, atenuando o aspecto bizarro do comportamento.[9]

ASPECTOS SOCIAIS

O comportamento de ingerir substâncias não nutritivas pode estar correlacionado com situação socioeconômica desvantajosa, falta de uma rede social de suporte ou desorganização familiar.[5,15,17]

A indiferença e a má supervisão dos pais fazem com que alguns hábitos se perpetuem entre crianças.[2] A institucionalização também parece ser um fator de risco para a pica na infância. Pouco se sabe sobre padrões alimentares nesses ambientes, porém existem alguns indicadores de que a alimentação dos internos seria problemática.[18]

ASPECTOS PSICOLÓGICOS

Postula-se, em uma visão psicodinâmica, que pica poderia estar relacionado a carências emocionais não resolvidas.[3] Fatores como estresse também têm sido apontados como causa do transtorno tanto em adultos como em crianças, que podem sofrer com separação dos pais ou abuso sexual.[5]

ASPECTOS NUTRICIONAIS RELEVANTES

Assim como suas manifestações, também as consequências do comportamento de pica variam, sendo diferentes de acordo com cada tipo de substância consumida. Os efeitos adversos podem se apresentar como parasitoses, infecções, desnutrição, problemas dentários como cáries, abasão dentárias e quebra de dentes.[5,12] Toxicidade é muito comum, podendo se manifestar como sintomas neurológicos (irritabilidade, letargia, descoordenação, dores de cabeça, entre outros) e como sintomas gastrointestinais (constipação ou diarreias, dores abdominais, cólicas, vômitos e anorexia).[6] Obstruções intestinais também são muito recorrentes em pacientes com esse transtorno, principalmente nos casos de consumo de cabelos/pelos (associado à tricotilomania).[19-21]

Em gestantes, as substâncias ingeridas (p. ex., o chumbo contido em esmaltes e tinta) podem ultrapassar a barreira placentária, causando teratogênese.[11] Tais substâncias podem ainda aumentar o índice de mortalidade, prematuridade, baixo peso ao nascer e diminuição do perímetro encefálico.[4,6] Alguns dos efeitos apresentados por gestantes que consomem substâncias não nutritivas são: hipocalemia miopática, em decorrência da ingestão de argila;[22] depressão respiratória e diminuição dos batimentos cardíacos, em virtude do consumo de carbonato de magnésio, medicação muito utilizada como laxante e vendida em farmácia que serve "para afastar compulsão por ingerir terra".[6]

TRATAMENTO

Uma vez que esse transtorno tem uma suposta etiologia multideterminada, a síndrome poderia responder melhor a um tratamento englobando diferentes abordagens, incluindo tratamento psiquiátrico, aconselhamento psicológico, suplementação nutricional e educação nutricional e/ou alimentar.[15]

Em relação ao tratamento farmacológico, os inibidores da receptação de serotonina (IRSs) – sejam eles seletivos (fluoxetina, fluvoxamina) ou não (clomipramina) parecem beneficiar pacientes com pica.[23,24]

A terapia comportamental tem sido descrita como método de tratamento, incluindo técnicas de exposição, manipulação ambiental, vigilância, prevenção de respostas, correção e técnicas aversivas.[17,23] Em casos de pacientes mentalmente aptos, a pica parece retroceder após tratamento cognitivo-comportamental que os exponha a aspectos primários de ansiedade e que auxilie na resposta a tais estímulos, prevenindo rituais.[23]

OBJETIVOS DIETOTERÁPICOS

- avaliar o consumo alimentar e as deficiências nutricionais;
- explicar as consequências de pica;
- ensinar novas formas de reduzir sintomas indesejados da gravidez;
- orientar para a prevenção de anemia ferropriva;
- desestimular o consumo de substâncias não alimentares;
- reduzir danos em casos em que a cultura é muito enraizada.

CONDUTA NUTRICIONAL

O profissional envolvido deve fazer avaliação dietética perguntando objetivamente sobre o consumo de substâncias bizarras. Essa conduta, além de fornecer dados da ingestão de macro e micronutrientes, capacita o nutricionista a identificar inadequações alimentares decorrentes de seus achados.[24]

O nutricionista deve orientar o paciente, ensinando novas formas de reduzir sintomas indesejáveis da gravidez, de prevenir e curar a anemia ferropriva – quando houver –, além de suplementar a nutrição em casos extremos. Uma vez que muitas das manifestações de pica podem levar a complicações nutricionais, suas consequências devem ser devidamente explicadas.[25,26] Nas regiões em que a prática está muito arraigada, devem ser usadas medidas de redução de danos, a fim de que o hábito de ingerir substâncias não nutritivas não prejudique tanto a saúde. Um exemplo seria sugerir o uso de terra de buracos fundos, com menor depósito de larvas de helmintos. Assar a terra antes de ingeri-la é outra boa sugestão.[13]

O tratamento para pica deve incluir a remoção das causas do comportamento anormal, fazer com que as substâncias de escolha sejam inacessíveis, introduzir uma alimentação nutricionalmente adequada e instalar um ambiente estimulante que desvie a atenção do paciente.[8]

Quadro 1 Substâncias referidas por pacientes com pica

Forma de pica	Substância consumida
Cautopirofagia	Fósforos
Coprofagia	Fezes
Estacofagia	Cinza de cigarro
Geofagia	Terra ou argila
Litofagia	Pedras
Papirofagia	Papel
Plumbofagia	Casca de tinta, esmalte
Tricofagia	Cabelo, pelo
Xilofagia	Palito de dente
Formas sem nome	Desinfetante, sabão, notas de dinheiro, plástico, espuma de colchão/travesseiro, creme dental, naftalina, giz, Vick Vaporub®

PERGUNTAS QUE NÃO PODEM FALTAR NA ANAMNESE

- Você costuma ingerir substâncias incomuns?
- Você aprendeu a consumir tais substâncias com alguém da sua família ou esse comportamento é algo que surgiu de repente?
- Você teria vergonha de contar a alguém que possui tal comportamento?
- Em que situações costuma consumir a substância relatada?
- Você já notou se a substância ingerida lhe faz mal?
- Você tenta controlar o consumo da substância, mas não consegue?

TRATAMENTO NUTRICIONAL

- Existe uma barreira (vergonha) que pode impedir o paciente de falar sobre pica. Às vezes, podem ser necessárias algumas sessões até que seja formado um vínculo entre o profissional e o paciente e o assunto venha à tona. Portanto, vá direto ao ponto objetivamente sobre o transtorno.[10]

- Queixas crônicas de problemas gastrointestinais podem ser um indício do problema. Fique atento.[10]
- Realize avaliação dietética cuidadosa, não só para obter dados de macro e micronutrientes, como também para que se possam identificar inadequações e risco nutricional decorrente de pica.[25]
- Explique as consequências da pica.
- Aponte a conexão entre problemas gastrointestinais e pica.
- Exija exames para verificar eventuais problemas clínicos.
- Inclua questões relacionadas ao transtorno no pré-natal. Certifique-se de que a gestante que tenha pica esteja tomando complexo vitamínico adequado.[4,15]
- Ensine outras formas de reduzir sintomas indesejáveis na gravidez, bem como de prevenir e curar anemia ferropriva.
- Em locais onde a geofagia é muito enraizada culturalmente, sugira o consumo de terra de camadas mais profundas ou que seja assada.[13]
- Nunca julgue o paciente pelo que está fazendo. Dê conselhos de forma sensível.

REFERÊNCIAS BIBLIOGRÁFICAS

1. American Psychiatric Association (APA). DSM-5 Task Force. Diagnostic and Statistical Manual of Mental Disorders : DSM-5. 2013.
2. Walker AR, Walker BF, Sookaria FI, Cannan RJ. Pica. Journal Research Social Health. 1997;117(5):280-4.
3. Lopez LB, Soler CRO, de Portela MLP. La pica durante el embarazo: um transtorno frecuentemente subestimado. Archives Latinoamericanos de Nutrición. 2004;54(1):17-24.
4. López LB, Langini SH, de Portela MLP. Maternal iron status and neonatal outcomes in women with pica during pregnancy. International Journal Gynaecol Obstet. 2007;98(2):151-2.
5. Gurenlian JR. Eating disorders. J Dent Hyg. 2002;76(3):219-34; quis 236-37.
6. Simpson E, Mull JD, Longley E, East J. Pica during pregnancy in low-income women born in Mexico. West Journal. 2000;173(1):20-4; discussion 25.
7. American Psychiatryc Association (APA). Manual diagnóstico e estatístico de transtornos mentais. 4. ed. São Paulo: Artmed; 2002.
8. Parry-Jone B, Parry-Jones WLL. Pica: symptom or eating disorder? A historical assessment. British Journal Psychiatry. 1992;160:341-54.
9. Muñoz JA, Marcos J, Risueño CE, Cós C, Lopez R, Capote FJ, et al. Déficit de hierro y pica. Sangre (Barc). 1998;43:31-4.
10. Boyle JS, Mackey MC. Pica: sorting it out. Journal Transcultural Nursering. 1999;10(1):65-8.
11. Erdem G, Hernandez X, Kyono M, Chan-Nishina C, Iwaishi LK. In-utero lead exposure after maternal ingestion of mexican pottery: Inadequacy of the lead expossure questionnaire. Clinical Pediatrics (Phila). 2004;43(2):185-7.
12. Delaney CB, Eddy KT, Hartmann AS, Becker AE, Murray HB, Thomas JJ. Pica and rumination behavior among individuals seeking treatment for eating disorders or obesity. International Journal Eating Disorders. 2015;48:238-48.

13. Geissler PW, Prince RJ, Levene M, Poda C, Beckerleg SE, Mutemi W, et al. Perceptions of soil--eating and anaemia among pregnant women on the Kenyan coast. Social Sciences Medicine. 1999;48(8):1069-79.

14. Glickman LT, Chaudry IU, Cosntantino J, Clack FB, Cypess RH, Winslow L. Pica patterns, toxocariasis, and elevated blood lead in children. The American Journal of Tropical Medicine and Hygiene. 1981;30(1):77-80.

15. Jackson WC, Martin JP. Amylophagia presenting as gestational diabetes. Arch Fam Med. 2000;9(7):649-52.

16. Cunha DF, Cunha SFC. Microminerais. In: Dutra de Oliveira JE, Marchini JS. Ciências nutricionais. São Paulo: Sarvier; 2000. p.141-5.

17. Gravestock S. Eating disorders in adults with intellectual disability. J Intellect Disabil Res. 2000;44(Pt 6):625-37.

18. Tarren-Sweeney M. Patterns of aberrante eating among pre-adolescent children in foster care. Journal of Abnormal Child Psychology. 2006;34(5):623-34.

19. Xing H, Han J, Ridley WE, Ridley LJ. Pica: eating disorder. Royal Australian New Zealand College of Radiologists. 2008;97-98. doi: https://doi.org/10.1111/

20. Zmudzinski M, Hayashi A. Laparoscopic removal of massive pediatric gastric trichobezoars: a brief report. American Journal of Surgery. 2020. doi: https://doi.org/10.1016/j.amjsurg.2020.01.048

21. Tripodi V, Caruso A, Luraghi M, Armao FT, Bisagni P. Paediatric gastric trichobezoar: The Rapunzel syndrome: A report of two cases. Annali Italiani di Chirurgia Digital Edition. 2020;9:S2239253X20032442 Epub 9.

22. McKenna D. Myopathy, hypokalaemia and pica (geophagia) in pregnancy. Ulster Medical Journal. 2006;75(2):159-60.

23. Zeitlin SB, Polivy J. Coprophagia as a manifestation of obsessive-compulsive disorder: a case report. Journal of Behavior Therapy and Experimental Psychiatry. 1995;26(1):57-63.

24. Ukaonu C, Hill DA, Christensen F. Hypokalemic myopathy in pregnancy caused by clay ingestion. Obstetrics & Gynecology. 2003;102(5 Pt2):1169-71.

25. Baxter YC, Waitzberg DL, Peres G. Métodos não convencionais: Estudo dietético e medida de qualidade de vida. In: Waitzberg DL. Nutrição oral, enteral e parenteral na prática clínica. 3. ed. São Paulo: Atheneu; 2000. p. 305-19.

26. Corbett RW, Ryan C, Weinrich SP. Pica in pregnancy: Does it affect pregnancy outcomes? MCN The American Journal of Maternal Child Nursering. 2003;28(3):183-9; quis 190-191.

19 Transtornos do humor

Doris Hupfeld Moreno
Diego Freitas Tavares
Adriana Trejger Kachani
Ricardo Alberto Moreno

CONCEITO E DIAGNÓSTICO

Embora classicamente os transtornos depressivos e bipolares tenham sido classificados e compreendidos dentro de um conjunto de doenças psiquiátricas denominadas transtornos do humor, sabemos que tais quadros não decorrem exclusivamente de alterações na afetividade (humor, sentimentos e emoções), mas também de distúrbios nos níveis de energia (físico e mental) e atividade, forma (quantidade e velocidade) e conteúdo (positivo ou negativo) do pensamento, impulsos alterados (redução ou aumento de impulsividade), psicomotricidade (aumento ou redução da movimentação física), cognição (atenção, memória, funções executivas etc.) e, em alguns casos, inclusive do juízo de realidade e da sensopercepção (delírios e alucinações) prejudicados. Além disso, algumas funções neurovegetativas também podem sofrer desregulação nos transtornos depressivos e bipolares, como o sono, o apetite, a libido e a sensibilidade à dor.[1]

O diagnóstico dos transtornos depressivos se inicia com a identificação clínica, por meio da anamnese psiquiátrica e do exame do comportamento, da presença da síndrome depressiva (Quadro 1) ocupando a maior parte do dia, na maioria dos dias, por um período persistente de pelo menos duas semanas causando sofrimento e prejuízo na maior parte das esferas da vida do indivíduo. Para o diagnóstico de um transtorno depressivo primário (transtorno depressivo maior, transtorno depressivo persistente, transtorno depressivo ou transtorno disfórico pré-menstrual) é mandatória a exclusão de síndrome depressiva secundária ao uso de drogas ou medicamentos, bem como secundária a outras doenças sistêmicas (p. ex., endocrinopatias, doenças neurológicas, neoplasias etc.). Apesar disso, tanto os transtornos depressivos primários como os secundários são igualmente doenças orgânicas que ocorrem por desregulação no sistema nervoso central.[3] Outro ponto importante é o fato de que a apresentação clínica pode ocorrer de uma maneira amplamente diversa. Alguns pacientes preenchem todos os sintomas da síndrome depressiva ao mesmo tempo, o que chamamos de episódio depressivo maior, outros apresentam apenas alguns sintomas da síndrome depressiva, denominados sintomas depressivos subsindrômicos. Estes evoluem em algum momento para uma depressão franca e levam a uma maior demora para estabelecer o diagnóstico.[4]

O diagnóstico dos transtornos bipolares também se faz por meio da anamnese psiquiátrica e do exame do comportamento, da presença da síndrome maníaca (Quadro 2) para o diagnóstico de transtorno bipolar tipo I e da síndrome hipomaníaca (Quadro 3) para o diagnóstico de transtorno bipolar tipo II.[2] Para o diagnóstico de um transtorno bipolar primário (transtorno bipolar tipo I, transtorno bipolar tipo II ou transtorno ciclotímico) é mandatória a exclusão de síndrome (hipo)maníaca secundária ao uso de drogas ou medicamentos, bem como secundária a outras doenças sistêmicas (p. ex., endocrinopatias, doenças neurológicas, neoplasias etc.).[3]

Quadro 1 Episódio depressivo maior

A. Cinco (ou mais) dos seguintes sintomas estiveram presentes durante o período de pelo menos duas semanas e representam uma mudança em relação ao funcionamento anterior; pelo menos um dos sintomas é (1) humor deprimido ou (2) perda de interesse ou prazer:
   1) Humor deprimido na maior parte do dia, quase todos os dias, conforme indicado por relato subjetivo (p. ex., sente-se triste, vazio, sem esperança) ou por observação feita por outras pessoas (p. ex., parece choroso).
   (Nota: Em crianças e adolescentes, pode ser humor irritável.)
   2) Acentuada diminuição do interesse ou prazer em todas ou quase todas as atividades na maior parte do dia, quase todos os dias (indicada por relato subjetivo ou observação feita por outras pessoas).
   3) Perda ou ganho significativo de peso sem estar fazendo dieta (p. ex., uma alteração de mais de 5% do peso corporal em um mês), ou redução ou aumento do apetite quase todos os dias.
   (Nota: Em crianças, considerar o insucesso em obter o ganho de peso esperado.)
   4) Insônia ou hipersonia quase todos os dias.
   5) Agitação ou retardo psicomotor quase todos os dias (observáveis por outras pessoas, não meramente sensações subjetivas de inquietação ou de estar mais lento).
   6) Fadiga ou perda de energia quase todos os dias.
   7) Sentimentos de inutilidade ou culpa excessiva ou inapropriada (que podem ser delirantes) quase todos os dias (não meramente autorrecriminação ou culpa por estar doente).
   8) Capacidade diminuída para pensar ou se concentrar, ou indecisão, quase todos os dias.
   9) Pensamentos recorrentes de morte (não somente medo de morrer), ideação suicida recorrente sem um plano específico, uma tentativa de suicídio ou plano específico para cometer suicídio.

(continua)

Quadro 1 Episódio depressivo maior (*continuação*)

B. Os sintomas causam sofrimento clinicamente significativo ou prejuízo no funcionamento social, profissional ou em outras áreas importantes da vida do indivíduo.
C. O episódio não é atribuível aos efeitos fisiológicos de uma substância ou a outra condição médica.
D. A ocorrência do episódio depressivo maior não é mais bem explicada por transtorno esquizoafetivo, esquizofrenia, transtorno esquizofreniforme, transtorno delirante, outro transtorno do espectro da esquizofrenia e outro transtorno psicótico especificado ou transtorno da esquizofrenia e outro transtorno psicótico não especificado.
E. Nunca houve um episódio maníaco ou um episódio hipomaníaco.

Fonte: APA, 2013.[2]

Quadro 2 Episódio maníaco

A. Um período distinto de humor anormal e persistentemente elevado, expansivo ou irritável e aumento anormal e persistente da atividade dirigida a objetivos ou da energia, com duração mínima de uma semana e presente na maior parte do dia, quase todos os dias (ou qualquer duração, se a hospitalização se fizer necessária).
B. Durante o período de perturbação do humor e aumento da energia ou atividade, três (ou mais) dos seguintes sintomas (quatro se o humor é apenas irritável) estão presentes em grau significativo e representam uma mudança notável do comportamento habitual: 1) Autoestima inflada ou grandiosidade. 2) Redução da necessidade de sono (p. ex., sente-se descansado com apenas três horas de sono). 3) Mais loquaz que o habitual ou pressão para continuar falando. 4) Fuga de ideias ou experiência subjetiva de que os pensamentos estão acelerados. 5) Distraibilidade (i.e., a atenção é desviada muito facilmente por estímulos externos insignificantes ou irrelevantes), conforme relatado ou observado. 6) Aumento da atividade dirigida a objetivos (seja socialmente, no trabalho ou escola, seja sexualmente) ou agitação psicomotora (i.e., atividade sem propósito não dirigida a objetivos). 7) Envolvimento excessivo em atividades com elevado potencial para consequências dolorosas (p. ex., envolvimento em surtos desenfreados de compras, indiscrições sexuais ou investimentos financeiros insensatos).
C. A perturbação do humor é suficientemente grave a ponto de causar prejuízo acentuado no funcionamento social ou profissional ou para necessitar de hospitalização a fim de prevenir dano a si mesmo ou a outras pessoas, ou existem características psicóticas.
D. O episódio não é atribuível aos efeitos fisiológicos de uma substância (p. ex., droga de abuso, medicamento, outro tratamento) ou a outra condição médica.

Fonte: APA, 2013.[2]

Quadro 3 Episódio hipomaníaco

A. Um período distinto de humor anormal e persistentemente elevado, expansivo ou irritável e aumento anormal e persistente da atividade dirigida a objetivos ou da energia, com duração mínima de quatro dias e presente na maior parte do dia, quase todos os dias.
B. Durante o período de perturbação do humor e aumento da energia ou atividade, três (ou mais) dos seguintes sintomas (quatro se o humor é apenas irritável) estão presentes em grau significativo e representam uma mudança notável do comportamento habitual: 1) Autoestima inflada ou grandiosidade. 2) Redução da necessidade de sono (p. ex., sente-se descansado com apenas três horas de sono). 3) Mais loquaz que o habitual ou pressão para continuar falando. 4) Fuga de ideias ou experiência subjetiva de que os pensamentos estão acelerados. 5) Distraibilidade (i.e., a atenção é desviada muito facilmente por estímulos externos insignificantes ou irrelevantes), conforme relatado ou observado. 6) Aumento da atividade dirigida a objetivos (seja socialmente, no trabalho ou escola, seja sexualmente) ou agitação psicomotora (i.e., atividade sem propósito não dirigida a objetivos). 7) Envolvimento excessivo em atividades com elevado potencial para consequências dolorosas (p. ex., envolvimento em surtos desenfreados de compras, indiscrições sexuais ou investimentos financeiros insensatos).
C. O episódio está associado a uma mudança clara no funcionamento que não é característica do indivíduo quando assintomático.
D. A perturbação do humor e a mudança no funcionamento são observáveis por outras pessoas.
E. O episódio não é suficientemente grave a ponto de causar prejuízo acentuado no funcionamento social ou profissional ou para necessitar de hospitalização. Existindo características psicóticas, por definição, o episódio é maníaco.
F. O episódio não é atribuível aos efeitos fisiológicos de uma substância (p. ex., droga de abuso, medicamento, outro tratamento).

Fonte: APA, 2013.[2]

EPIDEMIOLOGIA

A prevalência-vida do TBI foi estimada em torno de 1% na maioria dos estudos da população geral.[5] Em virtude da dificuldade de detecção da hipomania, a do TBII teve uma variabilidade entre 0,2 e 5,5%, e do espectro bipolar alcançou taxas de 3,3 a 10,9% (incluindo TB I, TB II e formas subsindrômicas)[5,6] (Quadro 4). Atinge principalmente adolescentes e jovens e a idade de início é precoce, com média em torno de 20 anos e igual distribuição entre sexos no TBI e predomínio de mulheres no TBII.[5,6] O transtorno depressivo maior é um grande problema de saúde pública, e sua prevalência-vida foi de 18% em nosso meio, com idade média de início de 30 anos e risco em mulheres duas a três vezes maior que em homens.[7] O risco de suicídio sempre é uma preocupação e mais elevado no TB que na depressão maior.[8]

CARACTERÍSTICAS CLÍNICAS

Os transtornos do humor são distúrbios recorrentes e crônicos, especialmente o TB, que é de natureza cíclica. Períodos de depressão se alternam com outros de mania ou hipomania. A depressão se caracteriza por humor depressivo e/ou falta de motivação, associada à redução nos níveis de energia e ânimo e falta de capacidade de sentir prazer. Acontece um viés para conteúdos negativos de modo que sentimentos e pensamentos adotam temática negativa, que varia de um paciente a outro, por exemplo, culpa, baixa autoestima, insegurança, pessimismo, desesperança, falta de sentido, pobreza, morte etc. Quanto às alterações em ritmos circadianos, acontecem insônia ou hipersônia e aumento ou diminuição do apetite/peso, principalmente. As depressões atípicas, mais comuns na depressão bipolar, se distinguem pelo aumento do sono e do apetite, ao passo que em depressões melancólicas o padrão inverso predomina (Quadro 4).[6]

Em relação aos sintomas hipo/maníacos, mais do que alterações de humor, o que chama a atenção são mudanças nos níveis de energia e atividade e irregularidade nos ritmos biológicos, inclusive sociais.[9,10] Pela história ao longo da vida se identificam épocas em que a pessoa trabalhava horas a fio, mais que seu normal, se exercitava muito mais e se cansava menos que o habitual. O aumento da impulsividade varia dependendo da gravidade, por exemplo, gastando/presenteando mais, bebendo mais, mais paixões, maior libido – ao longo da vida. Se nas fases de hipo/mania aumentam as ideias e planos, com pressa, impaciência e irritabilidade, nas depressões o paciente desiste do que havia começado, procrastina, deixa de sair, faz o mínimo necessário, passa muito tempo deitado.

Nas hipo/manias, que podem durar dias a semanas ou meses, o humor fica mais expansivo, às vezes lábil, existe um aumento do contato com outros pessoalmente ou por mídias sociais, obstinação por algum assunto em particular (p. ex., a dieta, a perda de peso), aceleração de pensamentos, falta de concentração, alterações de sono (necessidade menor de dormir), aumento da impulsividade (gastos, sexo, álcool, drogas etc.). Ao contrário da depressão, sentimentos e pensamentos se tornam otimistas, positivos ou assumem caráter de grandiosidade cínica, arrogante, fria. O paciente pode se sentir mais/melhor que outros, dono da razão, destemido, mais inteligente, capaz, poderoso, com otimismo exagerado, o que pode levar ao aumento de riscos à saúde, profissionais e financeiros. Quanto aos ritmos biológicos, eles se tornam ainda mais alterados, com grande variabilidade ao longo do dia e de um dia a outro nos níveis e padrão de atividade e horários de sono e apetite (Quadro 4).[11] No Quadro 4 encontra-se um resumo das alterações alimentares encontradas na depressão, na hipo/mania e no TB com sintomas mistos.

Os sintomas mistos, caracterizados pela presença de três sintomas do polo oposto em episódios de depressão e hipo/mania, é importante levar em conta que mudam a apresentação clínica. Predominam labilidade do humor, ansiedade, maior impulsividade (inclusive para comer), agitação e maior risco de suicídio e maior variabilidade de ritmos biológicos e oscilações de humor/energia no mesmo dia.[12]

Quadro 4 Alterações alimentares e subtipos de transtornos do humor

Transtorno do humor	Sintomas	Características
Depressão melancólica	Perda de apetite e peso	Alimentos perdem o sabor; a perda da capacidade de sentir prazer também afeta o paladar; o apetite desaparece; podem surgir sintomas físicos gastrointestinais
Depressão atípica	Aumento de apetite/peso	Associado à ansiedade para comer e ao desenvolvimento de sobrepeso ou obesidade; piora habitualmente no final da tarde
Hipo/mania	Emagrecimento	Em casos mais graves de mania, o paciente gasta muita energia e se esquece de comer; se estiver agitado come apressadamente, em pé etc.
Sintomas mistos, sintomas maníaco-depressivos	Irregularidade no padrão alimentar, pular refeições, comer sem uma rotina	Ansiedade para comer, risco de obesidade mórbida

A obesidade mórbida está associada a vários transtornos psiquiátricos, principalmente transtornos do humor, independentemente do uso de psicofármacos. A prevalência é elevada em candidatos à cirurgia bariátrica, principalmente os transtornos bipolares (35,6%) e depressivos (29,3%).[13]

ASPECTOS NUTRICIONAIS RELEVANTES

Os transtornos do humor estão associados a elevados prejuízos e sofrimento pessoal, social e físico. Em relação aos custos físicos estão as alterações no apetite, que, em depressões melancólicas podem levar à redução do apetite por falta de prazer em comer e, nas depressões atípicas, ao aumento do apetite, muitas vezes com compulsões por doces e chocolates.[14,15] Já nos episódios maníacos pode ocorrer, mas nem sempre, uma redução marcante na necessidade de se alimentar, levando o paciente a permanecer muitas horas sem se alimentar em decorrência do aumento da atividade dirigida para conteúdos de interesse.[1] É por isso que o Manual Diagnóstico e Estatístico de Transtornos Mentais (DSM-5)[2] inclui como critério diagnóstico para depressão maior "perda ou ganho significativo de peso sem estar em dieta (p. ex., uma alteração de mais de 5% do peso corporal em um mês), ou redução ou aumento de apetite quase todos os dias". Isso significa que o paciente pode estar com o peso diminuído ou aumentado em função da depressão.

Além da alteração do peso, podemos encontrar outras alterações físicas, porque depressão e transtorno bipolar são condições orgânicas multifacetadas com diversos fatores biológicos e ambientais predisponentes. Dessa forma, possuem associação bidirecional com risco aumentado de 1,5 a 6 vezes para o desenvolvimento de doenças cardiovasculares, diabetes, epilepsia, acidente vascular cerebral, demência de Alzheimer e câncer.[16,17] A depressão também tem sido vista como distúrbio endocrinológico e de estresse, e influenciando nas concentrações alteradas de T4 livre, TSH, arginina vasopressina, corticotrofina, liberação de corticosteroide e ACTH.[18] Com uma visão atual dos transtornos de humor como distúrbios também metabólicos, a ciência permitiu pesquisas que os têm associado a obesidade, diabetes, sensibilidade à insulina, neuropeptídeo Y, regulação da glicose, controle glicêmico deficiente, peptídeo 1 semelhante a glucagon, colecistocinina, grelina, leptina, sistema endocanabinoide, fator de crescimento semelhante à insulina e peptídeo liberador de gastrina, todos fatores associados à síndrome metabólica.[19] Também tem sido notada relação entre os transtornos de humor, especialmente os episódios depressivos, e as doenças cardiovasculares, com estudos mostrando ligação entre depressão e alteração da pressão arterial, da frequência cardíaca, noradrenalina, tônus simpático, resistência vascular, viscosidade sanguínea, volume plasmático, espessura da camada íntima das artérias e aterosclerose.[19]

O ganho de peso em pacientes com TH é multifatorial e como já visto pode dever-se ao próprio transtorno bipolar. O nutricionista deve ficar atento sobretudo à medicação utilizada e ao aumento do sedentarismo. Em relação à medicação, a literatura científica é farta a respeito dos efeitos metabólicos adversos relacionados à utilização de psicofármacos (*vide* capítulo específico a respeito neste mesmo livro). O ganho de peso é um efeito colateral frequente em pacientes tratados com antipsicóticos convencionais, antipsicóticos atípicos e com os principais estabilizadores de humor. Muitas dessas substâncias estimulam o apetite e a preferência por alimentos doces e/ou gordurosos, o que supõe uma ação direta sobre sistemas metabólicos e centros nervosos ligados ao controle da saciedade e peso. Fala-se também em aumento da sede, levando a ingestão de líquidos, muitas vezes açucarados, no lugar do consumo de água.[20] O interessante é que, mesmo na presença de níveis elevados de leptina – hormônio associado à sensação de saciedade – , postula-se que as referidas drogas poderiam reduzir a sensibilidade do hipotálamo à ação desse hormônio.[21] Em relação aos antidepressivos, estes podem diminuir ou aumentar o apetite, dependendo da classe de medicamento, dose e predisposição individual. Bupropiona parece estar relacionada à perda de peso, enquanto os antidepressivos tricíclicos (amitriptilina, clomipramina, imipramina, nortriptilina) e mirtazapina podem levar a ganho de peso. Já a fluoxetina pode ter os dois efeitos.[22]

O ganho de peso iatrogênico em pacientes com TH, especialmente os relacionados ao tratamento de TBH, também pode levar à elevação dos níveis glicêmicos ou surgimento de *diabetes mellitus* tipo 2. A hiperglicemia associada a esses medicamentos parece ser dose-dependente e reversível com a suspensão do tratamento.[23] As dislipidemias, outro efeito adverso do tratamento de TH, parecem estar associadas a ganho de peso, mas também à estrutura de anéis dos compostos dibenzodiazepínicos, de configuração espacial similar ao núcleo fenotiazínico, que também está implicado em efeitos adversos sobre o metabolismo lipídico.[23]

A respeito do sedentarismo, trabalho realizado utilizando dados do National Health and Nutrition Survey dos Estados Unidos mostrou que a falta de atividade física é responsável por 79% do efeito dos transtornos do humor no índice de massa corpórea (IMC) de adultos jovens – porém nesse trabalho a dieta não foi avaliada.[24] Deve-se lembrar que a depressão pode levar ao sedentarismo em razão da própria sintomatologia, da falta de ânimo, da incapacidade de sentir prazer e da redução de energia com cansaço mental e físico. Nesse sentido, um estudo longitudinal recente realizado com mulheres mexicanas associou depressão e gordura corporal, mostrando que sintomas como dieta hipercalórica e sedentarismo aumentava o IMC e decorrente risco de obesidade e não o contrário.[25]

Outro fator que também costuma impedir a eutrofia e a boa nutrição dos pacientes com TH que moram sozinhos é a dificuldade em obter e cozinhar alimentos para si, hábitos que podem prejudicar seu comportamento e padrão alimentar.[25,26] Esses achados se correlacionam com os distúrbios descritos nos ritmos biológicos, alterando a rotina alimentar, principalmente no TBH em jovens.[11,26] Além disso, vários estudos evidenciaram que pacientes com TBH apresentam irregularidade de horários, consumo de mais alimentos processados e de alta densidade energética, e o alto valor calórico da dieta como um todo.[28-30] Existe até a hipótese de que essa alimentação inadequada seja consequente à alteração no ritmo circadiano alterado na doença ou ainda que seja uma forma de automedicação nos casos de ansiedade.[31,32] Especialmente em casos de hipomania/mania, deve-se ficar atento: além de todas as questões de alteração de peso já citadas, nessas condições os pacientes podem fazer atividade física em excesso ou mesmo estocar a casa com comida. Por outro lado, muitas vezes estão tão acelerados, concentrados em suas atividades, que acabam se esquecendo de se alimentar.

Se a doença leva a hábitos alimentares inadequados, é importante salientar que o contrário também pode ocorrer. Em vários estudos prospectivos, o padrão alimentar ocidental foi associado a um aumento da prevalência de depressão.[33-36] Ou seja, a transição nutricional pela qual passamos, com o aumento de consumo de bebidas açucaradas, alimentos refinados, frituras, carnes processadas, grãos refinados e alta ingestão de gordura, lanches e doces mostrou-se associado a um risco aumentado de depressão em estudos longitudinais.[37] Em um grande estudo com cerca de 4.500 controles saudáveis, padrões alimentares específicos previram 39,8% da variação total da incidência de depressão com ou sem diabetes.[38] Por outro lado, dietas como a oriental (frutas, produtos de soja, vegetais, chá-verde) e a mediterrânea (com grandes quantidades de azeite, peixe, frutas, legumes, nozes, aves, laticínios e carne não processada) foram inversamente associados ao risco de depressão.[39] No entanto, a maioria dos estudos retrospectivos foi realizada sem metodologia controlada, e os mecanismos exatos que ligam o humor à alimentação não podem ser totalmente explicados, permanecendo bastante relativos, pois as mudanças comportamentais podem determinar os hábitos alimentares muito antes da depressão finalmente ocorrer.

OBJETIVOS DIETOTERÁPICOS

- Trazer o paciente à eutrofia e/ou mantê-lo nessa condição.
- Acompanhar e avaliar a evolução ponderal.
- Prevenir efeitos adversos relacionados ao uso da medicação psiquiátrica.
- Promover hábitos alimentares mais saudáveis.
- Incentivar a prática de atividade física.
- Melhorar a qualidade de vida dos pacientes.

CONDUTA NUTRICIONAL

O paciente com transtorno do humor tem uma sensibilidade emocional aumentada intrínseca à patologia, que pode repercutir na má adesão ao tratamento. É por isso que um bom vínculo profissional-paciente é muito importante nesses casos. Qualquer palavra no momento errado pode quebrar o vínculo criado e colocar em risco o atendimento nutricional. Para que isso não ocorra, seja empático. Seu paciente, na maioria das vezes, está sofrendo muito e não consegue se alimentar corretamente, o que aumenta a culpa e a frustração e reduz mais ainda a autoestima.

Nos casos em que o paciente se negue ao atendimento nutricional, comece apontando as possíveis repercussões metabólicas causadas pela medicação utilizada a fim de sensibilizá-lo para o atendimento. Essa questão é tão importante que, em 2004, a American Diabetes Association, a American Psychiatric Association, a American Association of Endocrinologists e a North American Association for the Study of Obesity[40] criaram um consenso para o atendimento de pacientes usuários de antipsicóticos estabilizadores do humor. O protocolo inclui uma primeira consulta na qual deve ser feito o levantamento da história pessoal e familiar de diabetes, dislipidemias, hipertensão e problemas cardiovasculares; a aferição de medidas antropométricas, incluindo peso, altura e circunferência da cintura; a medição da pressão arterial; e a solicitação de exames de glicemia e níveis séricos de gordura. O paciente deve retornar em 4, 8 e 12 semanas. Caso seu peso aumente mais que 5%, a medicação e seu custo-benefício devem ser reavaliados. Dessa forma, o nutricionista pode ficar atendo às modificações antropométricas e laboratoriais, prevenindo assim o ganho de peso e/ou mantendo a eutrofia. O nutricionista deve também estimular o paciente a não desistir do uso da medicação apesar dos efeitos adversos, garantindo que se seguir o tratamento nutricional paralelamente ao psiquiátrico esses efeitos serão controlados. Ou seja, ele deve trabalhar com o psiquiatra e conversar com ele, e não contraindicar a medicação.

Caso haja compulsões alimentares, é importante trabalhar algumas técnicas. Ensinar a diferença entre fome e saciedade, determinar horários fixos para se alimentar e aproveitar o momento das refeições: comer com a mesa posta, sem TV ou computador. Também é interessante listar atividades que possam ser feitas no momento da fissura por comida. O intuito é desviar a atenção nesses momentos, para que os pensamentos sobre comida possam ir embora.

Sabe-se que um dos principais sintomas da depressão é a anedonia (falta de prazer nas coisas), que pode repercutir na recusa alimentar e no desânimo em comprar alimentos e/ou preparar refeições. Nesses casos, o nutricionista deve avaliar a necessidade de suplementação alimentar e trabalhar com seu paciente a importância de se alimentar, além de desenvolver formas para que o prazer de comer seja restabelecido. Paralelamente, deve pedir ajuda aos familiares, e orientá-los sobre maneiras de como aumentar a ingestão alimentar e a palatibilidade dos alimentos. O nutricionista pode, ainda, auxiliar o paciente e/ou sua família a organizar o cardápio de casa, bem como ensinar técnicas dietéticas fáceis para a alimentação do dia a dia.[41]

Para os pacientes desnutridos, às vezes a suplementação alimentar é necessária e deve ser discutida com o médico responsável. Nesse sentido, a International Society for Nutritional Psychiatry Research (ISNPR) propõe alguns nutrientes fundamentais que poderiam ser coadjuvantes terapêuticos e/ou maximizar o potencial medicamentoso ou corrigir deficiências nutricionais decorrentes do uso da medicação psiquiátrica.[42] Entre os nutrientes sugeridos, vitaminas do complexo B,[43] vitamina D,[43,44] ferro,[45] zinco,[46] magnésio,[47] ácido graxos poli-insaturados (PUFAs)[48] e probióticos[49] poderiam estar implicados na melhora do quadro de TH. Na verdade, a questão da suplementação nutricional em pacientes com depressão e TBH está apenas começando a ser discutida e está longe de um consenso. Assim, a escolha do nutriente a ser suplementado deve levar em consideração não apenas o objetivo a ser alcançado, mas também a existência de deficiência nutricional. As orientações de suplementação são baseadas nos processos bioquímicos desregulados durante o TH, ou seja, a atividade de monoaminas neurotransmissoras como dopamina, serotonina e noraepinefrina, o processo inflamatório, o estresse oxidativo, a atividade mitocondrial e a neuroplasticidade.[30,50]

De qualquer forma, a suplementação só deve ser realizada em fases agudas da doença. Passado esse momento, o nutricionista deve dar ferramentas para o paciente cuidar de sua alimentação como forma de autocuidado e comprometimento com a saúde. Cabe ao nutricionista estimular o paciente a fazer suas próprias escolhas alimentares, respeitando sua cultura, hábitos familiares e gostos pessoais.[51] Mas que leve em conta também a eutrofia e exames laboratoriais.

É importante lembrar o paciente de que a atividade física complementa a dieta no que se refere a autocuidado. Por isso é importante sempre estimular o paciente com transtorno do humor a descobrir algum exercício que goste, a fim de que se anime a praticar sem desistir de imediato.

PERGUNTAS QUE NÃO PODEM FALTAR NA ANAMNESE

- Você costuma ter oscilações de peso?
- Você percebeu alguma alteração em seu peso nas últimas semanas?
- Você percebeu alteração no seu apetite nas últimas semanas?
- Você tem estado mais guloso, sempre procurando alimentos doces pela casa?
- Você mora sozinho ou com familiares? Tem quem prepare as refeições na sua casa?
- [se o paciente é o responsável em preparar refeições para familiares] Seus familiares têm se queixado das refeições? Da falta de tempero ou pobreza nos cardápios?
- Você diminuiu ou aumentou a quantidade de atividade física?

TRATAMENTO NUTRICIONAL

- avaliar o consumo e o comportamento alimentar do paciente;
- acompanhar e avaliar a evolução ponderal e os exames laboratoriais durante todo o tratamento;

- elaborar um plano alimentar individualizado com refeições estruturadas, a fim de prevenir e tratar obesidade;
- discutir sobre alimentação, nutrição e regulação do peso;
- promover hábitos alimentares saudáveis;
- incentivar a prática de atividade física adequada.

CONSIDERAÇÕES FINAIS

Os transtornos do humor são altamente prevalentes e constituem um problema de saúde pública. Faz parte da sua sintomatologia a alteração de hábitos alimentares, entre os quais perda ou aumento de apetite e peso, desorganização da rotina alimentar e, em última instância, obesidade mórbida. Além disso, seu tratamento inclui substâncias que podem aumentar a fome, como os estabilizadores do humor e antipsicóticos de nova geração. O entendimento dessa complexidade de parte do nutricionista é fundamental para uma orientação nutricional adequada.

REFERÊNCIAS BIBLIOGRÁFICAS

1. Moreno RA. Depressão e transtorno bipolar: a complexidade das doenças afetivas/Ricardo Alberto Moreno, Diego Freitas Tavares. São Paulo: Segmento Farma; 2019. 171 p.
2. American Psychiatric Association (APA). DSM-5 Task Force. Diagnostic and Statistical Manual of Mental Disorders: DSM-5. 2013.
3. Yrondi A, Sporer M, Schmitt L, Arbus C. Major depressive disorder: An organic disorder! Presse medicale (Paris, France: 1983). 2018;47(2):113-5.
4. Uchida M, Fitzgerald M, Woodworth H, Carrellas N, Kelberman C, Biederman J. Subsyndromal Manifestations of Depression in Children Predict the Development of Major Depression. The J Pediatr. 2018;201:252-8.e1.
5. Moreno DH, Tavares DF, Moreno RA. Subtipos de transtorno bipolar. In: Associação Brasileira de Psiquiatria. Nardi AE, Da Silva AG, Quevedo JL, organizadores. PROPSIQ Programa de Atualização em Psiquiatria: Ciclo 6. Porto Alegre: Artmed Panamericana; 2017. p. 9-58. (Sistema de Educação Continuada a Distância, v. 2.)
6. Merikangas KR, Jin R, He JP, Kessler RC, Lee S, Sampson NA, et al. Prevalence and correlates of bipolar spectrum disorder in the world mental health survey initiative. Arch Gen Psychiatry. 2011;68(3):241-51.
7. Bromet E, Andrade LH, Hwang I, Sampson NA, Alonso J, de Girolamo G, et al. Cross-national epidemiology of DSM-IV major depressive episode. BMC Med. 2011 Jul 26;9:90.
8. Schaffer A, Isometsa ET, Tondo L, Moreno DH, Sinyor M, Kessing LV, et al. Epidemiology, neurobiology and pharmacological interventions related to suicide deaths and suicide attempts in bipolar disorder: Part I of a report of the International Society for Bipolar Disorders Task Force on Suicide in Bipolar Disorder. Aust NZ J Psychiatry. 2015;49(9):785-802.
9. Scott J, Murray G, Henry C, Morken G, Scott E, Angst J, et al. Activation in bipolar disorders: A systematic review. JAMA Psychiatry. 2017 Feb 1;74(2):189-96.
10. Alloy LB, et al. Circadian rhythm dysregulation in bipolar spectrum disorders. Curr Psychiatry Rep. 2017.

11. Mondin TC, Cardoso TA, Souza LDM, Jansen K, Magalhães PVS, Kapczinski F. Mood disorders and biological rhythms in young adults: A large population-based study. J Psychiatr Res. 2017 Jan;84:98-104.
12. Swann AC, Lijffijt M, Simonetti A. Temporal structure of mixed states: does sensitization link life course to episodes? Psychiatr Clin North Am. 2020 Mar;43(1):153-65.
13. Duarte-Guerra LS, Coêlho BM, Santo MA, Lotufo-Neto F, Wang YP. Morbidity persistence and comorbidity of mood, anxiety, and eating disorders among preoperative bariatric patients. Psychiatry Res. 2017 Nov;257:1-6.
14. Antonio R, Moreno RA, Roso MC. Transtorno depressivo. In: Abreu CN, Salzano FT, Vasques F, Cangeli Filho R, Cordás TA. Síndromes psiquiátricas: diagnóstico e entrevista para profissionais de saúde mental. Porto Alegre: Artmed; 2006. p. 39-45.
15. Correia J, Navasco P. Weight changes in Portuguese patients with depression: wich factors are involved? Nutritional Journal. 2014;16;13(1):117.
16. Van der Kooy K, van Hout H, Marwijk H, Marten H, Stehouwer C, Beekman A. Depression and the risk for cardiovascular diseases: Systematic review and meta analysis. Int J Geriatric Psychiatr. 2007;22(7):613-26.
17. Nouwen A, Lloyd CE, Pouwer F. Depression and type 2 diabetes over the lifespan: a meta-analysis. Response to Mezuk, et al. Diabetes Care. 2009;32(5):e56.
18. Gois C, Akiskal H, Akiskal K, Figueira ML. The relationship between temperament, diabetes and depression. J Affect Disord. 2012;142 Suppl:S67-71.
19. Lang UE, Borgwardt S. Molecular mechanisms of depression: perspectives on new treatment strategies. Cell Physiol Biochem. 2013;31(6):761-77.
20. Teixeira PJR, Rocha FL. Efeitos adversos metabólicos de antipsicóticos e estabilizadores de humor. Rev Psiquiatr Rio Gd Sul. 2006;28(3):186-98.
21. McIntyre RS, Mancini DA, Basile VS, Srinivasan J, Kennedy SH. Antipsychotic-induced weight gain: Bipolar disorder and leptin. J Clin Psychopharmacol. 2003;23(4):323-7.
22. Lee SH, Paz-Filho G, Mastronardi C, Licinio J, Wong ML. Is increased antidepressant exposure a contributory fator to the obesity pandemic? Translational Psychiatry. 2016;6(3):e759.
23. Siafis S, Tzachanis D, Samara M, Papazisis G. Antipsychotic drugs: From receptor-binding profiles to metabolic side effects. Curr Neuropharmacol. 2018;16(8):1210-23.
24. Beydoun MA, Wang Y. Pathways linking socioeconomic status to obesity through depression and lifestyle factors among Young US adult. J Affect Disord. 2010;123(1-3):52-63. doi: https://doi.org/10.1016/j.jad.2009.09.021
25. Quezada AD, Macias-Waldman N, Salmerón J, Swigart T, Gallegos-Camillo K. Physical activity and calorie intake mediate the relationship from depression to body fat mass among female Mexican workers. Int J Behav Nutr Phys Act. 2017;14(1):160. doi: https://doi.org/10.1186/s12966-017-0612-x
26. Clum GA, Rice JC, Broussard M, Johnson CC, Webber LS. Associations between depressive symptoms, self-eficacy, eating styles, exercise and body mass index in women. J Behav Med. 2014;37(4):577-86.
27. Giglio LMF, Andreazza AC, Andersen M, Cereser KM, Walz JC, Sterz L, et al. Sleep in bipolar patients. Sleep Breath. 2009;13(2):169-73.
28. Kilbourne AM, Rofey DL, McCarthy JF, Post EP, Welsh D, Blow FC. Nutrition and exercise behavior among pacients with bipolar disorder. Bipolar Disord. 2007;9(5):443-52.
29. Jacka FN, Mykletun A, Berk M, Bjelland I, Tell GS. The association between habitual diet quality and the common mental disorders in community dwelling adults: The hordaland Health Study. Psychosom Med. 2015;73:483-90.

30. Beyer JL, Payne ME. Nutrition and bipolar depression. Psychiatr Clin N Am. 2015;39(1):75-86.
31. Lopresti AL, Jacka FN. Diet and bipolar disorder: A review of its relationship and potencial therapeutic mechanisms of action. J Altern Complement Med. 2015:1-7.
32. Soreca I, Wallace MI, Hall MH, Hasler BP, Frank E, Kupfer DJ. The association between meal timimng and frequency with cardiometabolic profile in patients with bipolar disorder. Acta Psychiatr Scan. 2016;133(6):453-8.
33. Ruusunen A, Lehto SM, Mursu J, Tolmunen T, Tuomainen TP, Kauhanen J, et al. Dietary patterns are associated with the prevalence of elevated depressive symptoms and the risk of getting a hospital discharge diagnosis of depression in middle-aged or older Finnish men. J Affect Disord. 2014;159:1-6.
34. Nanri A, Eguchi M, Kuwahara K, Kochi T, Kurotani K, Ito R, et al. Macronutrient intake and depressive symptoms among Japanese male workers: The Furukawa Nutrition and Health Study. Psychiatry Res. 2014;220(1-2):263-8.
35. Jacka FN, Rothon C, Taylor S, Berk M, Stansfeld SA. Diet quality and mental health problems in adolescents from East London: a prospective study. Soc Psychiatry Epidemiol. 2013;48(8):1297-306.
36. Chan R, Chan D, Woo J. A prospective cohort study to examine the association between dietary patterns and depressive symptoms in older Chinese people in Hong Kong. PloS one. 2014;9(8):e105760.
37. Surwit RS, Feinglos MN, McCaskill CC, Clay SL, Babyak MA, Brownlow BS, et al. Metabolic and behavioral effects of a high-sucrose diet during weight loss. Am J Clin Nutr. 1997; 65(4):908-15.
38. Dipnall JF, Pasco JA, Meyer D, Berk M, Williams LJ, Dodd S, et al. The association between dietary patterns, diabetes and depression. J Affect Disord. 2015;174:215-24.
39. Akhondzadeh S, Gerbarg PL, Brown RP. Nutrients for prevention and treatment of mental health disorders. The Psychiatric clinics of North America. 2013;36(1):25-36.
40. American Diabetes Association; American Psychiatric Association; American Association of Clinical Endocrinologists; North American Association for the Study of Obesity. Consensus development conference on antipsychotic drugs and obsitiy and diabetes. Diabetes Care. 2004;27(2):596-601.
41. Nyboe L, Lemcke S, Moller AV, Stubbs B. Non-pharmacological interventions for preventing weight gain in patients with firstepisode schizophrenia or bipolar disorder: A systematic review. Psychiatry Research. 2019;281:112556.
42. Sarris J, Logan AC, Akbaraly TN, Amminger P, Balanzá-Martinez V, Freeman MP, et al. Nutritional medicine as mainstream in psychiatry. The Lancet Psychiatry. 2015;2(3):271-174.
43. Sarris J. Clinical use of nutraceuticals in the adjunctive treatment of depression in mood disorders. Australas Psychiatry. 2017;25(4):369-72.
44. Marsh WK, Penny JL, Rothschild AJ. Vitamin D supplementation in bipolar depression: A double blind placebo controlled trial. Journal of Psychiatric Res. 2017;95:48-53.
45. Sheikh M, Hantoushzadeh S, Shariat M, Farahani Z, Ebrahiminasab O. The efficacy of early iron supplementation on postpartum depression, a randomized double-blind placebo-controlled trial. European Journal of Nutrition. 2017;56(2):901-8.
46. Nakamura M, Miura A, Nagahata T, Shibata Y, Okada E, Ojima T. Low zinc, copper and manganese intake is associated with depression and anxiety symptoms in the Japanese working population: findings from the eating habit and well-being study. Nutrients. 2019;11(4):pii E847.
47. Mehdi S, Atlas SE, Qadir S, Musselman D, Goldberg S, Woolger JM, et al. Double-blind, randomized crossover study of intravenous infusion of magnesium sulfate versus 5% dextrose on

depressive symptoms in adults with treatment-resistant depression. Psychiatry Clin Neurosciences. 2017;71(3):204-11.

48. Mocking RJT, Harmsen I, Assies J, Koeter MWJ, Ruhé HG, Svhene AH. Meta-analysis and meta-regression of omega-3 polyunsaturated fatty acid supplementation for major depressive disorder. Translational Psychiatry. 2016;3(6):1-6.
49. Bastiaanssen TFS, Cowan CSM, Claesson MJ, Dinan TG, Cryan JF. Making Sense of... the Microbiome in Psychiatry. Int J Neuropsychopharmacol. 2018; 22(1):37-52.
50. Lojko D, Stelmach M, Suwalska A. Is diet importante in bipolar disorder? Psychiatr Pol. 2018;52(5):783-95.
51. Ministério de Saúde. Guia alimentar para a população brasileira [Internet]. 2014 [acesso em 23 maio 2020]. Disponível em: https://bvsms.saude.gov.br/bvs/publicacoes/guia_alimentar_populacao_brasileira_2ed.pdf.

20 Transtorno de ansiedade

Renata David Kitade
Patrícia Lemos
Priscila Gabrielli Ribeiro

CONCEITO E DIAGNÓSTICO

A ansiedade é, possivelmente, um dos grandes males da vida contemporânea. Os transtornos de ansiedade compartilham características de medo e ansiedade excessivas e perturbações comportamentais relacionadas. Por ansiedade se deve entender a antecipação de ameaça futura. O medo, por sua vez, é a resposta emocional à ameaça real ou percebida. De acordo com o Manual Diagnóstico e Estatístico de Transtornos Mentais (DSM-5),[1] os transtornos ansiosos diferem entre si pelos tipos de situações temidos ou evitados e pelo conteúdo dos pensamentos ou crenças associados.

A ansiedade está vinculada ao medo patológico (Phobos). Curiosamente, na mitologia grega a palavra Phobos estava ligada à guerra. Phobos era um dos filhos do Deus da guerra, invocado para assustar os inimigos durante uma batalha. Ele e seu irmão, Deimos, percorriam os campos de batalha ao lado de seu pai, Áres, espalhando o pânico (Phobos) e o pavor (Deimos) entre os adversários. No século XIX, a palavra Phobos entrou para o jargão dos psiquiatras, sendo utilizada para descrever a ansiedade vinculada ao pânico. Ao longo do século XX, com o desenvolvimento da psiquiatria e com as transformações do modo de vida, a palavra se tornou cada vez mais corriqueira em razão do aumento da incidência de transtornos ansiosos.

Neste capítulo, citamos o DSM como uma das referências de classificação diagnóstica, que na sua quinta edição traz o transtorno de ansiedade de separação e o mutismo seletivo compondo os transtornos de ansiedade. Diferente das edições anteriores, o DSM-5 realocou o transtorno de estresse agudo, o transtorno de estresse pós-traumático (TEPT) e o transtorno obsessivo-compulsivo (TOC) para outras classificações; em virtude dessa modificação elas não serão abordadas aqui.

TRANSTORNO DE ANSIEDADE DE SEPARAÇÃO

O transtorno de ansiedade de separação tem como característica principal o medo ou a ansiedade excessiva envolvendo a separação de casa ou de figuras de apego. Esse medo é persistente e desproporcional e pode ocorrer na impressão de uma possível perda ou separação da figura de apego. Podem ocorrer sintomas físicos como cefaleia, dores abdominais, náuseas, vômitos, irritabilidade e dificuldade de concentração. Esse é o transtorno de ansiedade mais prevalente em crianças.

MUTISMO SELETIVO

O mutismo seletivo geralmente ocorre na infância. O indivíduo apresenta uma recusa persistente para falar em situações sociais específicas (p. ex., escola) apesar da demonstração dessa capacidade em outras situações. O mutismo seletivo é marcado por intensa ansiedade social e pode causar prejuízos educacionais.

TRANSTORNO DE ANSIEDADE SOCIAL (FOBIA SOCIAL)

A fobia social é caracterizada por um medo ou ansiedade desproporcional acerca de uma ou mais situações sociais nas quais o indivíduo teme ser avaliado negativamente. Nessas situações, os indivíduos têm medo de demonstrar sintomas de ansiedade que possam levar à sensação de humilhação e/ou constrangimento. Os sintomas cognitivos descritos resultam em esquiva fóbica, alterações comportamentais com o objetivo de evitar exposição às situações sociais temidas.

As manifestações psíquicas e comportamentais do transtorno de ansiedade social duram mais de seis meses. Elas causam sofrimento ou prejuízo no funcionamento laboral e social. Por exemplo, um indivíduo com medo de tremer as mãos pode evitar beber ou comer em público.

FOBIA ESPECÍFICA

A fobia específica é caracterizada por medo ou ansiedade desproporcional em relação a um objeto ou situação. O indivíduo pode apresentar sintomas como taquicardia, tremor e sudorese. Na fobia por injeções e ferimentos é frequente ocorrer desmaio ou sensação de quase desmaio. Aproximadamente 75% daqueles com fobia específica temem mais de uma situação ou objeto. Por exemplo, comer, como ocorre na fagofobia.

A fagofobia é um tipo de fobia específica caracterizada por medo excessivo e condicionado de comer ou engolir, levando à recusa alimentar por mais de um mês, sem uma condição orgânica associada. Segundo Silva e Papelbaum,[2] esse transtorno mental é frequentemente confundido com anorexia nervosa; no entanto, difere desta porque os pacientes com fagofobia não apresentam preocupação com ganho de peso e a distorção da autoimagem corporal.

TRANSTORNO DE PÂNICO

O transtorno de pânico se refere a ataques de pânico (episódios abruptos de medo ou desconforto intenso, inesperados e recorrentes), seguidos por um mês ou mais de preocupação em ter novos episódios ou das consequências deles. Frequentemente, os Ataques de Pânico são acompanhados de uma sensação de perda de controle ou de morte iminente que alcança um pico em minutos. Durante um ataque desses, deve ocorrer pelo menos quatro ou mais dos seguintes sintomas: taquicardia; sudorese; tremores; sensação de falta de ar ou sufocamento; sensação de asfixia; dor ou desconforto torácico; náusea ou desconforto abdominal; sensação de tontura ou desmaio; calafrios ou ondas de calor; parestesias; desrealização (sensação de irrealidade) ou despersonalização (sensação de estar distanciado de si mesmo); medo de perder o controle ou "enlouquecer"; medo de morrer.

Nesse transtorno mental também ocorrem alterações comportamentais relacionadas à esquiva fóbica. Além disso, o indivíduo faz uma organização da vida diária para garantir ajuda disponível no caso de um ataque de pânico. Os sintomas causam sofrimento clinicamente significativo ou prejuízo funcional e não podem ser explicados por uso de substâncias psicoativas ou outras condições médicas. Indivíduos com transtorno de pânico podem apresentar agorafobia.

AGORAFOBIA

A agorafobia é um quadro de medo intenso relacionado a um local específico, que pode ser precedido ou não por um ataque de pânico. O quadro pode se manifestar em situações como transporte público, espaços abertos, permanecer em locais fechados, ficar em uma fila ou ficar em meio a uma multidão ou estar fora de casa sozinho. A pessoa, em virtude do medo, pode evitar sabidamente essas situações. No transtorno agorafóbico, o indivíduo tem medo ou evita essas situações, por causa dos pensamentos de que pode ser difícil escapar ou de que o auxílio pode não estar disponível. Por exemplo, nos idosos pode ocorrer medo de cair ou medo de incontinência.

Karl Jaspers[3] descreveu a experiência agorafóbica da seguinte maneira:

> Quando o paciente deve atravessar uma praça ou se encontra numa rua deserta diante de fachadas altas e largas, apossa-se dele um enorme sentimento de medo de morrer, ligado a um tremor generalizado, pressão no peito, palpi-

tações, sensações de calafrio ou de calor que sobe para a cabeça, transpiração, sensação de estar preso ao solo ou de fraqueza das extremidades, com medo de cair.

Na experiência agorafóbica a espacialidade é caracterizada pela vivência da distanciação. Tudo está como muito distante para o indivíduo e a constante procura por referências espaciais tem um papel importante na estruturação da espacialidade. Essa distanciação gera um medo ou ansiedade desproporcional ao perigo real apresentado pelas situações agorafóbicas. O medo, ansiedade ou esquiva é persistente, geralmente durando mais de seis meses.

TRANSTORNO DE ANSIEDADE GENERALIZADA

O transtorno de ansiedade generalizada (TAG) é caracterizado por um quadro de preocupação persistente e excessiva, de difícil controle. O foco da preocupação não é restrito, como nos demais transtornos ansiosos. O paciente tem múltiplas preocupações, às quais quase sempre mudam com o tempo, como responsabilidades no trabalho, com a família, dinheiro, dentre outras. As manifestações clínicas ocorrem na maioria dos dias em um período mínimo de seis meses, associado à pelo menos três dos seguintes sintomas: inquietação; fatigabilidade; dificuldade de concentração; irritabilidade; tensão muscular; e perturbação do sono. O TAG causa sofrimento ou prejuízos clinicamente significativos.

TRANSTORNO DE ANSIEDADE INDUZIDO POR SUBSTÂNCIA/ MEDICAMENTO

Esse transtorno ocorre quando os sintomas ansiosos resultam do uso de uma substância (p. ex., heroína) ou de um medicamento (p. ex., cortisol).

TRANSTORNO DE ANSIEDADE DECORRENTE DE OUTRA CONDIÇÃO MÉDICA

É um transtorno de ansiedade que se manifesta como consequência da alteração fisiopatológica de uma condição médica especifica (p. ex., hipertireoidismo).

TRANSTORNO DE ANSIEDADE NÃO ESPECIFICADA

Ocorre quando o transtorno de ansiedade não preenche todos os critérios diagnósticos dos transtornos de ansiedade já listados.

EPIDEMIOLOGIA

Um estudo realizado no Rio Grande do Sul, no ano de 2016,[4] demonstrou que os transtornos ansiosos são a segunda causa de afastamento laboral dentre os transtornos mentais. Esse dado reforça a magnitude da prevalência dos transtornos de ansiedade na população economicamente ativa.

Em uma uma pesquisa realizada em 2019, Costa, Vieira e Da Silva,[5] com uma amostra de 1.953 adultos jovens (54,9% mulheres e 45,1% homens) revelou a prevalência de transtorno de ansiedade de 27,4% no grupo. As maiores taxas de prevalência foram agorafobia (17,9%) e transtorno de ansiedade generalizada (14,3%). A fobia social apresentou prevalência de 5,4%, transtorno obsessivo-compulsivo de 4,2%, transtorno de pânico de 3,6% e transtorno de estresse pós-traumático de 3,0%. A pesquisa revelou ainda que as mulheres tiveram maior prevalência de ansiedade de modo geral, quando comparadas aos homens.

Apesar de citarmos apenas duas pesquisas, diante dos dados expostos, fica clara a necessidade de discussão sobre os transtornos de ansiedade em seus mais variados tipos e a importância dos manuais de diagnósticos.

ASPECTOS NUTRICIONAIS RELEVANTES

Além dos sintomas experimentados durante ataques de pânico, por exemplo, que geralmente são de curta duração e incluem sintomas como náuseas, desconforto abdominal e boca seca, os transtornos de ansiedade podem afetar o consumo alimentar. As pessoas que sofrem de ansiedade geralmente ficam inquietas, cansam-se rapidamente e também podem sofrer de sintomas físicos, como dores de estômago e indigestão, os quais podem afetar o apetite ou o entusiasmo pelo preparo da comida.[1,6]

A ansiedade pode estar relacionada às escolhas alimentares, muito do que se observa na prática clínica. Além do que, parece ter um papel relevante no controle do apetite e nos hábitos alimentares. Possíveis desvios no padrão alimentar podem levar a problemas, por exemplo, transtornos alimentares, os quais têm entre seus fatores de risco a ansiedade. Sabe-se que os transtornos alimentares como a anorexia nervosa e a bulimia nervosa, por exemplo, são advindos de perturbações causadas por desequilíbrios alimentares, podendo apresentar quadros de comorbidades como a ansiedade, depressão, comportamentos obsessivo-compulsivos e desregulação emocional, que podem levar uma pessoa desde à magreza extrema até a obesidade.[7]

Muito se tem estudado sobre esses transtornos, sua origem e seus efeitos no organismo, em busca de encontrar meios eficazes de intervenção, entre eles está o uso da função dos neurotransmissores a favor do controle da ansiedade e das emoções derivadas dela. Neurotransmissores são compostos químicos que passam mensagens entre os neurônios, possibilitando a comunicação entre si e o restante do corpo, e são constituídos de aminoácidos, cofatores minerais e vitaminas,[8] podendo-se assim dizer que a maioria dos neurotransmissores são produzidos com base em precursores da dieta.[4] Conforme o dito, associa-se que a ansiedade é mediada pela maior ou menor biodisponibilidade de alguns neurotransmissores no sistema nervoso central (SNC), e sua desregulação se dá pela falta de precursores dietéticos, bem como as situações adversas, que também podem ter participação.

Neurotransmissores do SNC, como a serotonina, a dopamina, o ácido gama-aminobutírico (GABA) e as endorfinas devem ser considerados, principalmente quando falamos dos transtornos de ansiedade.[9] A serotonina abrange uma multiplicidade de funções biológicas, psicológicas e comportamentais. Encontra-se implicada na modulação do humor, regulação dos impulsos, restrição comportamental, personalidade e traços temperamentais. A serotonina também está envolvida em sintomas psiquiátricos (obsessão, ansiedade, medo ou depressão) e em sintomas psicológicos (saciedade pós-prandial). Alguns estudos demonstram que efeitos inibitórios no comportamento alimentar sugerem que a serotonina atua como um fator anoréxico que promove a saciedade.[2] A dopamina está envolvida numa grande variedade de funções cerebrais, nomeadamente na atividade motora, lactação, sono, humor, atenção, cognição, afeto, personalidade, secreção neuroendócrina, alimentação, aprendizagem, recompensa e condicionamento.[10] O GABA, ácido gama-aminobutírico, é um neurotransmissor que desacelera respostas exageradas de raiva ou medo, atua como um inibidor, acalmando as emoções e promovendo relaxamento. As endorfinas são os químicos naturais do cérebro com efeitos analgésicos e promotores da sensação de prazer.[11]

Quando existe equilíbrio entre esses químicos podemos ficar mais concentrados e focados nos objetivos e ter maior controle sobre as ações. O objetivo pode ser: deixar de beber, fumar menos, manter um peso saudável, enfim, melhorar a capacitação para o que se propuser a reparar.[11] Para que esse equilíbrio seja alcançado, dentre as principais atitudes a serem tomadas para o controle ou a possível redução dos sintomas está a implantação de um perfil alimentar adequado, buscando suprir de fato as necessidades nutricionais individuais do paciente.

A alimentação pode ser uma aliada ou mais um gatilho para o agravamento dos sintomas ansiosos, fato que foi avaliado por uma pesquisa publicada recentemente na revista *Appetite*. Nesse estudo os pesquisadores compararam dois tipos de padrão alimentar encontrados em uma amostra de 11.619 adultos com mais de 65 anos: um padrão menos saudável, que incluía uma dieta habitual com chocolates, doces, massas, embutidos, leite integral e pão branco e um padrão mais saudável que continha uma maior variedade de alimentos *in natura* ricos em fibras como frutas, legumes, oleaginosas e pão integral, bem como maior consumo de água.[12]

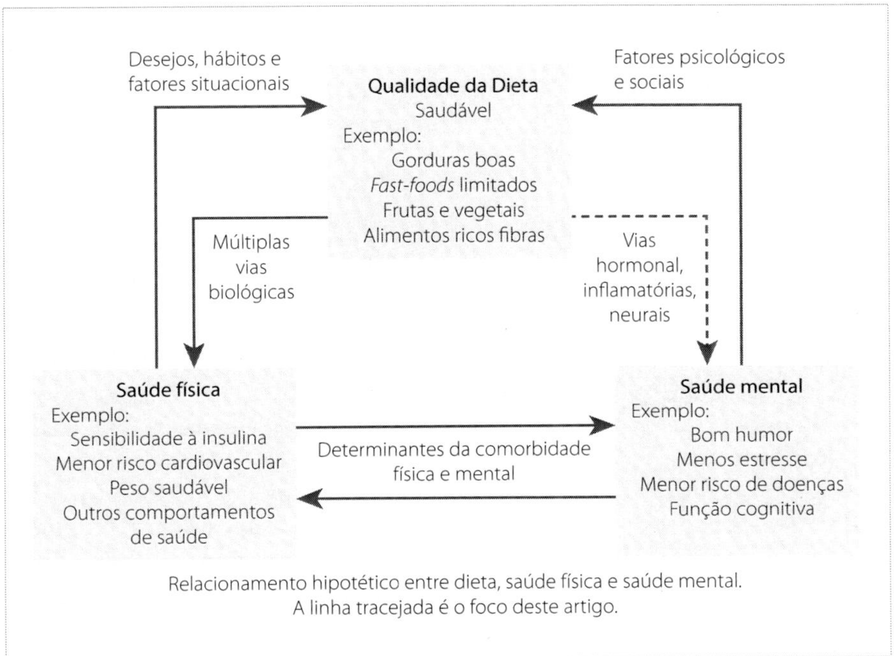

Figura 1 Quadro da provável relação entre a dieta, a saúde física e a saúde mental.
Fonte: BMJ, 2020.[13]

Foram realizados testes estatísticos entre os resultados obtidos nos questionários de consumo alimentar e o nível de ansiedade e depressão. O comportamento alimentar foi avaliado por meio de questionários em relação à dieta ou a padrões alimentares. Os idosos com padrão alimentar considerado menos saudável desenvolvem mais sintomas depressivos e de ansiedade, enquanto os idosos com padrão alimentar considerado saudável desenvolvem mais satisfação com a vida, menor ansiedade e depressão.[12]

OBJETIVOS DA ABORDAGEM NUTRICIONAL

- recuperar e manter o estado nutricional;
- alcançar o peso saudável;
- melhorar a relação com a comida;
- ajustar possíveis deficiências nutricionais;
- promover melhora na qualidade das refeições;
- recuperar a microbiota intestinal;
- incentivar autocuidado e autoestima;

- desestimular vícios e/ou hábitos ruins como fumo e álcool;
- estimular autocontrole e autopercepção de fome e saciedade;
- prevenir efeitos adversos relacionados ao uso da medicação psiquiátrica;
- incentivar a melhora do estilo de vida como um todo.

CONDUTA NUTRICIONAL

O profissional nutricionista, nesse perfil de paciente, assim como em todos os outros quadros transtornados, deve acolher, escutar e aliviar a ansiedade, dando ouvidos aos pontos de maior queixa no momento. Nem sempre a orientação nutricional com metas ou desafios será incluída na primeira etapa do tratamento. Ganhar a confiança por meio da escuta sem julgamentos é o mais importante para que aos poucos a terapia nutricional possa de fato ser implantada. As dificuldades e o sofrimento são genuínos e devem ser respeitados.

O início da abordagem pode ser na organização da rotina alimentar, adequando os horários das refeições, assim como o planejamento do cardápio e compras. Além disso, caminhamos para o incentivo às melhores escolhas e à adequação do que comer, quando comer, como comer e quanto comer. Usar o comer intuitivo e outras técnicas da nutrição comportamental, como a "entrevista motivacional", "comer com atenção plena", "terapia cognitivo-comportamental", entre outras, pode ser um ótimo caminho para trabalhar com esses pacientes, objetivando a evolução do padrão alimentar e fazendo assim uma comunicação mais responsável e inclusiva que estabeleça vínculos, segurança e respeito.[14] E assim estimular de uma maneira geral a melhora no estilo de vida, com hábitos mais saudáveis.

Portanto, utilizar ótimos recursos nutricionais faz parte do processo de melhora. A alimentação rica em fitoquímicos, por exemplo, possivelmente pode fazer muito pela recuperação da saúde mental. Alimentos ricos em compostos bioativos devem ser incluídos no cardápio, com isso podemos aliviar alguns sintomas da ansiedade e da depressão. O oposto é verdadeiro, já que a dieta ocidental, pobre nesses fitoquímicos e com prevalência de alimentos de origem animal, pobres em fibras e pouco nutritivos, pode agravar os sintomas ansiosos e depressivos.[15]

O consumo regular de alguns alimentos, como as oleaginosas, ovos, aveia, cúrcuma (curcumina), folhas verdes, pode apresentar efeitos antidepressivos e ansiolíticos fornecendo nutrientes e compostos bioativos importantes para a integridade e o funcionamento do sistema nervoso central (SNC). Suas propriedades antioxidantes, anti-inflamatórias e neuroprotetoras são muito bem-vindas em pacientes transtornados.[15]

Alguns pacientes podem ter indicação temporária de suplementação, como, por exemplo, os desnutridos ou com alguma manifestação específica de carência nutricional. Nesse caso o consenso da equipe multidisciplinar é fundamental. Nesse sentido, a International Society for Nutritional Psychiatry Research (ISNPR) propõe alguns nutrientes fundamentais que poderiam ser coadjuvantes terapêuticos e/ou maximizar o potencial medicamentoso ou corrigir deficiências nutricionais decorrentes do uso da medicação psiquiátrica.[16] Entre os nutrientes sugeridos, vitaminas do complexo B,[17] vitamina D,[17,18] ferro,[19] zinco,[20] magnésio,[21] ácido graxos poli-insaturados (PUFAs),[22] prebióticos e probióticos[23] poderiam estar implicados na melhora do quadro do transtorno de ansiedade. Os prebióticos e os probióticos vão contribuir para a manutenção da microbiota intestinal que exerce um papel importante no funcionamento normal do cérebro e, assim, pode influenciar no risco de doenças como ansiedade e desordens de humor.[23,24]

Dessa forma, ressalta-se a importância de hábitos de vida saudáveis em todas as fases da vida, associados a uma alimentação variada, rica em alimentos *in natura* e minimamente processados, pois irão fornecer diferentes compostos ativos que atuarão na modulação de várias vias importantes do SNC. É importante lembrar que existe uma diretriz de tratamento e conduta, no entanto considerar sempre a individualidade bioquímica de cada paciente, para que dessa forma possamos direcionar as orientações da melhor forma possível, com esse olhar atual e personalizado.

Aliado à mudança do estilo de vida, a introdução ou manutenção da atividade física deve ser considerada. Sendo coadjuvante no bem-estar, assim como na atenuação dos sintomas ansiosos, pois como já referido, as endorfinas liberadas no exercício possuem efeitos analgésicos e promotores da sensação de prazer. Dessa forma, amplia-se a possibilidade de melhora da autoestima, autocuidado e relaxamento.

PERGUNTAS QUE NÃO PODEM FALTAR NA ANAMNESE

- Você pensa em comida apenas no horário da refeição?
- Você se alimenta quantas vezes ao dia?
- Você se levanta de madrugada para comer?
- Como você se sente depois das principais refeições?
- Como você se relaciona com a comida?
- Você come mesmo sem estar no horário da refeição?
- Quando você está nervoso, triste ou irritado procura conforto na comida?

TRATAMENTO MULTIDISCIPLINAR

Nesta sessão abordaremos aspectos relevantes do tratamento multidisciplinar.

A seguir é listado o tratamento nutricional e, logo depois, serão explanadas as condutas clínicas que incluem o tratamento psicoterápico e médico psiquiátrico.

TRATAMENTO NUTRICIONAL

- adequar rotina de horários das refeições, passo fundamental;
- averiguar os hábitos, costumes e trabalhar no início com essas informações;
- planejar o cardápio ou ao menos trabalhar com pequenas mudanças;
- incentivar as melhores escolhas, mostrar a importância de evoluir na qualidade da alimentação;
- mostrar a importância do que comer, como comer, quando e o que comer;
- trabalhar o comer intuitivo;
- estimular o comer com atenção plena;
- trabalhar a sensação de fome e de saciedade;
- mostrar outros caminhos que não a comida para aliviar a ansiedade;
- estimular *hobbies* e exercícios físicos.

Na avaliação e no planejamento terapêutico dos transtornos de ansiedade é fundamental obter uma história detalhada sobre o início dos sintomas e dos possíveis fatores desencadeantes.

De modo geral, nos transtornos ansiosos as abordagens psicoterápicas podem ser das mais diversas modalidades. A terapia cognitivo-comportamental, uma das mais utilizadas, consiste basicamente em provocar uma mudança na maneira alterada de perceber e raciocinar sobre o ambiente. E, especificamente, sobre o que causa a ansiedade (terapia cognitiva) e mudanças no comportamento ansioso (terapia comportamental). De forma especial, nos transtornos de ansiedade de separação e mutismo seletivo é importante conscientizar a família sobre o transtorno com o objetivo de auxiliar a autonomia e a competência da criança.

Quanto à terapia farmacológica, os inibidores seletivos da recaptação de serotonina (ISRS) são considerados medicações de primeira escolha em razão de seu perfil de efeitos colaterais, sua maior segurança e fácil administração. As intervenções farmacológicas são indicadas após uma avaliação médica psiquiátrica.

CONSIDERAÇÕES FINAIS

Os transtornos de ansiedade são prevalentes na população e causam sofrimento e prejuízo funcional. Os sintomas ansiosos associados ao comportamento alimentar devem ser identificados pelo profissional nutricionista, a fim de fazer um encaminhamento adequado para o médico psiquiatra. Além disso, o tratamento merece uma atenção especial ao padrão alimentar que pode ser muito influenciado pelo quadro de ansiedade.

O nutricionista deve estar atento às carências nutricionais, à falta de apetite ou ainda ao aumento pela busca do alimento como um recurso para aplacar os sinais da ansiedade. Deve também agir de forma acolhedora e motivando o indivíduo a cada conquista. O caminho pode ser longo, mas muito recompensador para o paciente.

REFERÊNCIAS BIBLIOGRÁFICAS

1. American Psychiatric Association (APA). DSM-5 Task Force. Manual diagnóstico e estatístico de transtornos mentais: DSM-5. 2013.
2. Silva VG, Papelbaum M. Fobia alimentar associada a magreza: um diagnóstico diferencial com anorexia nervosa/Low weight associated with food phobia: A differential diagnosis with anorexia nervosa. J Bras Psiquiatr. 2009;58(3):205-8.
3. Jaspers K. Psicopatologia geral. v. 1. Rio de Janeiro: Atheneu; 1979.
4. Santana LL, Sarquis LMM, Brey C, Miranda FMA, Felli V. Absenteeism due to mental disorders in health professional at a hospital in Southern Brazil. Rev Gaúcha Enferm. 2016;37(1).
5. Costa CO, et al. Prevalência de ansiedade e fatores associados em adultos. J Bras Psiquiatr. 2019;68(2):92-100.
6. Gibson-Smith D, Bot M, Brouwer IA, Visser M, Penninx BWJH. Diet quality in persons with and without depressive and anxiety disorders. Journal of Psychiatric Research. 2018. doi: 10.1016/j.jpsychires.2018.09.006
7. Gomes CSL. Perturbações do comportamento alimentar (anorexia e bulimia nervosas) e neurotransmissão [Internet]. 2012 [acesso em: 20 set. 2020]. Disponível em: https://repositorio-aberto.up.pt/bitstream/10216/72032/2/29311.pdf.
8. Zanello DRP. Efeitos do L-Triptofano sobre ansiedade, compulsão e escolha alimentar [Internet]. 2012 [acesso em: 30 abr. 2017]. Disponível em: https://repositorio.uniceub.br/jspui/handle/235/7287.
9. Biscaino LC, Garzella MH, Kapp EMZ, Horszczaruk SM. Neurotransmissores. 2ª MoEducCiTec. 2016.
10. Andersen MR, Olszewski PK, Levine AS, Schioth HB. Molecular mechanismsunderlying anorexia nervosa: Focus onhuman gene associationstudiesand systems controlling. Brain Research Reviews. 2010;62:147-64.
11. Amen DG. Mude de cérebro, mude de corpo. Pergaminho; 2016. 50 p.
12. Beate A, et al. Is there an association between food pattern sand life satisfaction among Norway's inhabitants ages 65 years and older? Appetite. 2017;110:108-15.
13. Cook NR, He FJ, MacGregor GA, Graudal N. Sodium and health: Concordance and controversy. BMJ. 2020;369:m2440. doi: 10.1136/bmj.m2440
14. Alvarenga M, et al. Nutrição comportamental. 2. ed. Barueri: Manole; 2019.
15. Chaves DFS. Compostos bioativos dos alimentos. Valéria Paschoal; 2015. 16 p.
16. Sarris J, Logan AC, Akbaraly TN, Amminger P, Balanzá-Martinez V, Freeman MP, et al. Nutritional medicine as mainstream in psychiatry. Lancet Psychiatry. 2015;2(3):271-4.
17. Sarris J. Clinical use of nutraceuticals in the adjunctive treatment of depression in mood disorders. Australas Psychiatry. 2017;25(4):369-72.
18. Marsh WK, Penny JL, Rothschild AJ. Vitamin D supplementation in bipolar depression: A double blind placebo controlled trial. Journal of Psychiatric Res. 2017;95:48-53.
19. Sheikh M, Hantoushzadeh S, Shariat M, Farahani Z, Ebrahiminasab O. The efficacy of early iron supplementation on postpartum depression, a randomized double-blind placebo-controlled trial. European Journal of Nutrition. 2017;56(2):901-8.

20. Nakamura M, Miura A, Nagahata T, Shibata Y, Okada E, Ojima T. Low zinc, copper and manganese intake is associated with depression and anxiety symptoms in the Japanese working population: Findings from the eating habit and wellbeing study. Nutrients. 2019;11(4):pii E847.
21. Mehdi S, Atlas SE, Qadir S, Musselman D, Goldberg S, Woolger JM, et al. Double-blind, randomized crossover study of intravenous infusion of magnesium sulfate versus 5% dextrose on depressive symptoms in adults with treatment-resistant depression. Psychiatry Clin Neurosciences. 2017;71(3):204-11.
22. Mocking RJT, Harmsen I, Assies J, Koeter MWJ, Ruhé HG, Svhene AH. Meta-analysis and meta--regression of omega-3 polyunsaturated fatty acid supplementation for major depressive disorder. Translational Psychiatry. 2016;3(6):1-6.
23. Mckean J, Naug H, Nilkbakht E, et al. Probiotics and subclinical psychological symptoms in healthy participants: A systematic reviewand meta-analysis. J Altern Complement Med. 2016:1-10.
24. Dinan TG, Cryan JF. The Microbiome-Gut-Brainaxis in health and disease. Gastroenterol Clin North Am. 2017;46(1):77-89.

Uso problemático de álcool e outras drogas

Fabio Carezzato
Adriana Trejger Kachani
Patricia Brunfentrinker Hochgraf

CONCEITO E DIAGNÓSTICO

Neste capítulo trataremos de problemas relacionados ao uso de substâncias psicoativas (SPA), ou seja, substâncias que têm a propriedade de alterar o psiquismo. As SPA podem ser classificadas em **psicoanalépticas** ou estimulantes (cocaína, anfetamina, cafeína, nicotina etc.), **psicolépticas** ou depressores (álcool, benzodiazepínicos, barbitúricos, opioides, solventes etc.) e **psicodislépticas** ou perturbadoras (maconha, ácido lisérgico, DMT, psilocibina etc.), de acordo com o efeito principal sobre o sistema nervoso central (SNC).

No Código Internacional de Doenças, CID-10, da Organização Mundial de Saude (OMS),[1] encontramos uma descrição dos diferentes quadros provocados pelo uso de SPA. A intoxicação, por exemplo, é o estado agudo consequente ao uso de SPA que pode apresentar perturbações de consciência, cognitivas, comportamentais, entre outros, e desaparece com o tempo. Já o uso nocivo seria o padrão de consumo que acarreta prejuízos ao usuário, sejam eles de caráter físico, psíquico, social ou legal. Já a dependência é caracterizada pela crescente falta de controle sobre o uso de substância e o forte desejo de utilizá-la, levando a claros prejuízos em todas ou quase todas as áreas de funcionamento do indivíduo. Algumas SPA podem ser acompanhadas de tolerância, ou seja, uma necessidade progressiva de aumento da quantidade da droga para obtenção do efeito desejado e/ou síndrome de abstinência, ou seja, sintomas associados à interrupção do consumo da droga.

As fronteiras entre o consumo habitual e o uso problemático podem ser de difícil distinção em alguns casos, mas parâmetros como o impacto funcional na vida do indivíduo e o surgimento de mecanismos fisiológicos como tolerância e síndrome de abstinência são determinantes para decidir sobre a necessidade de tratamento.

EPIDEMIOLOGIA

No Brasil, há poucos dados da prevalência da dependência de SPA. O estudo epidemiológico mais recente, o III Levantamento Nacional sobre o Uso de Drogas pela População Brasileira (III Lenad),[2] aponta que 71,3% da população fez uso de álcool na vida, sendo que 33,3% referiu consumo nos últimos 30 dias e 18,3% em padrão de "binge". Já 10,8% da população entre 18 e 65 anos fez uso na vida de drogas ilícitas e 9,1% de medicações não prescritas como anfetaminas, anabolizantes, benzodiazepínicos e opioides. A prevalência de uso durante a vida para a maconha em pessoas entre 18 e 65 anos foi de 8,5% e a de dependência nos últimos 12 meses de 0,3% na população total, porém de 5,3% na população que faz uso de alguma outra droga. Quanto aos estimulantes, relataram uso na vida para cocaína 3,3% daqueles entre 18 e 65 anos, 1,3% para os anabolizantes e 1,5% para anfetaminas, sendo que esse estudo apresenta uma aproximação do uso de estimulantes anorexígenos entre homens e mulheres enquanto anabolizantes permanecem de uso quase que exclusivamente masculino. Já o uso não prescrito na vida de benzodiazepínicos e opiáceos chega a 4,3 e 3,0% da população, respectivamente.

ASPECTOS NUTRICIONAIS RELEVANTES

As consequências nutricionais decorrentes do uso de SPA variam de acordo com o tipo, quantidade, frequência e tempo de utilização de cada droga.[3] O uso constante dessas substâncias pode comprometer o estado nutricional dos usuários, uma vez que repercute na ingestão de alimentos e água, assim como no metabolismo e peso.[4] Além disso, durante o período de abstinência, os usuários de drogas podem apresentar diversos distúrbios físicos como náusea, vômito e diarreia, que contribuem para um desbalanço calórico e eletrolítico.[3]

Ou seja, esses pacientes encontram-se normalmente malnutridos, seja pelo baixo consumo alimentar ou pelos efeitos adversos das drogas: aumento das necessidades de nutrientes para detoxificar ou metabolizar a droga; a inativação de vitaminas e coenzimas necessárias para a metabolização de energia; danos no fígado que levam a um estoque inadequado dos nutrientes; má absorção ou má utilização dos nutrientes; aumento da perda de nutrientes com diurese e/ou diarreia provocada pelo uso contínuo dessas substâncias, entre outros.[4]

O perfil nutricional de pacientes dependentes de álcool costuma ser diferente daquele dependente de drogas. Devemos lembrar que as calorias do álcool podem alterar o perfil dietético, o valor energético e o valor energético total (VET) diário do consumidor. Para cada grama de álcool metabolizado, são formadas

7,1 kcal/g, uma fonte energética considerável, comparada aos macronutrientes. Essas calorias são aproveitadas dependendo da via de metabolização do etanol utilizada, que é diretamente relacionada ao volume de álcool ingerido.[5,6] Enquanto em dependentes graves a ingestão de álcool substitui a de alimentos (levando à desnutrição), em alcoolistas moderados as calorias das bebidas se somam à dieta habitual como fonte adicional de energia. Assim as "calorias vazias", que compõem o álcool e também seus petiscos, somadas às da alimentação, superam o aumento no gasto energético basal que ocorre nos indivíduos dependentes de álcool. Esse fato, aliado à inibição da oxidação lipídica, causada também por essas bebidas, pode justificar o frequente sobrepeso encontrado nos alcoolistas.[5]

Mas outros problemas também são encontrados no paciente alcoolista. Sabe-se que a agressão celular causada pelo álcool prejudica a imunidade do indivíduo, assim como sua digestão e absorção de nutrientes, uma vez que causa insuficiência pancreática e deficiência de enzimas que atuam na borda em escova do intestino.[7] A dependência de álcool também repercute no controle metabólico da glicose, uma vez que inibe a gliconeogênese e a glicogenólise causando hipoglicemia. Eleva também os níveis de glicose, uma vez que possui alta carga e índice glicêmicos, podendo repercutir na resistência insulínica ou *diabetes mellitus* tipo 2.[8] Em relação aos lipídeos, o álcool inibe a lipólise, reduzindo o número de ácidos graxos livres. É por isso que os níveis de triacilgliceróis aumentam, retornando a faixas normais na abstinência. Apesar do consumo moderado de álcool estar relacionado com o aumento de HDL-colesterol, quando excessivo, como é o caso dos alcoolistas, contribui para oxidação arterial e aumento de LDL-colesterol.[9]

Ao contrário dos alcoolistas, que tendem a comer menos quando sob efeito do álcool, em usuários de maconha verifica-se um aumento de apetite enquanto estão sob efeito da droga, conhecido como "larica". Isso pode ser explicado pela atuação da cannabis na grelina, inibição de peptídeos atores na supressão do apetite e aumento da palatabilidade da comida por ação no SNC.[10] A ingestão calórica nessas ocasiões é normalmente caracterizada pelo consumo de alimentos tipo *snacks* e álcool.[11] Além disso, alguns estudos mostram uma relação entre o uso de maconha e a elevação da pressão arterial, aumento de triglicérides e diminuição do HDL-colesterol.[12]

No caso da cocaína e do *crack*, os usuários têm seu apetite inibido e, muitas vezes, relatam náuseas e vômitos, o que pode também influenciar na ingestão alimentar. Dessa forma, os pacientes dependentes dessas drogas normalmente apresentam-se emagrecidos e com sérias hipovitaminoses.[13] É preciso ainda levar em consideração que, não raramente, esses pacientes apresentam algum transtorno alimentar associado, sendo frequente o uso da droga com o objetivo de perda de peso, especialmente entre mulheres.[14,15] Trabalho[16] apontou que pacientes dependentes de cocaína costumam não realizar o café da manhã e, na abstinência, consumir maior quantidade de valor energético total do que a maioria das pessoas, oriunda do consumo alcoólico e alimentos mais gordurosos causado provavelmente pela ação simpática da cocaína na produção de leptina. Porém o aumento do metabolismo basal pela droga supera este *overeating* e as más escolhas alimentares levando a um balanço metabólico negativo e à perda de peso dos pacientes.[16-18]

A anfetamina possui efeitos semelhantes aos da cocaína e do *crack*, desencadeando efeitos eufóricos e inibindo o apetite. Por essas características, os transtornos alimentares também são comuns nesses pacientes.[14] Somando a isso, seu uso crônico pode causar xerostomia, constipação, diarreia, redução lasmática de cálcio, problemas cardíacos, hipertensão e ranger dos dentes.[19] Já o *ecstasy* e outras drogas estimulantes ou de efeito misto (estimulantes e perturbadores do SNC), usados principalmente em clubes noturnos, podem causar: perda de apetite e peso, náuseas, vômitos, xerostomia, tremores, aumento da pressão, transpiração excessiva, câimbras musculares e taquicardia.[20]

Finalmente, os opioides, como a morfina e a heroína, costumam causar náuseas, vômitos, redução de apetite, constipação e xerostomia. A perda de peso também é comum. Além disso, achados clínicos como úlceras gástricas, anemias, intolerância à glicose, distúrbios eletrolíticos como hipercalemia também são comuns.[21] Efeitos parecidos são citados por usuários de inalantes e solventes, além da perda da sensação olfativa e irritação de mucosa da orofaringe.[22]

Em relação ao comportamento alimentar desses pacientes, é importante relatar a falta de padrões e o caos alimentar em que estão inseridos, muitas vezes, reflexo de suas próprias vidas. Nesse contexto, o diagnóstico de *disordered eating*, ou comportamento alimentar caótico, não é incomum. O referido comportamento tem sido apontado como um transtorno alimentar subclínico, que pode evoluir para um transtorno alimentar propriamente dito. Diferente de pacientes com transtorno alimentar, aqueles pacientes com comportamento alimentar caótico têm algum controle sobre o que ingerem, além de não deixarem que seus hábitos alimentares interfiram na sua rotina.

PERGUNTAS QUE NÃO PODEM FALTAR NA ANAMNESE

- Você está procurando tratamento para dependência de qual substância psicoativa? (Se a droga de escolha for álcool, perguntar: Qual tipo de bebida costuma beber? Quanto?)
- Você acha que se alimenta adequadamente?
- No período em que está utilizando a droga, você deixa de comer ou costuma comer em maior quantidade?

Quadro 1 Consequências nutricionais decorrentes da dependência de substâncias psicoativas e estratégias de conduta

Substância psicoativa	Consequência nutricional	Conduta
Maconha	Aumento de apetite	Desenvolvimento da percepção sobre a diferença entre fome e vontade de comer
	Sobrepeso	Reeducação alimentar: ▪ Fracionamento da dieta ▪ Adequação do tamanho da porção ▪ Equilíbrio das refeições ▪ Regularização dos horários e evitar beliscos nos intervalos ▪ Controle de "compulsões alimentares"
	Xerostomia	Incentivo ao consumo de líquidos, especialmente água Evitar alimentos ou preparações muito salgadas
Cocaína/*crack*	Desnutrição, perda de peso e apetite e hipovitaminoses agudas	Reeducação alimentar: ▪ Fracionamento da dieta (comer pouco, mas várias vezes ao dia) ▪ Incentivar a ingestão de refeições equilibradas e variadas Uso de suplementação alimentar, quando necessário
	Náuseas e vômito	Fracionamento da dieta em pequenos volumes Restrição de alimentos e/ou preparações gordurosas Consumo de alimentos secos
	Transtorno alimentar	Reeducação alimentar: ▪ Fracionamento da dieta ▪ Equilíbrio das refeições ▪ Controle de compulsões alimentares
Anfetaminas	Constipação	Aumento do consumo de fibras Incentivo do consumo de água
	Diarreia	Diminuir o consumo de fibras Incentivo do consumo de água Restringir alimentos fermentativos como doces e derivados do leite

(continua)

Quadro 1 Consequências nutricionais decorrentes da dependência de substâncias psicoativas e estratégias de conduta (*continuação*)

Substância psicoativa	Consequência nutricional	Conduta
Anfetaminas	Xerostomia	Incentivo ao consumo de líquidos, especialmente água Evitar alimentos ou preparações muito salgadas
	Dor, fragilidade ou perda de dentes	Consumo de alimentos com consistência branda ou pastosa, dependendo da gravidade
	Transtorno alimentar	Reeducação alimentar: ▪ Fracionamento da dieta ▪ Equilíbrio das refeições ▪ Controle de compulsões alimentares
Opioides	Náusea e vômitos	Fracionamento da dieta em pequenos volumes Restrição de alimentos e/ou preparações gordurosas Consumo de alimentos secos
	Desnutrição, perda de peso e apetite e hipovitaminoses agudas	Reeducação alimentar: ▪ Fracionamento da dieta (comer pouco, mas várias vezes ao dia) ▪ Incentivar a ingestão de refeições equilibradas e variadas Uso de suplementação alimentar, quando necessário
	Xerostomia	Incentivo ao consumo de líquidos, especialmente água Evitar alimentos ou preparações muito salgadas
	Constipação	Aumento do consumo de fibras Incentivo do consumo de água

- E durante o período de abstinência, você já reparou se costuma trocar a fissura pela droga pelo consumo alimentar?
- Você está feliz/satisfeito(a) com o seu corpo? Se não, o que você não gosta?
- Você utiliza ou já utilizou a droga como substituto da comida?
- Você tem consciência do mal que o uso dessa substância provoca no seu organismo?
- Você identifica algum sentimento de culpa ou qualquer outro tipo de sentimento em relação ao alimento?

TRATAMENTO

A etiologia do uso problemático de SPA é diversa e inclui muitos fatores, desde biológicos, da história pessoal do indivíduo, das comorbidades psiquiátricas, do contexto socioambiental e das propriedades da substância em si. Assim seu tratamento também é complexo e deve se debruçar sobre todos esses aspectos.[23]

Dessa maneira, nos casos de dependência é recomendável uma aproximação multidisciplinar sempre que possível. É indispensável uma avaliação psiquiátrica para identificar eventuais comorbidades com outros transtornos clínicos e/ou psiquiátricos, pois muitas vezes estes estão estreitamente relacionados ao uso de substâncias e seu tratamento.

O primeiro passo é sensibilizar o paciente e informar sobre os riscos associados ao consumo. Nesse aspecto, técnicas de entrevista motivacional[24] são eficientes. Depois se recomenda identificar as situações de risco e trabalhar os recursos do paciente para lidar com elas, utilizando, por exemplo, métodos de prevenção de recaída.[25]

Os quadros de intoxicação moderados e graves podem cursar com rebaixamento do nível de consciência, agitação e agressividade, além de episódios de overdose, quando o paciente pode chegar a ter convulsões e correr risco de morte. Assim, é recomendável nesses níveis de intoxicação encaminhá-lo a serviços de emergência onde receberá suporte clínico, medicações que atenuem o efeito da droga e proteção a danos físicos.

Também é importante encaminhar pacientes que apresentem sintomas relacionados à abstinência alcoólica, de opioides ou benzodiazepínicos, pois a síndrome causada pela falta dessas substâncias pode levar a complicações clínicas graves. Outras drogas como cocaína (*crack*) e maconha não apresentam síndromes de abstinência que necessitem de uma avaliação de urgência.

O tratamento da dependência é a ampliação de repertório do paciente, o trabalho de questões psicodinâmicas e a reinserção social. Para auxiliar nesse projeto é possível o uso de psicofármacos com foco nos sintomas apresentados por esses pacientes. Um exemplo são as terapias de reposição para diminuir sintomas de abstinência, como benzodiazepínicos para o álcool, o emprego de metadona para opioides, adesivos de nicotina para tabaco ou dronabinol para *cannabis*. Outro uso de medicação é para o controle da fissura, principalmente com medicações antipsicóticas ou anticonvulsivantes. Também pode se ter como alvo das medicações questões comportamentais comuns nos casos de dependência, como dificuldades para lidar com a frustração e impulsividade, além do tratamento das comorbidades porventura presentes.

OBJETIVOS DIETOTERÁPICOS

- contenção de excessos alimentares;
- manutenção e/ou recuperação da eutrofia;
- reeducação alimentar;
- melhora da autoestima;
- prevenção da recaída;
- melhora da qualidade de vida.

CONDUTA NUTRICIONAL

Toda intervenção nutricional tem por objetivo principal a proteção e promoção de uma vida mais saudável, conduzindo ao bem-estar geral do indivíduo. O trabalho realizado com dependentes de álcool e drogas pretende sensibilizar o paciente para a modificação de seus hábitos alimentares decorrentes da dependência. O ganho de peso em pacientes psiquiátricos é um tema que exige conhecimentos das causas relacionadas e uma intervenção apropriada para garantir o sucesso do tratamento.[4,26,27]

Cowan e Devine[26] avaliaram homens em recuperação de dependência em três fases do tratamento e observaram que o ganho de peso e a relação com o alimento diferem nas três fases. A fase 1 (1 a 6 meses) parece ser o momento de maior ganho de peso, pois o corpo, anteriormente depletado, recebe muitos alimentos como substitutos do álcool e outras drogas. Compulsões alimentares são frequentes nessa fase. Na fase 2 (7 a 13 meses), os pacientes costumam perceber o ganho de peso e demonstram vontade de perdê-lo. Nesse momento, a alimentação ganha status de "organizador da rotina", o que não existia previamente na vida do dependente. Já na fase 3 (14 a 36 meses), os pacientes conseguem perder peso e descrevem compulsões alimentares raras apenas em festas ou em ocasiões especiais.

Assim, a educação alimentar dos dependentes tem como meta ensinar uma nova forma de encarar escolhas alimentares, que deve associar a importância dos nutrientes e sua relação com a promoção da saúde.[28]

Antes de qualquer conduta, porém, o profissional deve avaliar o paciente com o objetivo de identificar se existem distúrbios nutricionais, possibilitando uma intervenção adequada que auxilie na recuperação e/ou manutenção do estado de saúde. É importante observar a quantidade de nutrientes e energia consumidos e compará-los com as necessidades do paciente. O objetivo do nutricionista é manter um equilíbrio entre esses dois componentes.[29]

Como um parâmetro isolado não caracteriza a condição nutricional geral do indivíduo, é necessário empregar uma associação de vários indicadores para melhorar a precisão do diagnóstico. Integrando dados sobre ingestão de nutrientes, estado clínico, familiar e social, história médica, exames bioquímicos e dados da composição corpórea é possível diagnosticar e monitorar o estado nutricional dos indivíduos.[30]

A avaliação dietética deve ser detalhada e levar em consideração o consumo de álcool e drogas desses pacientes. O alto valor energético do álcool deve ser considerado no cálculo de necessidades energéticas diárias (lembrando que dependentes de drogas muitas vezes têm um consumo alcoólico muito alto). Informações sobre tabagismo e atividade física também devem ser obtidos.[28]

A cada consulta, as medidas antropométricas devem ser aferidas, junto com a avaliação do diário alimentar – difícil de ser obtido com esses pacientes, haja visto que, durante o uso de álcool e drogas não conseguem anotar e depois esquecem o que foi ingerido. Após essas formalidades, o profissional deve orientar sobre como organizar refeições e controlar compulsões alimentares (se houver) para estabelecer um padrão alimentar apropriado. As orientações devem ser gradativas para que possam ser absorvidas.[28]

Visto que a medicação psiquiátrica muitas vezes faz parte do tratamento, o provável ganho de peso deve ser considerado.[27] As deficiências nutricionais devem ser observadas e, em situações agudas, a suplementação alimentar deve ser realizada. Nos demais casos, a meta é fazer com que o paciente possa se responsabilizar de forma progressiva por sua alimentação e por seu estado nutricional. Isso porque muitas vezes o caos alimentar é resultado da falta de dinheiro por gastar com drogas, desmotivação em se cuidar, falta de confiança ou desconhecimento em como cozinhar.[13] Dessa forma, o tratamento nutricional de pacientes dependentes vai além da orientação alimentar; o profissional deve estimular o paciente ao autocuidado, que inclui alimentação saudável, atividade física regular e segurança para retomar sua vida.[27,31]

TRATAMENTO NUTRICIONAL

- Explique as consequências nutricionais que a dependência de álcool e drogas gera no organismo.
- Peça exames laboratoriais para verificar eventuais deficiências nutricionais ou comorbidades associadas.
- O uso de suplementação só é recomendado em situações de deficiência aguda.
- Sempre leve em consideração a medicação que o paciente está recebendo, ela pode influenciar no apetite e no peso.
- Questões sobre o corpo e a preocupação exagerada com aparência física podem aparecer durante as consultas, sendo o indício de um transtorno alimentar muito comum nesses pacientes. Fique atento a esses indícios.

- É importante discutir os casos com o restante da equipe, isso auxilia o entendimento da relação do paciente com o alimento.
- As orientações devem ser gradativas, flexíveis e atingíveis para facilitar o seu cumprimento e evitar sentimentos de incapacidade pelos pacientes.
- Mantenha uma relação de colaboração com os pacientes e não de controle.
- No tratamento de pacientes dependentes de substâncias psicoativas o diário alimentar se torna um importante instrumento de trabalho.

Quadro 2 Exames bioquímicos a serem solicitados pelo nutricionista

Albumina	Gama GT	Triglicérides
Bilirrubina e frações	TGO e TGP	Ácido fólico
Creatinina	Hemoglobina glicada	B12 sérico
Ureia	Glicose	Sódio
Hemograma completo	Homocisteína	Cálcio
Hb + Ht	Ferritina	Potássio
Proteínas totais e frações	Colesterol total e frações	Zinco

REFERÊNCIAS BIBLIOGRÁFICAS

1. Organização Mundial da Saúde (OMS). CID-10 classificação estatística internacional de doenças e problemas relacionados à saúde. 10. rev. São Paulo: Universidade de São Paulo; 1993.
2. Bastos FIPM, Vasconcelos MTL, De Boni RB, Reis NB, Coutinho CFS, organizadores. III Levantamento Nacional sobre o uso de drogas pela população brasileira [Internet]. Rio de Janeiro: Fiocruz/ICICT; 2017 [acesso em 20 jan 2020]. Disponível em: https://www.arca.fiocruz.br/handle/icict/34614.
3. Okuda SL, Tamelini MG, Kachani AT. Dependência de outras drogas. In: Cordás TA, Kachani AT. Nutrição em psiquiatria. São Paulo: ArtMed; 2010. p. 233-46.
4. Jeynes KD, Gibson EL. The importance of nutrition in aiding recovery from substance use disorders: A review. Drug and Alcohol Dependence. 2017;179:229-39.
5. Kachani AT, Brasiliano S, Hochgraf PB. O impacto do consumo alcoólico no ganho de peso. Rev Psiq Clin. 2008;35 Supl 1:21-4.
6. Sayon-Orea C, Martinez-Gonzalez MA, Bes-Rastrollo M. Alcohol consumption and body weight: A systematic review. Nut Rew. 2011;69:419-31.
7. Haase JM, Matarese LE. Terapia clínica nutricional para distúrbios de fígado, sistema biliar e pâncreas exócrino. In: Mahan LK, Escott-Stump K. Krause: alimentos, nutrição e dietoterapia. 10. ed. São Paulo: Roca; 2002. p. 671-97.
8. Polsky S, Akturk HK. Alcohol consumption, diabetes risk, and cardiovascular disease within diabetes. Curr Diab Rep. 2017;17(12):136.
9. Toffolo MCF, Aguiar-Nemer AS, Silva-Fonseca VA. Alcohol: Effects on nutricional status, lipid profile and blood pressure. J Endocinol Metab. 2012;2(6):205-11.
10. Riggs PK, Vaida F, Rossi SS, Sorkin LS, Gouaux B, Grant I, Ellis RJ. A pilot study of the effects of cannabis on appetite hormones in HIV-infected adult men. Brain Res. 2012;1431:46-52.

11. Smit E, Crespo CJ. Dietary intake and nutritional status of US marijuana users: Result from the Third National Health and Nutrition Examination Survey. Public Health Nutrition. 2001;4(3):781-6.
12. Di Marzo V, Silvestri C. Lifestyle and metabolic syndrome: Contribution of the endocannabinoid some. Nutrients. 2019;11(8):1956.
13. Neale J, Nettleton S, Pickering L, Fisher J. Eating patterns among heroin users and qualitative study with implications for nutritional interventions. Addiction. 2012;107:635-41.
14. Brasiliano S. Comorbidade entre dependência de substâncias psicoativas e transtornos alimentares: perfil e evolução de mulheres em um tratamento específico para dependência química [tese de doutorado]. São Paulo: Faculdade de Medicina da Universidade de São Paulo; 2005.
15. Bahji A, Mazhar MN, Hudson CC, Nadkami P, MacNeil BA, Hawken E. Prevalence of substance use disorder comorbidity among individuals with eating disorders: A systematic review and meta-analysis. Psychiatry Res. 2019;273:58-66.
16. Ersche KD, Stochi J, Woodward JM, Fletcher PC. The skinny on cocaine: insights into eating behavior and body weight in cocaine-dependent men. Appetite. 2013;71:75-80.
17. Chamberlain RS, Muller U, Blackwell AD, Clark L, Robbins TW, Sahakian BJ. Neurochemical modulation of response inhibition and probabilistic learning in humans. Science. 2006;311(5762):861-3.
18. Billing L, Ersche KD. Cocaine's appetite for fat and the consequence on body weight. Am J Drug Alcohol Abuse. 2015;41(2):115-8.
19. Farah D, Fonseca MCM. Short-term in adults of anorexigenic drugs acting in the central nervous system: A meta-analysis. Clin Ther. 2019;41(9):1798-815.
20. Almeida SP, Silva MTA. Histórico, efeitos e mecanismo de ação do êxtase (3-4 metilenodioximetanfetamina): revisão da literatura. Rev Panam Salud Publica/Pan Am J Public Health. 2000;8(6):393-402.
21. Mohs ME, Watson RR, Leonard-Green T. Nutritional effects of marijuana, heroin, cocaine, and nicotine. J Am Diet Assoc. 1990;90(9):1261-7.
22. Macfarlene A, Macfarlene M, Robson P. Que droga é essa? A verdade sobre as drogas e seus efeitos; por que as pessoas usam e o que sentem. São Paulo: Editora 34; 2003. p. 31-138.
23. Reale D, Carezzato F. Drogas e Tratamento: Panorama Crítico. In: Figueiredo R, Feffermann M, Adorno R. Drogas & Sociedade Contemporânea: perspectivas para além do proibicionismo. São Paulo: Instituto de Saúde; 2017. p. 280-303.
24. Rollnick S, Miller WR. What is motivational interviewing? Behavioral and cognitive psychotherapy. 1995;23:325-34.
25. Marlatt GA, George WH. Relapse prevention: Introduction and overview of the model. British Journal of Addiction. 1994;79:261-73.
26. Cowan J, Devine C. Food, eating and weight concerns of men in recovery from substance addiction. Appetite. 2008;50(1):33-42.
27. Kachani AT. Comparação da composição alimentar e do consumo alcoólico entre a fase folicular e a fase lútea tardia de mulheres dependentes de álcool [dissertação de mestrado]. São Paulo: Faculdade de Medicina da Universidade de São Paulo; 2008.
28. Kachani AT, Hochgraf PB. Dependência de álcool. In: Cordás TA, Kachani AT. Nutrição em Psiquiatria. São Paulo: ArtMed; 2010. p. 217-31.
29. Toffolo MCF, Pereira IDS, Silva KAL, Marliére CA, Nemer ASDA. Escolha de alimentos durante a abstinência alcoólica: influência na fissura e no peso corporal. Jornal Brasileiro de Psiquiatria. 2011;60(4):341-6.

30. Kamimura MA, Baxmann A, Sampaio LR, Cuppari L. Avaliação nutricional. In: Cuppari L. Nutrição clínica no adulto. Barueri: Manole; 2002. p. 71-109.
31. Kachani AT, Brasiliano S, Hochgaf PB. Como lidar com o alcoolismo: guia prático para familiares, professores e pacientes. São Paulo: Hogrefe; 2018.

Transtorno obsessivo--compulsivo (TOC)

Renata Melo Felipe da Silva
Allan Christiano M. Santos
Adriana Trejger Kachani
Roseli Gedanke Shavitt

CONCEITO E DIAGNÓSTICO

O transtorno obsessivo-compulsivo (TOC), caracterizado pela presença de obsessões e/ou compulsões, é um problema de saúde mental relevante, em razão de sua prevalência relativamente alta e potencial de incapacitação associado aos sintomas. As obsessões são pensamentos, imagens ou impulsos intrusivos, repetitivos e persistentes que são vivenciados como indesejados, consomem tempo e trazem algum tipo de prejuízo funcional, comumente associado à ansiedade. Compulsões são comportamentos repetitivos ou atos mentais que o indivíduo se sente compelido a executar em resposta a uma obsessão, de acordo com regras rígidas, ou até alcançar uma sensação de "completude".[1]

Indivíduos com TOC geralmente apresentam qualidade de vida diminuída, semelhante em magnitude a indivíduos com esquizofrenia.[2] Observa-se frequentemente uma carga emocional considerável sobre o cuidador,[3] além de custos econômicos pessoais e sociais: em 2004, o TOC foi associado a um maior número de anos perdidos por incapacidade do que a esclerose múltipla e a doença de Parkinson combinadas.[4] O TOC foi estimado como uma contribuição considerável para a carga global das doenças.[5]

Apesar do ônus descrito, o TOC muitas vezes não é reconhecido pelos portadores e profissionais, em parte porque seus sintomas geralmente se manifestam internamente e não externamente, e os pacientes podem relutar em revelar pensamentos ou comportamentos que consideram vergonhosos ou embaraçosos.

O TOC é heterogêneo na sua apresentação e os perfis de sintomas podem variar amplamente entre os pacientes que atendem aos critérios diagnósticos. Embora o conteúdo específico das obsessões e compulsões varie entre os indivíduos, grupos comuns de obsessões e compulsões em pacientes com TOC incluem preocupações com contaminação, lavagem e limpeza, preocupações com a ocorrência de danos a si próprio ou a outras pessoas, além de verificação, pensamentos agressivos ou sexuais intrusivos, juntamente com rituais mentais, e preocupações com simetria, ordem ou a contagem.[6,7]

Essas dimensões de sintomas foram observadas em todo o mundo, em diferentes culturas e são relativamente consistentes ao longo do tempo nos adultos com o transtorno, indicando que, de certa forma, o TOC é um transtorno aparentemente homogêneo. A esquiva é outra característica importante do TOC; os indivíduos podem restringir suas atividades para evitar que as obsessões sejam desencadeadas. É importante observar que os indivíduos com frequência têm sintomas de mais de uma dimensão.

As obsessões e compulsões devem ser diferenciadas de sintomas semelhantes (pensamentos negativos repetitivos, delírios, pensamentos perseverantes) que estão associados a outros transtornos psiquiátricos. Por exemplo, as obsessões são caracterizadas por pensamentos, imagens ou impulsos repetitivos perturbadores ou angustiantes, geralmente reconhecidos como ilógicos pelo paciente. Por outro lado, pensamentos negativos e preocupações repetitivas e exageradas podem estar presentes nos transtornos do humor e de ansiedade, condições nas quais esses sintomas são egossintônicos. Da mesma forma, compulsões são comportamentos ou pensamentos repetitivos realizados para aliviar a ansiedade ou angústia associadas às obsessões, devendo ser diferenciados das estereotipias e hábitos.

Nem todos os indivíduos com TOC experimentam ansiedade; muitos, em vez disso, relatam apenas interferência nas atividades diárias ou comportamento de esquiva. Em virtude da comorbidade relativamente frequente do TOC com condições psiquiátricas de ocorrência mais comum, como a depressão, a pesquisa ativa dos seus sintomas deveria ocorrer rotineiramente em ambientes de atendimento primário.[8] Na presença de suspeita de TOC, abordagens úteis incluem investigar com mais detalhes os sintomas observados, por exemplo, início, tempo gasto em obsessões ou compulsões, sofrimento ou prejuízo associado,[9] ou ministrando uma breve ferramenta de triagem.

Revisões recentes apresentam ferramentas de triagem bem validadas e apropriadas para a atenção primária.[10,11] Entre elas, a Escala Obsessivo-Compulsiva Yale-Brown (Y-BOCS) administrada por um clínico, semiestruturada, é considerada o padrão-ouro para avaliação dos sintomas e gravidade do TOC, dada sua boa confiabilidade, validade interna do construto e amplo uso na pesquisa clínica.[12,13]

Como a maioria dos distúrbios psiquiátricos, o diagnóstico de TOC baseia-se na avaliação clínica e não em exames laboratoriais ou radiográficos. As características definidoras do TOC incluem a presença de obsessões ou compulsões que consomem tempo (p. ex., mais de uma hora por dia), são angustiantes ou prejudicam a função diária e não são o resultado direto de uma condição médica ou uso de substâncias. Obsessões ou compulsões devem estar presentes, mas não necessariamente juntas, para atender aos critérios do TOC.[14] Embora a trajetória dos sintomas seja altamente influenciada pelo tratamento, a maioria dos pacientes experimenta curso crônico, com até um quarto dos portadores exibindo um padrão oscilante de sintomas, com períodos de melhora e piora.

EPIDEMIOLOGIA

O TOC foi inicialmente considerado bastante raro. No entanto, as primeiras pesquisas comunitárias rigorosas que utilizaram critérios operacionais para o diagnóstico de transtornos mentais demonstraram que o TOC era um dos transtornos mentais mais prevalentes,[15] e estima-se que ele contribua consideravelmente para a carga global das doenças.[5] Pesquisas mais representativas confirmaram que o TOC tem uma prevalência ao longo da vida de 2 a 3%, embora os números variem entre as regiões e o TOC esteja associado a comorbidades e morbidades substanciais.[16] O TOC é mais comum em mulheres do que em homens na comunidade, enquanto a proporção de mulheres para homens é geralmente bastante uniforme em amostras clínicas. Da mesma forma, o TOC é encontrado em indivíduos de todas as classes socioeconômicas, bem como em países de baixa, média e alta renda.[1]

O TOC normalmente começa cedo na vida e tem uma longa duração. No entanto, alguns quadros surgem em indivíduos com mais de 30 anos de idade. Estudos clínicos e comunitários longitudinais demonstraram que os sintomas do TOC podem persistir por décadas, embora a remissão possa ocorrer em um número considerável de indivíduos.[17]

O TOC está frequentemente associado a outros transtornos psiquiátricos, especialmente transtornos depressivos e ansiosos.[18] Em relação aos transtornos alimentares na população com TOC, a prevalência ao longo da vida varia muito na literatura, com valores de 3-17% para a anorexia nervosa e 3,1-10% para a bulimia.[19] Dentre os transtornos alimentares, anorexia e bulimia são os mais frequentes entre os pacientes com TOC.[20] No entanto, estudos que avaliam a população com transtorno alimentar encontram uma prevalência de TOC ao longo da vida que varia de 15-69% para anorexia e 8-33% para bulimia.[21]. A diferença nos valores deve-se principalmente aos diferentes tipos de população estudados e aos métodos de avaliação de prevalência. Apesar disso, verifica-se do ponto de vista epidemiológico uma co-ocorrência das duas doenças, o que requer uma suspeição diagnóstica e a necessidade de sempre se avaliar os aspectos alimentares ao se entrevistar um paciente com TOC.

ASPECTOS NUTRICIONAIS

Os pacientes com TOC podem ter sintomas que influenciam em suas questões alimentares tanto no consumo como no padrão e comportamento alimentar. Os sintomas do TOC podem estar diretamente ligados à alimentação (p. ex., pacientes que criam rituais com cores, simetrias e formato de alimento ou incômodo quando os alimentos se misturam) ou podem ser de outra dimensão de sintomas, mas que afetem a alimentação de forma indireta (p. ex., limpeza e contaminação).[22]

Como exemplo da segunda situação citada (limpeza e contaminação), os pacientes podem ter padrões dietéticos alterados quando tenham de se alimentar fora de situações que considerem seguras, por exemplo, fora de casa ou quando as refeições são preparadas por outras pessoas que não confiem na questão do controle higiênico-sanitário. Além disso, podem apresentar rituais na limpeza e no preparo do alimento, que gere aumento no tempo de preparo e consequente exaustão, com impacto na alimentação.

Um comportamento comum entre pacientes com TOC é a esquiva, isto é, evitar situações que provoquem pensamentos e rituais. No contexto alimentar, o paciente pode evitar ida a restaurantes, festas e reduzir a interação em eventos que incluem alimentação.[23] Sintomas semelhantes de evitação podem ocorrer em crianças de idade pré-escolar, que apesar de não terem noções de higiene, podem se recusar a fazer refeições em pratos e talheres que não conheçam e serem seletivas quanto aos alimentos consumidos.[24] A seletividade alimentar na infância causa grande angústia em cuidadores, e é uma das maiores queixas nos consultórios pediátricos, podendo indicar neofobia ou ser mais um sintoma de TOC.[25]

Do ponto de vista clínico, há algumas semelhanças entre as cognições e comportamentos de pacientes com transtornos alimentares e TOC. Essa proximidade já é reconhecida desde 1939, quando Palmer e Jones descreveram casos de anorexia nervosa com sintomas obsessivo-compulsivos descritos por "hábitos meticulosos, deliberados e obsessivos, ordenação excessiva, ambivalência e compulsividade".[26] Dentre tais semelhanças, destacamos que pacientes com transtornos alimentares podem reportar alívio da angústia e da ansiedade ao realizar determinados comportamentos com o alimento, semelhante ao alívio reportado pelo paciente com TOC ao realizar algum ritual.[27] Esse alívio, no entanto, é momentâneo, o que faz com que repitam esses comportamentos sucessivamente.

Alguns exemplos desses comportamentos: contar a quantidade de vezes que mastigam e enchem a boca com o alimento para reassegurar a quantidade comida, rituais envolvendo restrição da ingestão alimentar, contagem de calorias e exercício físico compulsivo.[28,29] Em alguns casos, a alimentação torna-se um ritual complexo que compreende a seleção, a compra e o preparo dos alimentos, a ornamentação dos pratos e a colocação da mesa.[30] Além de comportamentos ritualizados, pacientes com transtorno alimentar podem apresentar ruminações excessivas sobre os alimentos, reflexões incessantes e intrusivas sobre a forma corporal.

Alguns casos de TOC podem ser confundidos com transtornos alimentares. É o caso de pacientes que restringem a alimentação ao longo do dia e realizam compulsões alimentares à noite. Quando avaliado o contexto desses sintomas, observa-se que o paciente não se sente apto a cozinhar de forma higiênica ou que levam tanto tempo na meticulosidade do preparo ou na checagem do forno, que preferem não comer ao longo do dia, repercutindo em compulsões alimentares à noite.[31] Outros pacientes podem restringir líquidos para evitar urinar e ter de tocar nos seus órgãos. Existem ainda pacientes que abusam de laxantes por terem nojo das fezes e acharem que ao evacuarem de forma mais líquida elas estariam mais "limpas".

Por outro lado, indivíduos com transtorno de acumulação – que no DSM-5 foi classificado como uma condição diferente do TOC – podem ter atitudes que esbarram nas boas condições higiênico-sanitárias para o preparo de alimentos.[14] Pacientes com esse transtorno têm dificuldade em descartar pertences independentes do seu valor real. Os objetos ficam empilhados e obstruem áreas da casa, podendo se estender à cozinha, dificultando o preparo de alimentos. Forno e geladeira muitas vezes são usados para armazenar objetos, desviando a sua utilidade original ou mesmo contaminando-os. Muitas vezes, essas pessoas não conseguem descartar também alimentos e preparações, que apodrecem na geladeira.

OBJETIVOS DIETOTERÁPICOS

- Reduzir a ansiedade relacionada a pensamentos obsessivos e rituais ligados ao alimento.
- Apresentar e reforçar noções básicas de higiene (para aqueles com transtorno de acumulação).
- Desmistificar crenças e tabus alimentares.
- Inserir a alimentação no contexto social do paciente.
- Controlar efeitos adversos relacionados a possível aumento de peso das medicações psicotrópicas utilizadas.
- Melhorar a qualidade de vida do paciente.

CONDUTA NUTRICIONAL

Na literatura médica e nutricional ainda são pouco frequentes estudos e orientações nutricionais específicas para sintomas alimentares no contexto do TOC. Diante de um paciente com TOC com impacto na alimentação é importante inicialmente elencar os sintomas e entender em que contexto eles ocorrem. A conduta e abordagem nutricional devem ser construídas com o paciente e baseados nas abordagens utilizadas em transtornos com apresentação de sintomas similares.

Dessa forma, se o paciente apresenta sintomas que se assemelham e se aproximam de transtornos alimentares, ferramentas e técnicas comportamentais como diário alimentar, discussões sobre mitos alimentares, imagem corporal, entre outros podem ser utilizadas (para descrição completa, ver capítulo de transtornos alimentares). No entanto, se os sintomas são mais relacionados com medo de contaminação e preocupação com limpeza, ordem e simetria dos alimentos, as abordagens específicas para o TOC podem ser mais utilizadas.

Pacientes com preocupações relativas à higiene podem se beneficiar de abordagens como verificação naturalística de seus comportamentos alimentares, isto é, comer ou manipular alimentos com o paciente e, assim, verificar hábitos à mesa, suas escolhas, rejeições alimentares, aspectos relacionados à higiene dos alimentos, bem como verificar a ansiedade e angústia geradas.

Em conjunto com o psicólogo podem ser construídos exercícios de exposição e prevenção de respostas. Assim, o paciente pode gradativamente se expor a estímulos que ele teme (tocar, manipular, provar alimentos, por exemplo), sem realizar rituais, bem como aprender técnicas de manejo da ansiedade que surge nessas situações. O nutricionista tem um importante papel em apresentar soluções alternativas no que tange o manejo com os alimentos e, assim, aumentar o grau de adaptação social do paciente.

PERGUNTAS QUE NÃO PODEM FALTAR NA ANAMNESE

- Você come todos os alimentos? Quais alimentos você não come? (entender se é pelo paladar, se está relacionado a algum ritual, nojo ou se é medo de ganhar peso)
- Você consome qualquer marca de produto, ou sempre compra os mesmos?
- Você se preocupa em comer apenas alimentos orgânicos?
- Você mesmo higieniza seus alimentos ou delega a função para alguém?
- Você se importa de comer na rua ou casa de amigos? Tem receio de comer alimentos preparados por pessoas desconhecidas?
- Você tem algum ritual na hora de se alimentar? (Por exemplo: usar sempre os mesmos talheres, dispor os alimentos no prato de forma específica, contar o número de garfadas, entre outros?)
- Você tem alguma regra para mastigar ou engolir os alimentos?
- Você tem alguma ordem para comer os ingredientes?
- Você se incomoda se os alimentos da refeição se encostem ou se misturem?
- Você costuma guardar embalagens de seus alimentos (por exemplo: vidro) para usar em outras ocasiões? Caso afirmativo, onde guarda?
- Você costuma verificar a data de validade de seus alimentos e jogá-los fora, caso necessário?

- Você tem algum "medo" relacionado aos alimentos?
- Considerando esses seus "medos" relacionados à alimentação, você tenta resistir a eles? Normalmente consegue ter sucesso em resistir?
- Como se sente quando cede aos seus "medos" alimentares? E quando os vence?
- Você se preocupa excessivamente com a quantidade de calorias do alimento?

TRATAMENTO NUTRICIONAL

- Fazer um bom vínculo inicial para que o paciente se sinta à vontade para compartilhar seus sintomas alimentares.
- Identificar as dificuldades que o paciente tem em se alimentar fora e dentro de casa.
- Identificar se o paciente está negligenciando ou exacerbando as preocupações com a higiene dos alimentos.
- Identificar os gatilhos que levam o paciente a se preocupar com o consumo dos alimentos.
- Considerar maneiras que diminuam a ansiedade em se alimentar, fornecendo técnicas para lidar com as obsessões.
- Ensinar o paciente a lidar com os rituais e, se possível, com exercícios de exposição e prevenção de resposta.
- Usar a educação alimentar para ajudar o paciente e sua família a lidar melhor com obsessões e compulsões relacionadas à alimentação.

REFERÊNCIAS BIBLIOGRÁFICAS

1. Stein DJ, Costa DLC, Lochner C, Miguel EC, Reddy YCJ, Shavitt RG, et al. Obsessive-compulsive disorder. Nat Rev Dis Prim. 2019;5(1). doi: 10.1038/s41572-019-0102-3
2. Subramaniam M, Soh P, Vaingankar JA, Picco L, Chong SA. Quality of life in obsessive-compulsive disorder: Impact of the disorder and of treatment. CNS Drugs. 2013;27(5):367-83. doi: 10.1007/s40263-013-0056-z
3. Ramos-Cerqueira AT de A, Torres AR, Torresan RC, Negreiros APM, Vitorino CN. Emotional burden in caregivers of patients with obsessive-compulsive disorder. Depress Anxiety. 2008;25(12):1020-7. doi: 10.1002/da.20431
4. World Health Organization (WHO). The global burden of disease: 2004 update. WHO; 2014.
5. Baxter AJ, Vos T, Scott KM, Ferrari AJ, Whiteford HA. The global burden of anxiety disorders in 2010. Psychol Med. 2014;44(11):2363-74. doi: 10.1017/S0033291713003243
6. Mataix-Cols D, Do Rosario-Campos MC, Leckman JF. A multidimensional model of obsessive-compulsive disorder. Am J Psychiatry. 2005;162(2):228-38. doi: 10.1176/appi.ajp.162.2.228
7. Bloch MH, Landeros-Weisenberger A, Rosario MC, Pittenger C, Leckman JF. Meta-analysis of the symptom structure of obsessive-compulsive disorder. Am J Psychiatry. 2008;165(12):1532-42. doi: 10.1176/appi.ajp.2008.08020320

8. Veldhuis J, Dieleman JP, Wohlfarth T, Storosum JG, Brink WD, Sturkenboom MCJM. Incidence and prevalence of "diagnosed OCD" in a primary care, treatment seeking, population. Int J Psychiatry Clin Pract. 2012;16(2):85-92. doi: 10.3109/13651501.2011.617454
9. Broadhead WE, Leon AC, Weissman MM, Barrett JE, Blacklow RS, Gilbert TT, et al. Development and validation of the sdds-pc screen for multiple mental disorders in primary care. Arch Fam Med. 1995;4(3):211-9. doi: 10.1001/archfami.4.3.211
10. Overduin MK, Furnham A. Assessing obsessive-compulsive disorder (OCD): A review of self-report measures. J Obsessive Compuls Relat Disord. 2012;1(4):312-24. doi: 10.1016/j.jocrd.2012.08.001
11. Storch EA, Benito K, Goodman W. Assessment scales for obsessive-compulsive disorder. Neuropsychiatry (London). 2011;1(3):243-50. doi: 10.2217/npy.11.22
12. Goodman WK, Price LH, Rasmussen SA, Mazure C, Fleischmann RL, Hill CL, et al. The yale--brown obsessive compulsive scale. I [Internet]. Development, use, and reliability. Arch Gen Psychiatry. 1989;46(11):1006-11 [acesso em 20 maio 2019]. Disponível em: http://www.ncbi.nlm.nih.gov/pubmed/2684084.
13. Hirschtritt ME, Bloch MH, Mathews CA. Obsessive-Compulsive Disorder. JAMA. 2017;317(13):1358. doi: 10.1001/jama.2017.2200
14. American Psychiatric Association, American Psychiatric Association. DSM-5 Task Force. Diagnostic and Statistical Manual of Mental Disorders: DSM-5. 2013.
15. Karno M, Golding JM, Sorenson SB, Burnam MA. The epidemiology of obsessive-compulsive disorder in five US communities. Arch Gen Psychiatry. 1988;45(12):1094-9. doi: 10.1001/archpsyc.1988.01800360042006
16. Fontenelle LF, Mendlowicz MV, Versiani M. The descriptive epidemiology of obsessive-compulsive disorder. Prog Neuro-Psychopharmacology Biol Psychiatry. 2006;30(3):327-37. doi: 10.1016/j.pnpbp.2005.11.001
17. Sharma E, Thennarasu K, Reddy YCJ. Long-term outcome of obsessive-compulsive disorder in adults: A meta-analysis. J Clin Psychiatry. 2014;75(9):1019-27. doi: 10.4088/JCP.13r08849
18. Brakoulias V, Starcevic V, Belloch A, Brown C, Ferrao YA, Fontenelle LF, et al. Comorbidity, age of onset and suicidality in obsessive–compulsive disorder (OCD): An international collaboration. Compr Psychiatry. 2017;76:79-86. doi: 10.1016/j.comppsych.2017.04.002
19. Altman SE, Shankman SA. What is the association between obsessive-compulsive disorder and eating disorders? Clin Psychol Rev. 2009;29(7):638-46. doi: 10.1016/j.cpr.2009.08.001
20. Pinto A, Mancebo MC, Eisen JL, Pagano ME, Rasmussen SA. The brown longitudinal obsessive compulsive study: Clinical features and symptoms of the sample at intake. J Clin Psychiatry. 2006;67(5):703-11. doi: 10.4088/JCP.v67n0503
21. Jarry JL, Vaccarino FJ. Eating disorder and obsessive-compulsive disorder: Neurochemical and phenomenological commonalities. COMPLETAR COM NOME DO PERIODICO, DATA, VOLUME, NUMERO, PAGINA
22. Meier M, Kossakowski JJ, Jones PJ, Kay B, Riemann BC, McNally RJ. Obsessive–compulsive symptoms in eating disorders: A network investigation. Int J Eat Disord. 2019. doi: 10.1002/eat.23196
23. Wetterneck CT, Steinberg DS, Hart J. Experiential avoidance in symptom dimensions of OCD. Bull Menninger Clin. 2014;78(3):253-69. doi: 10.1521/bumc.2014.78.3.253
24. Bryant-Waugh R. Feeding and Eating Disorders in Children. Psychiatr Clin North Am. 2019;42(1):157-67. doi: 10.1016/j.psc.2018.10.005
25. Łoboś P, Januszewicz A. Food neophobia in children. Pediatr Endocrinol Diabetes Metab. 2019;25(3):150-4. doi: 10.5114/pedm.2019.87711
26. Psychiatry HP-AN. Anorexia nervosa as a manifestation of compulsive neurosis. 1939. ci.nii.ac.jp.

27. Pollack LO, Forbush KT. Why do eating disorders and obsessive-compulsive disorder co-occur? Eat Behav. 2013;14(2):211-5. doi: 10.1016/j.eatbeh.2013.01.004
28. Levinson CA, Brosof LC, Ram SS, Pruitt A, Russell S, Lenze EJ. Obsessions are strongly related to eating disorder symptoms in anorexia nervosa and atypical anorexia nervosa. Eat Behav. 2019;34. doi: 10.1016/j.eatbeh.2019.05.001
29. Paes F, Machado S, Velasques B, Ribeiro P, Nardi AE. Obsessive-compulsive disorder and eating disorders: A continuum or separate diagnoses? Rev Bras Psiquiatr. 2011;33(2):212-3. doi: 10.1590/s1516-44462011000200020
30. Yaryura-Tobias JA, Pinto A, Neziroglu F. The integration of primary anorexia nervosa and obsessive-compulsive disorder. Eat Weight Disord – Stud Anorexia, Bulim Obes. 2001;6(4):174-80. doi: 10.1007/BF03339740
31. Briguglio M, Dell'Osso B, Galentino R, Zanaboni Dina C, Banfi G, Porta M. Tics and obsessive--compulsive disorder in relation to diet: Two case reports. Encephale. 2018;44(5):479-81. doi: 10.1016/j.encep.2017.06.004

23 Transtorno disfórico pré-menstrual

Hewdy Lobo Ribeiro
Julia Delellis Lopes
Joel Rennó Junior

CONCEITO

O transtorno disfórico pré-menstrual (TDPM) é classificado como um transtorno depressivo pelos principais manuais diagnósticos. Representa o extremo de maior gravidade de um contínuo de sintomas pré-menstruais (Figura 1).

Segundo a Classificação Internacional de Doenças, em sua 11ª edição,[1] o TDPM corresponde a um padrão de sintomas de ânimo, somáticos e cognitivos, presentes na maioria dos ciclos menstruais da mulher, no último ano. Esses sintomas aparecem marcadamente na fase lútea, e desaparecem uma semana após a menstruação. Eles causam sofrimento significativo e/ou prejuízos importantes no funcionamento da mulher nas diferentes áreas de sua vida.

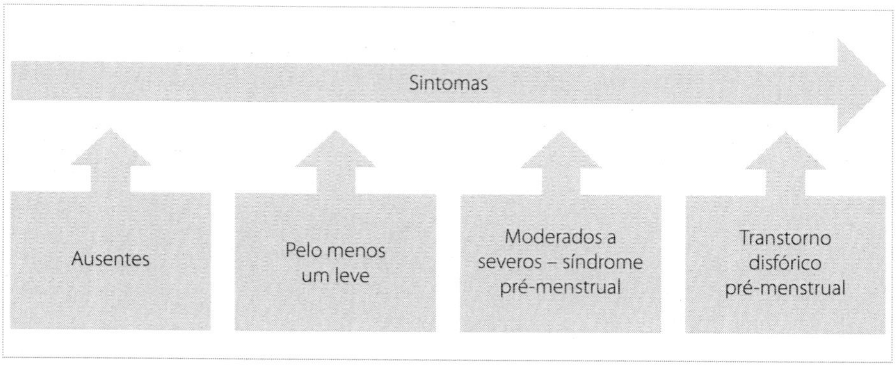

Figura 1 Contínuo de gravidade dos sintomas pré-menstruais.
Fonte: Elaborada pelos autores.

ETIOLOGIA

As teorias sobre a etiologia do TDPM compreendem que há: uma resposta alterada frente à flutuação normal de hormônios gonadais; diminuição ou sensibilidade paradoxal do receptor $GABA_A$ à alopregnanolona; alterações no funcionamento do sistema serotoninérgico; homeostase do cálcio alterada; ritmos circadianos alterados; ou mudanças no circuito cerebral durante a fase lútea que influenciam o processamento e regulação emocional e cognitiva.[2]

Quanto ao fator genético, estudos populacionais com gêmeas identificaram que a herdabilidade de síndromes pré-menstruais varia de 30 a 80%.[3] Porém, em recente revisão de literatura, McEvoy, Osborne, Nanavati e Payne[4] identificaram limitadas evidências para a base genética do TDPM, com estudos genéticos com resultados negativos ou conflitantes.

AVALIAÇÃO E DIAGNÓSTICO

Não há idade específica para o início do TDPM, podendo este ocorrer a qualquer momento após a menarca.[5] Os sintomas de TDPM estão ausentes durante a gestação e na menopausa. O diagnóstico, segundo o DSM-5,[5] pode ser observado no Quadro 1.

Para a avaliação diagnóstica do TDPM, o profissional da saúde pode aplicar a Ferramenta de Triagem de Sintomas Pré-Menstruais (Quadro 2), desenvolvida por Steiner, Macdougall e Brown[6] e validada no Brasil por Câmara, Köhler, Frey, Hyphantis e Carvalho.[7] Esse instrumento foi desenvolvido como uma maneira retrospectiva de avaliar os sintomas presentes no último ciclo. Diferencia casos de síndrome pré-menstrual de TDPM, além de identificar os impactos dos sintomas nas atividades diárias da paciente.

A avaliação também deve ser composta por histórico médico e ginecológico; avaliação física; exame da tireoide; exame de anemia; e consequências do TDPM no cotidiano.

EPIDEMIOLOGIA

Estima-se que 85% das mulheres apresentam pelo menos um sintoma pré-menstrual leve; 20 a 25% sintomas moderados ou severos (síndrome pré-menstrual) e entre 1,8 e 5% TDPM.[5]

Apesar de a prevalência não variar significativamente entre culturas, em algumas populações a irritabilidade é o sintoma mais comum, enquanto para outras os sintomas físicos são mais frequentes.[8]

Quadro 1 Critérios diagnósticos para o TDPM

A. Na maioria dos ciclos menstruais, pelo menos cinco sintomas devem estar presentes na semana final antes do início da menstruação, começar a melhorar poucos dias depois do início da menstruação e tornar-se mínimos ou ausentes na semana pós-menstrual.

B. Um (ou mais) dos seguintes sintomas deve estar presente:

1. Labilidade afetiva acentuada (p. ex., mudanças de humor; sentir-se repentinamente triste ou chorosa ou sensibilidade aumentada à rejeição).
2. Irritabilidade ou raiva acentuadas ou aumento nos conflitos interpessoais.
3. Humor deprimido acentuado, sentimentos de desesperança ou pensamentos autodepreciativos.
4. Ansiedade acentuada, tensão e/ou sentimentos de estar nervosa ou no limite.

C. Um (ou mais) dos seguintes sintomas deve adicionalmente estar presente para atingir um total de cinco sintomas quando combinados com os sintomas do critério B.

1. Interesse diminuído pelas atividades habituais (p. ex., trabalho, escola, amigos, passatempos).
2. Sentimento subjetivo de dificuldade em se concentrar.
3. Letargia, fadiga fácil ou falta de energia acentuada.
4. Alteração acentuada do apetite; comer em demasia; ou avidez por alimentos específicos.
5. Hipersonia ou insônia.
6. Sentir-se sobrecarregada ou fora de controle.
7. Sintomas físicos como sensibilidade ou inchaço das mamas, dor articular ou muscular, sensação de "inchaço" ou ganho de peso.

Nota: Os sintomas nos critérios A-C devem ser satisfeitos para a maioria dos ciclos menstruais que ocorreram no ano precedente.

D. Os sintomas estão associados a sofrimento clinicamente significativo ou à interferência no trabalho, na escola, em atividades sociais habituais ou relações com outras pessoas (p. ex., esquiva de atividades sociais, diminuição da produtividade e eficiência no trabalho, na escola ou em casa).

E. A perturbação não é meramente uma exacerbação dos sintomas de outro transtorno, como transtorno depressivo maior, transtorno de pânico, transtorno depressivo persistente (distimia) ou um transtorno da personalidade (embora possa ser concomitante a qualquer um desses transtornos).

F. O critério A deve ser confirmado por avaliações prospectivas diárias durante pelo menos dois ciclos sintomáticos. (Nota: O diagnóstico pode ser feito provisoriamente antes dessa confirmação.)

G. Os sintomas não são consequência dos efeitos fisiológicos de uma substância (p. ex., droga de abuso, medicamento, outro tratamento) ou de outra condição médica (p. ex., hipertireoidismo).

Fonte: APA, 2014.[5]

Quadro 2 Ferramenta de Triagem de Sintomas Pré-Menstruais (PSST)

(Por favor, marque um X na opção mais adequada)
Você já vivenciou algum ou nenhum dos seguintes sintomas pré-menstruais, os quais começaram antes do período de menstruação e pararam dentro de poucos dias?

Sintoma	Ausente	Leve	Moderado	Grave
1. Raiva/irritação	0	1	2	3
2. Ansiedade/tensão	0	1	2	3
3. Vontade de chorar/aumento de sensibilidade à rejeição	0	1	2	3
4. Humor depressivo/desesperança	0	1	2	3
5. Interesse diminuído nas atividades de trabalho	0	1	2	3
6. Interesse diminuído nas atividades de casa	0	1	2	3
7. Interesse diminuído nas atividades sociais	0	1	2	3
8. Dificuldade para se concentrar	0	1	2	3
9. Fadiga/falta de energia	0	1	2	3
10. Comer em excesso/desejo por comida	0	1	2	3
11. Insônia	0	1	2	3
12. Hipersonia (necessidade de dormir mais do que o de costume)	0	1	2	3
13. Sente-se sobrecarregada ou fora de controle	0	1	2	3
14. Sintomas físicos: sensibilidade nos seios, dor de cabeça, dor muscular, inchaço, ganho de peso, dor nas articulações	0	1	2	3
Seus sintomas listados acima interferiram na:	**Ausente**	**Leve**	**Moderado**	**Grave**
A. Sua eficiência no trabalho/produtividade	0	1	2	3
B. Seu relacionamento com os colegas de trabalho	0	1	2	3
C. Seu relacionamento com a família	0	1	2	3
D. Suas atividades de vida social	0	1	2	3
E. Suas responsabilidades de casa	0	1	2	3

Fonte: Câmara et al., 2017.[7]

Quanto às comorbidades psiquiátricas, as mais frequentes são os transtornos depressivos (29,8%) e ansiosos (47,4%).[9] Estudos indicam que há maior risco de mulheres com TDPM desenvolverem depressão pós-parto e na menopausa, porém mais pesquisas longitudinais são necessárias.[2] Mulheres com TDPM também apresentam significativamente maior risco para ideação ou planejamento suicida e tentativa de suicídio,[10] portanto o profissional da saúde deverá estar atento a esses comportamentos.

Quando não tratado, o TDPM pode causar, em média, uma perda de 0,14 ano de vida ajustado pela qualidade de vida *(quality-adjusted life years, QALYs)*. Quando contabilizado o período desde o início do transtorno até a menopausa, e subtraindo os períodos livres de menstruação, como gravidez e amamentação, essa perda é de cerca de três anos de vida.[11] Assim, a identificação precoce do TDPM é fundamental para a mulher.

TRATAMENTO

O objetivo do tratamento do TDPM deve ser aliviar os sintomas afetivos e somáticos. Várias são as opções disponíveis, mas nenhuma delas é efetiva para todas as pacientes. Deve-se ter em consideração: gravidade dos sintomas; respostas a tratamentos prévios; necessidades contraceptivas; planos de engravidar; preferências por modalidade de tratamento.

O tratamento de primeira linha é realizado com inibidores de recaptação de serotonina, com o objetivo de regulação de neuroesteroides ou neurotransmissores. A melhora é reportada entre 60 e 90% dos casos. As dosagens recomendadas são similares às para depressão maior, podendo ser tomado continuamente ou apenas entre a ovulação e menstruação.[2] Os possíveis efeitos colaterais relacionados à dosagem são: náusea, diminuição da energia, sonolência, fadiga, diminuição da libido e sudorese.[12]

Os tratamentos de segunda linha incluem métodos de supressão da ovulação, para a eliminação da flutuação hormonal. Os contraceptivos orais com drospirenona, são os mais estudados e utilizados, sendo seus possíveis efeitos colaterais: náusea, sangramento entre menstruações, dor nas mamas.[13]

Outras formas de tratamento estudadas, porém, com resultados contraditórios, são: ácidos graxos, vitamina E, magnésio e isoflavonas da soja. Ensaios clínicos randomizados controlados apresentam resultados preliminares positivos para vitamina D, triptofano, gérmen de trigo, óleo de peixe, lavanda, açafrão, ginkgo biloba, *Hypericum*[14] e cúrcuma (turmérico).[15]

Por regularizar os ritmos circadianos, tanto a terapia com luz quanto a privação do sono podem melhorar a TDPM, ainda que a duração do tratamento e dos efeitos terapêuticos não estejam claras.[16,17]

Tabela 1 Opções de tratamento para o TPDM

- Tratamento farmacológico
  - Antidepressivos
    - Fluoxetina 20 mg/d
    - Sertralina de 50 a 150 mg/d
    - Paroxetina CR de 12,5 a 25 mg/d
    - Citalopram de 5 a 20 mg/d
    - Escitalopram de 10 a 20 mg/d
    - Venlafaxina 75 mg/d
    - Clomipramina de 25 a 75 mg/d
  - Supressão da ovulação
    - Contraceptivo oral com etinilestradiol 20 mcg + drospirenona 3 mg
    - Estrogênio transdérmico
    - Leuprolide 3,73-7,5 mg intramuscular mensal
    - Danazol 200 a 400 mg/d
  - Outros tratamentos farmacológicos
    - Alprazolam 0,25 mg 2x/d durante fase lútea
    - Bromocriptina para mastalgia
    - Espironolactona para inchaço
- Vitaminas, minerais e fitoterápicos
  - Cálcio 600 mg 2x/d
  - *Vitex agnus castus*
  - Vitamina B6
- Tratamentos não farmacológicos
  - Recomendações dietéticas
  - Terapia cognitivo-comportamental

Fonte: Traduzido e adaptado pelos autores de Scalea e Pearlstein, 2019.[2]

A psicoeducação para compreensão do TDPM e sobre mudanças comportamentais também é eficaz. Exercícios de força ou aeróbicos são indicados por aumentarem os níveis de endorfina e de bem-estar. Há relatos de diminuição de sintomas como retenção de líquidos, sensibilidade nas mamas, tensão e dificuldade de concentração, porém mais estudos são necessários para a recomendação baseada em evidência.[18]

Manter um nível estável de glicose sérica com carboidratos complexos pode diminuir a disforia e o desejo alimentar aumentado (*craving*) no período pré-menstrual, além de aumentar a disponibilidade de triptofano no cérebro para a síntese de serotonina.[19]

A terapia cognitivo-comportamental se revela importante principalmente para o manejo de sintomas de humor e ansiedade. A TCC auxilia na regulação emocional por meio da modificação de pensamentos negativos e do desenvolvimento de estratégias de enfrentamento.[20]

ASPECTOS NUTRICIONAIS RELEVANTES

No TDPM, além de alterações no humor, são característicos o aumento do apetite, hiperfagia ou *craving* por alimentos específicos, inchaço abdominal, edemas e mudanças no funcionamento intestinal.[21,22]

As características fisiopatológicas envolvidas nesses sintomas estão intimamente relacionadas à desregulação da síntese de serotonina cerebral em indivíduos com síndrome pré-menstrual e TDPM, dessa forma, é possível que consumo de carboidratos, o desejo por determinado alimento ou grupo alimentar e a ingestão calórica nesse período fique alterada. Acredita-se que essa é uma resposta fisiológica na tentativa de melhorar o humor disfórico, já que, após a digestão desses alimentos, a síntese de serotonina cerebral aumenta.[23,24]

Outro ponto relevante sobre a alteração do comportamento alimentar pode estar relacionado às variações cíclicas nos níveis da leptina, um hormônio que atua na regulação do apetite, do comportamento alimentar e do ciclo menstrual.[25] Fisiologicamente, os níveis de leptina encontram-se reduzidos nos períodos de fome e tendem a aumentar após alimentar-se. O estudo de Akturtk et al.[26] demonstrou que mulheres com TDPM possuem uma redução significativa nos níveis da leptina, principalmente na fase lútea tardia, o que explicaria a sensação de fome, mesmo depois de alimentar-se.

Um estudo de Ko[27] verificou que mulheres com TDPM apresentaram um maior consumo energético total, aumento da ingestão calórica por meio de alimentos doces, maior descontrole alimentar e um maior número de episódios de comer emocional do que mulheres de um grupo controle sem o transtorno. As mulheres eutróficas, de ambos os grupos, tiveram redução nos níveis de leptina, principalmente na fase lútea tardia (com um rebaixamento maior para o grupo com TDPM). No entanto, no grupo de TDPM com sobrepeso, mesmo com o surgimento da alteração do consumo alimentar, os níveis de leptina estavam aumentados. Esse dado sugere um risco de desenvolvimento de resistência à leptina, o que desregularia as percepções de fome e saciedade, dificultando o controle e a manutenção do peso.

A resistência à leptina pode ter como fator de risco o consumo exagerado de gorduras alimentares, já que essas podem prejudicar a sinalização desse hormônio, além de ativar processos como o estresse e cascatas inflamatórias que prejudicam ação dos neurônios responsivos a ela.[28]

Yen et al.[29] mensuraram, por meio de escalas e questionários, a relação de alimentos com alto teor de gordura e açúcar às respostas emocionais, atitude implícita e sensibilidade a recompensas em mulheres com TDPM. O resultado do estudo demonstrou que mulheres com TPDM relacionam alimentos com alto teor de gordura e açúcar a emoções e atitudes implícitas positivas, o que poderia justificar o aumento do consumo ou do desejo por esses alimentos. Essa relação foi ainda maior naquelas do grupo TDPM que possuíam um maior Índice de Massa Corporal.

Além das mudanças no humor e no apetite, mulheres com TDPM também apresentaram aumento na impulsividade,[30] o que poderia estar relacionado à sensação de descontrole e episódios de compulsão alimentar,[31] que estão negativamente associados à autorregulação do consumo energético e controle do peso.[32] A impulsividade também poderia justificar a hipótese do alcoolismo ligado ao ciclo menstrual, que alguns autores sugerem ser apenas uma outra forma de caracterizar a compulsão.[33]

OBJETIVOS DIETOTERÁPICOS

- Estabelecer estrutura alimentar (fracionamento) guiada pela autonomia alimentar e habilidades contextuais.
- Restabelecer as percepções de fome e saciedade.
- Reconhecer a influência das alterações hormonais sobre o comportamento alimentar.
- Desenvolver estratégias para auxiliar a manutenção do comportamento alimentar equilibrado e de um peso saudável.
- Aumentar o repertório e/ou incentivar a variedade alimentar.
- Consumir regularmente alimentos fonte de vitamina B6, cálcio e magnésio.
- Aumento do consumo de alimentos *in natura* e/ou minimamente processados e diminuição dos produtos ultraprocessados.
- Reduzir sintomas relacionados à TDPM como edema, obstipação e cefaleia.

CONDUTA NUTRICIONAL

A conduta nutricional não deve focar apenas no período da fase lútea (ou lútea tardia), e sim na mudança comportamental e na melhora do consumo alimentar em todas as fases do ciclo. Quando estabilizado, será mais fácil identificar modificações comportamentais que podem influenciar na mudança do consumo alimentar padrão.

COMPORTAMENTO ALIMENTAR

Com base na nutrição clínica com foco em aconselhamento nutricional, é possível utilizar diferentes métodos para melhorar o comportamento alimentar. O modelo de competências alimentares desenvolvido por Satter[34] aborda pontos importantes, que podem estar desregulados no TDPM não tratado, são eles:[34,35]

1. Atitude alimentar: trabalhar as crenças, pensamentos, sentimentos e comportamentos disfuncionais relacionados à alimentação e ao corpo.
2. Interesse pela comida: ampliar o repertório alimentar e incentivar o consumo de uma variedade de alimentos de forma prazerosa e não punitiva.
3. Regulação interna: guiar o consumo alimentar regular pelos sinais de fome, saciedade e apetite; comer com atenção, saborear e satisfazer-se ao comer diferentes alimentos e grupos alimentares; reconhecer pensamentos e sentimentos característicos do TDPM; criar estratégias para evitar um comer emocional disfuncional; identificar alterações na percepção de fome e saciedade.
4. Habilidades contextuais: desenvolver habilidades para aquisição e preparo do próprio alimento, com autonomia e grande repertório; compreender os contextos ao qual está inserido e como a alimentação está envolvida.

Para acompanhar possíveis alterações no consumo alimentar nas diferentes fases do ciclo menstrual, é recomendado que o nutricionista trabalhe com o diário alimentar, assim, será possível o automonitoramento do próprio paciente e o acompanhamento do profissional.

O registro alimentar deve ser feito por pelo menos dois meses, já que esse seria o tempo mínimo para identificar mudanças no padrão alimentar que podem estar relacionados ao TDPM.[5]

Existem diferentes modelos de diários alimentares, inclusive aplicativos nacionais e internacionais que foram desenvolvidos para esse fim. Independente do formato, é importante que contenham possibilidade de registro de:

- Data, horário e duração da refeição.
- Alimento, preparações e medidas caseiras (ou foto).
- Fome e saciedade.
- Sentimentos e pensamentos relacionados à alimentação e ao corpo.
- Sinais e sintomas gastrointestinais e do TDPM.

O diário alimentar deve ser preenchido diariamente e sempre próximo aos horários das refeições, dessa forma, os vieses dos registros são minimizados.

SINTOMAS FÍSICOS COMUNS AO TDPM

Como citado anteriormente, é comum as pacientes com TDPM referirem sintomas físicos. Sendo assim, de forma mais pontual, o nutricionista pode, sempre que julgar necessário, orientar o aumento, a redução ou a restrição de determinado alimento ou grupo alimentar, a fim de minimizar os sintomas do período.

Quadro 3 Exemplo de diário alimentar

Registro alimentar						
Data/ horário	Fome (antes) 0-10	Alimentos/ preparações	Quantidade (medida caseira)	Saciedade (depois) 0-10	Duração	Sentimento/ pensamento/ emoção/sinais e sintomas

Fonte: Adaptado de Alvarenga et al., 2020.[36]

- Obstipação: aumentar o consumo de fibras da alimentação, aumentar consumo de água e o uso de pré e/ou probióticos quando necessário.
- Edema: incentivar o consumo de água ao longo do dia, evitar bebidas açucaradas ou adoçadas artificialmente; atentar-se sobre a quantidade de sal de adição e diminuir o consumo de alimentos ultraprocessados.
- Cefaleia: não é necessário excluir café, no entanto, é necessário monitorar a quantidade ingerida e como esta pode impactar sobre a qualidade do sono, na irritabilidade e na melhora (ou na piora) da dor.

Quadro 4 Perguntas que não podem faltar na anamnese nutricional

1. Qual a data da sua última menstruação? Quantos dias em média dura o seu ciclo menstrual?
2. Durante o seu ciclo menstrual, você percebe mudança no consumo alimentar, tanto qualitativo quanto quantitativo?
   - Investigar principalmente: aumento de consumo, do desejo ou do descontrole por alimentos doces e/ou álcool.
3. Existe algum alimento ou grupo de alimentos que você sente mais desejo, quase incontrolável, no período pré-menstrual?
4. Você consegue perceber se a alteração do seu padrão de consumo alimentar acontece em todos os seus ciclos menstruais?
5. Você percebe mudanças no corpo, como ganho de peso ou inchaço no período pré-menstrual?

(continua)

Quadro 4 Perguntas que não podem faltar na anamnese nutricional (*continuação*)

- Se sim, investigar se após o início da menstruação o peso ou o inchaço tendem a normalizar.

- Você toma algum suplemento vitamínico, mineral ou fitoterápico? Quais e há quanto tempo?

Observação: As perguntas do quadro foram elaboradas de forma direta e muitas vezes com resposta fechada, para melhorar a forma investigativa, procure fazer a anamnese utilizando recursos da entrevista motivacional, pois essa ferramenta, quando bem conduzida, além de trazer mais informações do paciente, também está relacionada a um melhor engajamento ao tratamento.

Quadro 5 Tratamento nutricional

- Melhorar e estabilizar o comportamento:
  - atitude alimentar;
  - interesse pela comida;
  - regulação interna;
  - habilidades contextuais.

- Sinais e sintomas clínicos:
  - minimizar os sintomas pontuais da fase pré-menstrual, como:
    - cefaleia;
    - edemas;
    - obstipação.

- Monitorar e corrigir carências nutricionais comuns ao TDPM (e outras que possam surgir em virtude do padrão alimentar irregular):
  - cálcio;
  - ferro, folato (vitamina B9) e cobalamina (vitamina B12);
  - piridoxina (vitamina B6);
  - vitaminas D e K;
  - magnésio.

Observação: Priorize as fontes alimentares na alimentação regular, use a suplementação apenas se julgar necessário, após avaliação do padrão do consumo alimentar.

- Orientações gerais, segundo Pearlstein[19]
  - diminuição da cafeína;
  - lanches ou refeições frequentes;
  - redução de açúcar refinado e adoçantes artificiais;
  - aumento de carboidratos complexos.

REFERÊNCIAS BIBLIOGRÁFICAS

1. World and Health Organization. WHO. CIE-11: Clasificación Internacional de Enfermedades. 11ª revisión. [Internet]. [acesso em: fev. 2020]. Disponível em: https://icd.who.int/browse11/l-m/es#/http://id.who.int/icd/entity/1526774088.
2. Scalea TLD, Pearlstein T. Premenstrual Dysphoric Disorder. Med Clin North Am. 2019 jul.;103(4).

3. Treoar SA, Heath AC, Martin NG. Genetic and environmental influences on premenstrual symptoms in an Australian twin sample. Psychological Medicine. 2002;32(1).
4. McEvoy K, Osborne LM, Nanavati J, Payne JL. A Review of the genetic evidence for premenstrual dysphoric disorder and postpartum depression. Current Psychiatry Reports. 2017 Oct;19(12).
5. American Psychiatric Association (APA). Manual diagnóstico e estatístico de transtornos mentais (DSM-5). Porto Alegre: Artmed; 2014.
6. Steiner M, Macdougal, Brown E. The premenstrual symptoms screening tool (PSST) for clinicians. Archives of Women's Mental Health. 2003 agosto;6(3).
7. Câmara RA, Köhler CA, Frey BN, Hyphantis TN, Carvalho AF. Validation of the Brazilian Portuguese version of the Premenstrual Symptoms Screening Tool (PSST) and association of PSST scores with health-related quality of life. Revista Brasileira de Psiquiatria. 2017 set.;39(2).
8. Nevatte T, O'Brien PMS, Bäckström T, Brown C, Dennerstein L, Endicott J, et al. ISPMD consensus on the management of premenstrual disorders. Archives of Women's Mental Health. 2013 abr.;16(4).
9. Wittchen HU, Becker E, Lieb R, Krause P. Prevalence, incidence and stability of premenstrual dysphoric disorder in the community. Psychological Medicine. 2002 jan.;32(1).
10. Pilver CE, Libby DJ, Hoff RA. Premenstrual dysphoric disorder as a correlate of suicidal ideation, plans, and attempts among a nationally representative sample. Social Psychiatry and Psychiatric Epidemiology. 2013 março;48(3).
11. Yamada K, Kamagata E. Reduction of quality-adjusted life years (QALYs) in patients with premenstrual dysphoric disorder (PMDD). Quality of Life Research. 2017 jul.;26(11).
12. Marjoribanks J, Brown J, O'Brien PMS, Wyatt K. Selective serotonin reuptake inhibitors for premenstrual syndrome. Cochrane Database of Systematic Reviews. 2013 jun.;5(8).
13. Lopez LM, Kaptein AA, Helmerhorst FM. Oral contraceptives containing drospirenone for premenstrual syndrome. Cochrane Database of Systematic Reviews. 2012 fev.;5(8).
14. Whelan A, Jurgens T, Naylor H. Herbs, vitamins and minerals in the treatment of premenstrual syndrome: A systematic review. Canadian Journal of Clinical Pharmacology. 2009;16(3).
15. Fanaei H, Khayat S, Kasaeian A, Javadimehr M. Effect of curcumin on serum brain-derived neurotrophic factor levels in women with premenstrual syndrome: A randomized, double-blind, placebo-controlled trial. Neuropeptides. 2016 abr.;56(8).
16. Shechter A, Boivin DB. Sleep, hormones, and circadian rhythms throughout the menstrual cycle in healthy women and women with premenstrual dysphoric disorder. International Journal of Endocrinology. 2010 jan.
17. Parry BL, Meliska CJ, Sorenson DL, Martínez LF, López AM, Elliott JA, et al. Reduced phase-advance of plasma melatonin after bright morning light in the luteal, but not follicular, menstrual cycle phase in premenstrual dysphoric disorder: An extended study. Chronobiology International. 2011 maio;28(5).
18. Daley A. Exercise and premenstrual symptomatology: A comprehensive review. Journal of Women's Health. 2009 jun.;18(6).
19. Pearlstein T. Psychotropic medications and other non-hormonal treatments for premenstrual disorders. Menopause International. 2012 maio;18(2).
20. Kleinstäuber M, Witthöft M, Hiller W. Cognitive-behavioral and pharmacological interventions for premenstrual syndrome or premenstrual dysphoric disorder: A meta-analysis. J Clin Psychol Med Settings. 2012 set.;19(3).
21. Yen JY, Liu TL, Chen IJ, Chen SY, Ko CH. Premenstrual appetite and emotional responses to foods among women with premenstrual dysphoric disorder. Appetite. 2018 jun.;125(8).

22. Nobles CJ, Thomas JJ, Valentine SE, Gerber MW, Vaewsorn AS, Marques L. Association of premenstrual syndrome and premenstrual dysphoric disorder with bulimia nervosa and binge--eating disorder in a nationally representative epidemiological sample. International Journal of Eating Disorders. 2016 maio;49(7).
23. Wurtman JJ, Brzezinski A, Wurtman RJ, Laferrere B. Effect of nutrient intake on premenstrual depression. American Journal of Obstetrics and Gynecology. 1989 set.;161(5).
24. Dye L, Blundell JE. Menstrual cycle and appetite control: implications for weight regulation. Human Reproduction. 1997 jun.;12(6).
25. Goumenou AG, Matalliotakis IM, Koumantakis GE, Panidis DK. The role of leptin in fertility. European Journal of Obstetrics & Gynecology and Reproductive Biology. 2003 fev.;106(2).
26. Akturk M, Toruner F, Aslan S, Altinova AE, Cakir N, Elbeg S, et al. Circulating insulin and leptin in women with and without premenstrual disphoric disorder in the menstrual cycle. Gynecological Endocrinology. 2013 mar.;29(5).
27. Ko CH, Yen CF, Long CY, Kuo YT, Chen CS, Yen JY. The late-luteal leptin level, caloric intake and eating behaviors among women with premenstrual dysphoric disorder. Psychoneuroendocrinology. 2015 jun.;56(8).
28. Knight ZA, Hannan KS, Greenberg ML, Friedman JM. Hyperleptinemia is required for the development of leptin resistance. PLoS ONE. 2010 jun.;5(6).
29. Yen JY, Chang SJ, Ko CH, Yen CF, Chen CS, Yeh YC, et al. The high-sweet-fat food craving among women with premenstrual dysphoric disorder: Emotional response, implicit attitude and rewards sensitivity. Psychoneuroendocrinology. 2010 set.;35(8).
30. Yen JY, Chen CC, Chang SJ, Ko CH, Chen CS, Yen CF. Hostility, impulsivity, and behavior inhibition among women with PMDD. CNS Spectrums. 2011 set.;16(9).
31. Karlsson J, Persson LO, Sjöström L, Sullivan M. Psychometric properties and factor structure of the Three-Factor Eating Questionnaire (TFEQ) in obese men and women. Results from the Swedish Obese Subjects (SOS) study. International Journal of Obesity. 2000 dez.;24(12).
32. Leitch MA, Morgan MJ, Yeomans MR. Different subtypes of impulsivity differentiate uncontrolled eating and dietary restraint. Appetite. 2013 out.;69.
33. Tobin MB, Schmidt PJ, Rubinow DR. Reported alcohol use in women with premenstrual syndrome. American Journal of Psychiatry. 1994 out.;151(10).
34. Satter E. Eating competence: Nutrition education with the satter eating competence model. Journal of Nutrition Education and Behavior. 2007 set.;39(5).
35. Cézar VJ. Competências alimentares. In: Alvarenga M, Figueiredo M, Timerman F, Antonaccio C. Nutrição comportamental. 2. ed. Barueri: Manole; 2019. p. 279-98.
36. Alvarenga MS, Dunker KLL, Philippi ST. Transtornos alimentares e nutrição: da prevenção ao tratamento. 2. ed. Barueri: Manole; 2020.

Transtorno do espectro autista e deficiência intelectual

Rosa Magaly Campêlo Borba de Morais
Fernando Sumiya
Eliete Chiconelli
Helen Cristina Lopes

CONCEITO E DEFINIÇÃO

O transtorno do espectro autista (TEA) e a deficiência intelectual (DI) fazem parte do grupo de transtornos mentais do neurodesenvolvimento. Esses diagnósticos compartilham características etiológicas e clínicas, com sintomatologia precoce, déficits em marcos neuropsicomotores, alta co-ocorrência e diagnóstico diferencial desafiador.[1]

A deficiência intelectual (DI) caracteriza-se, especificamente, por marcado prejuízo cognitivo, comprometimento da capacidade de adaptação e perda na qualidade de funcionamento global.[1] O transtorno do espectro autista (TEA) caracteriza-se por déficits persistentes na comunicação e interação social, associados a padrões restritos e repetitivos de comportamento.

A deficiência intelectual é um fenômeno que segue uma distribuição relativamente estável ao longo dos anos. A prevalência é de 1 a cada 100 pessoas na população geral. Em contrapartida, os estudos epidemiológicos relacionados ao TEA nos últimos 50 anos apontam para um aumento global de pessoas acometidas. Segundo estatísticas do Opas[2] estima-se que, em todo o mundo, 1 em cada 160 indivíduos têm transtorno do espectro autista. Essa estimativa representa um valor médio e varia substancialmente entre os estudos. A impressionante proporção de 1 caso para cada 68 crianças foi encontrada em uma amostra de 9% da população com 8 anos de vida nos Estados Unidos, em 2010.[3] Há muitas explicações possíveis para esse aumento aparente, incluindo aumento da conscientização sobre o tema, a expansão dos critérios diagnósticos, melhores ferramentas de diagnóstico e o aprimoramento das informações reportadas. A expansão dos fatores de risco, no entanto, não pode ser excluída como possível justificativa de elevação da prevalência no TEA. Em países de baixa e média renda o número de casos novos permanece desconhecido. A expectativa é de que com questionamentos sobre TEA no próximo censo brasileiro tenhamos estatísticas fidedignas em nosso país. Em relação à distribuição por sexo biológico, o TEA é quatro a cinco vezes mais encontrado no sexo masculino, quando comparado ao feminino. Essa desproporção é atenuada considerando-se indivíduos com comprometimento intelectual.[3] Importante salientar que indivíduos com TEA/DI apresentam um risco de mortalidade duas a oito vezes maior (95% CI 1,8-4,2), muito provavelmente justificado pela maior incidência de outras doenças, sobretudo **distúrbios metabólicos.**[4-7]

Assim como a etiologia do DI, a origem do TEA não é completamente conhecida. Existem evidências de que as alterações sejam a somatória de fatores genéticos e ambientais presentes no início do neurodesenvolvimento.[8,9] O peso de nascimento, condições metabólicas (assim como ganho de peso extremo durante a gestação, *diabetes mellitus* gestacional, hipertensão gestacional) e conjuntura alimentar da mãe são exemplos de fatores ambientais concatenados à etiologia do TEA. A despeito disso, só recentemente questões dietéticas maternas influenciando o desenvolvimento do concepto têm sido estudadas como risco para o TEA.[10-14]

O diagnóstico é clínico em ambos os transtornos, determinado pelos critérios diagnósticos estabelecidos pela American Psychiatric Association no Manual Diagnóstico e Estatístico de Transtornos Mentais – 5ª edição (DSM-5)[1] (Figuras 1 e 2). Embora aconteça o surgimento prematuro de sintomas, a investigação para DI e TEA pode ser realizada em qualquer idade. A condição é a existência de dano ao desempenho atual do indivíduo. As manifestações clínicas são bastante heterogêneas, tanto pela apresentação na forma de espectro de gravidade com quadros leves, moderados e graves, quanto pela existência de comorbidades.[1] As escalas e testes podem discriminar o grau de comprometimento e auxiliar na elaboração do plano de intervenção terapêutica. As testagens neuropsicológicas, adaptadas para cada etapa do neurodesenvolvimento, são mais usadas para investigação de DI. No caso de TEA, recorre-se habitualmente a Childhood Autism Rating Scale (CARS) para monitorização de resposta ao tratamento.[15] A solicitação de exames complementares para auxiliar no diagnóstico não é obrigatória. A requisição deve ser avaliada caso a caso. Testes em fase experimental – como biomarcadores, neuroimagem funcional, avaliação de conectividade neuronal em estudos com padrões oscilatórios de ondas cerebrais –[16,17] ainda não possuem valor estatístico e confiabilidade adequada para serem usados como ferramentas de diagnóstico. Mesmo os estudos genéticos só devem ser incluídos após o diagnóstico clínico. O objetivo é investigação etiológica e realização de diagnóstico diferencial.[18] Há poucos genes ligados exclusivamente ao TEA/DI. A origem dessas desordens é multifatorial e, no caso do TEA, geralmente poligênica.

Nos casos em que o indivíduo apresenta os diagnósticos TEA e DI associados, observamos maior gravidade do quadro, gerando implicações em espaços como

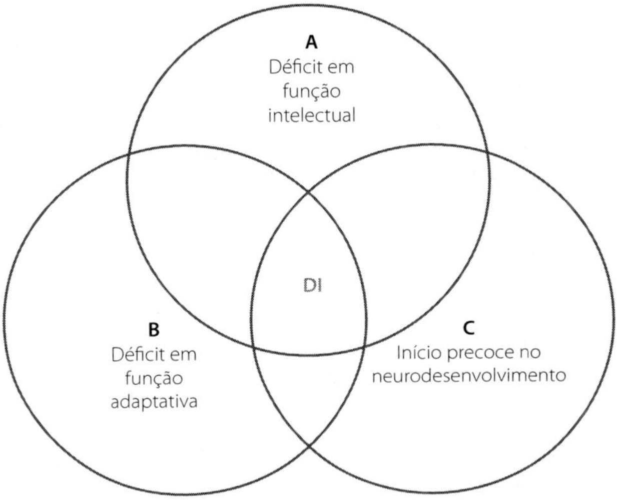

Figura 1 Critérios diagnósticos para transtorno de déficit intelectual

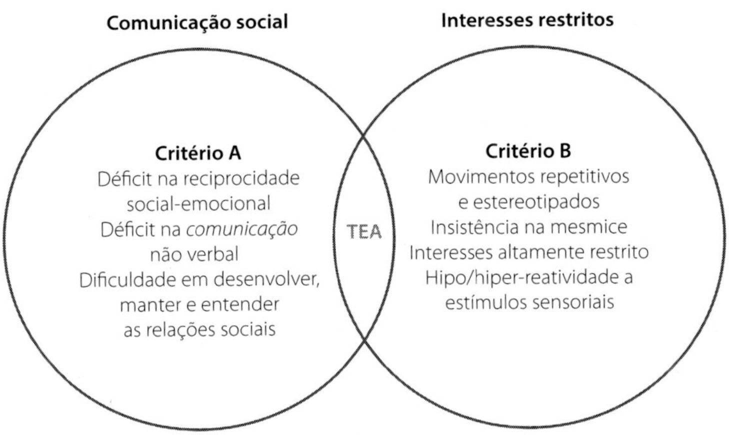

Figura 2 Critérios diagnósticos para transtorno do espectro autista

escola, família, consultórios e clínicas. Não há medicamento específico para esses transtornos do desenvolvimento. DI e TEA são situações crônicas, ainda sem cura. O uso de medicamentos tem como objetivo o tratamento das comorbidades e/ou sintomas específicos (sintoma-alvo). Alterações genéticas, neurológicas e clínicas são diagnósticos correntes associados. As peculiaridades de cada indivíduo, considerando-se as principais dificuldades e potencialidades, são fundamentais para uma abordagem sob medida com equipe multidisciplinar. O tratamento com estimulação multidisciplinar deve ser iniciado o mais precoce possível para melhor prognóstico, considerando-se o período com maior neuroplasticidade.[19]

INTERFACE ENTRE NUTRIÇÃO E TRANSTORNOS DO DESENVOLVIMENTO

Mesmo restringindo atividades sociais e causando conflitos na dinâmica da família, a caracterização e o enfrentamento de questões nutricionais são, constantemente, negligenciados na elaboração de programa de intervenção individualizado para a deficiência intelectual e para o transtorno do espectro autista. As taxas de comorbidade entre transtornos alimentares e déficit intelectual podem variar de 1 a 19% para adultos que vivem em comunidade.[20] Ao passo que comportamentos alimentares atípicos são 15 vezes mais frequentes em crianças com transtornos do espectro autista quando comparadas a crianças com desenvolvimento neurotípico. Até 70% das pessoas com TEA apresentam comportamentos disfuncionais relacionados à obesidade ou desnutrição.[21]

Os problemas nutricionais habituais em indivíduos com transtornos do neurodesenvolvimento[21,22] são comportamentos alimentares rígidos somados a frequência e intensidade de percepção de estímulos desreguladas.

Os padrões restritos e repetitivos de comportamento, interesses ou atividades – critérios diagnósticos para o TEA – se correlacionam com rituais e neofobia alimentares.

De maneira simplista, nos hiper-responsivos pequenos estímulos sensoriais ocasionam respostas acentuadas. Nos hiporresponsivos, em contrapartida, há busca incessante por sensações, favorecendo a seletividade alimentar e perversão do apetite (pica).

Muitos indivíduos com o diagnóstico de TEA/DI apresentam também diferentes condições clínicas relacionadas ao seu metabolismo energético. Trabalhos com o intuito de compreender melhor as condições como obesidade e sobrepeso, resistência à insulina e diabetes, hipertensão e dislipidemia em pacientes com TEA estão sendo realizados e precisam ser ampliados.[23]

Um estudo longitudinal concluiu que adolescentes e adultos jovens com TEA apresentam risco aumentado para o desenvolvimento de *diabetes mellitus* tipo 2

(DM2) ao longo da vida, quando comparados a indivíduos com desenvolvimento típico. Indivíduos em uso de antipsicótico (curto ou longo período) foram mais susceptíveis a apresentar DM2, assim como os pacientes com maior prevalência de dislipidemia, hipertensão e obesidade.[37] A obesidade, a dislipidemia e a hipertensão têm sido destacadas como fatores de risco para o desenvolvimento de DM2.[7,23]

SÍNDROMES GENÉTICAS

Síndrome de Down (SD)

Anormalidade cromossômica que ocorre no início da gravidez. Causa mais comum de DI, os indivíduos apresentam grau de deficiência intelectual variável. Em relação ao desenvolvimento neurológico e psíquico a criança apresenta um padrão de hipotonia importante, resultando em atraso na aquisição da marcha e padrão alterado de equilíbrio, além do atraso de linguagem. As interações sociais podem se desenvolver bem, embora existam casos de SD e TEA. Apresentam também maior probabilidade de desenvolverem distúrbios como hiperatividade, depressão, demência precoce, entre outros.

Alguns fatores como metabolismo basal diminuído, hipotireoidismo e a busca por alimentos mais calóricos tornam os pacientes com SD um público mais vulnerável a obesidade e sobrepeso.[24] Fatores físicos característicos da SD refletem diretamente na prática alimentar, tais como a boca pequena, língua protusa e dificuldades de mastigação e deglutição (em virtude da hipotonia muscular). Em razão dessas dificuldades, as escolhas alimentares feitas pelos indivíduos muitas vezes se tornam monótonas e limitadas, o que não favorece a qualidade do padrão alimentar.[25]

O aumento no peso corporal comum aos jovens com SD pode ser explicado pelo excesso de leptina, hormônio produzido pelo tecido adiposo, junto à baixa atividade do metabolismo, uma predisposição a cardiopatias e o hipotireoidismo que ocorrem com frequência, além de hábitos alimentares ruins associados à falta de atividade física, má absorção e constipação intestinal.[26]

O acompanhamento nutricional é indispensável, para garantir a identificação precoce de impactos negativos no estado nutricional e tratamento desde os primeiros anos de vida.[27]

Síndrome de Prader-Willi

Inicialmente o quadro clínico é descrito por uma importante hipotonia muscular, o paciente pode ter baixo peso e pequena estatura. Evolui com atraso no desenvolvimento neurológico e DI. Em geral a pessoa apresenta problemas de aprendizagem e dificuldade para pensamentos e conceitos abstratos. Na sua evolução, a SPW gera complicações graves relacionadas principalmente com a obesidade, em decorrência do distúrbio hipotalâmico, que leva à perda da saciedade e, consequentemente, hiperfagia, desencadeando o comer compulsivo. Essas características estão associadas à obesidade grave, sinal clínico tardio, responsável por comorbidades, tais como: dislipidemias, *diabetes mellitus*, osteopenia, osteoporose, fraturas ósseas, problemas respiratórios, cardiovasculares, entre outras.[28-30] A intervenção nutricional adequada e precoce, associada à atividade física, pode contribuir para controle do ganho excessivo de peso, melhora da qualidade de vida e aumento da expectativa de vida desses pacientes, pois há casos de mortalidade na adolescência em função do grau elevado de obesidade.[31]

Síndrome de Angelman

Distúrbio do desenvolvimento neurológico em que há uma alteração no gene *UBE3A* do alelo materno que codifica a ubiquitina ligase, proteína relacionada à formação de sinapses. O quadro clínico é caracterizado por deficiência intelectual, comprometimento ou ausência de fala, epilepsia, atraso psicomotor com alteração da marcha, distúrbios do sono, alterações no comportamento e transtorno do espectro autista. Alguns bebês com a síndrome de Angelman podem ter problemas de alimentação, pois são incapazes de coordenar a sucção e a deglutição e podem precisar de tratamento para refluxo.[32]

Síndrome Williams

Alteração genética em que há microdeleções na região 7q11.23. Nessa síndrome o indivíduo apresenta deficiência intelectual de leve a moderada, com comprometimento maior da capacidade visual e espacial em contraste com um bom desenvolvimento da linguagem oral e na música. Há acometimento cardíaco e alterações faciais que sugerem o diagnóstico, por exemplo, fronte proeminente, narinas antevertidas, filtro nasal longo, macrostomia, lábios volumosos, proeminência periorbitária, bochechas proeminentes.[33]

Embora não ocorram complicações na gravidez, um em cada três pacientes com SW nasce após a semana 41 e mais da metade nasce com baixo peso. Na primeira infância, os lactentes com SW geralmente sofrem de dificuldades alimentares, cólicas intestinais, constipação (às vezes presentes ao longo da vida) e uma irritabilidade atribuída a esses sintomas.[34]

O crescimento pós-natal é lento, especialmente na primeira infância e durante a puberdade, que ocorre precocemente. A altura final é geralmente mais baixa, cerca de 10 cm abaixo do tamanho desejado na maioria dos casos. Curvas de crescimento específicas foram desenvolvidas para permitir o monitoramento adequado das medidas antropométricas no SW. Pode haver hipercalcemia, embora pareça afetar uma minoria de pacientes. Geralmente é transitório (antes dos cinco anos) e raramente causa complicações como nefrocalcinose. Além de outras possíveis manifestações multissistêmicas menos específicas para SW, foi descrito que até 10% dos pacientes com SW podem ter doença celíaca ou hipotireoidismo subclínico.[34]

ERROS INATOS DE METABOLISMO (EIM)

Fenilcetonúria, hipotireoidismo congênito

Alterações metabólicas, em geral enzimáticas, que ao nascer não apresentam sinais nem sintomas sugestivos de doenças. A detecção precoce é possível com a realização do teste do pezinho. Essas alterações quando tratadas adequadamente e precocemente podem prevenir o aparecimento de deficiência intelectual.

Alguns achados clínicos ou laboratoriais que sugerem EIM: regressão do desenvolvimento neurológico, falha de crescimento adequado, doenças recorrentes e inexplicáveis, convulsões, ataxia, perda de habilidade psicomotora, hipotonia, sonolência anormal ou coma, anormalidade ocular, sexual, de pelos e cabelos, surdez inexplicada, acidose láctea e/ou metabólica, distúrbios de colesterol, entre outros.

Embora grande parte dos EIM se apresentem nos primeiros dias de vida, as doenças do metabolismo podem se manifestar ao longo de toda a vida, incluindo a idade adulta, assim os sinais podem passar despercebidos durante a infância ou até mesmo iniciar tardiamente pelo curso natural da doença.[35-37]

A intolerância à frutose detectada no adulto foi descrita em paciente que desenvolveu aversão a doces durante a infância e, sem diagnóstico, permaneceu sem sintomas por longo período, até a infusão de uma solução contendo frutose na ocasião de uma cirurgia, quando evoluiu com grave crise metabólica.[38]

A fenilcetonúria, por exemplo, tratada com dieta pobre em fenilalanina é essencial mesmo na vida adulta no que se refere aos benefícios sobre as funções neuropsicológicas do paciente[35] e, sobretudo, à saúde fetal durante a gravidez de mulheres com hiperfenilalaninemia.[36] A manutenção da dieta pela mãe diminui a incidência no feto de DI, microcefalia, defeitos congênitos do coração e retardo de crescimento intrauterino.[39]

No Quadro 1 descrevemos os principais erros inatos do metabolismo relacionados ao transtorno do espectro autista (TEA) e seus tratamentos dietoterápicos.

Quadro 1 Principais EIM relacionados ao TEA e seus tratamentos dietoterápicos

EIM	Idade de início	Quadro clínico	Diagnóstico	Tratamento
Fenilcetonúria	Neonato	Deficiência intelectual e epilepsia	Fenilalanina sérica > 20 mg/dL	Dieta pobre em fenilalanina
Distúrbios do metabolismo da purina e pirimidina	Primeiro ano de vida	Atraso psicomotor, epilepsia	Aumento do ácido úrico sérico e na urina de 24h	Disponível dependendo do erro específico
Síndromes de deficiência da creatina	3-24 meses	Atraso de linguagem, deficiência intelectual, epilepsia	Ausência do pico de creatina na espectroscopia (ressonância magnética de crânio)	Creatina
Deficiência de biotinidase	3-12 meses	Ataxia, epilepsia, exantema refratário	Biotinidase sérica	Biotina
Síndromes da biossíntese de colesterol	> 1 ano	Atraso psicomotor, alteração de linguagem, problemas de comportamento, autoagressividade	Baixo nível de colesterol plasmático, aumento de 7-deidrocolesterol	Colesterol
Histidinemia	Nascimento	Distúrbio de linguagem, deficiência intelectual, assintomático	Aumento da histidina no plasma e na urina	Dieta pobre em histidina
Distúrbios do ciclo da ureia	Qualquer idade	Epilepsia, problemas de comportamento, vômitos	Hiperamonemia	Dieta pobre em proteína, benzoato, arginina

EIM: erros inatos do metabolismo; TEA: transtorno do espectro autista.
Adaptado: Gogou e Evangeliou, 2018.[40]

Existem diversas investigações sendo levado a cabo todos os dias. Para ficar atualizado basta acessar: https://gene.sfari.org/search/?search=asd.

COMORBIDADES

Distúrbios psiquiátricos apresentam maior incidência nos pacientes com TEA/DI, entre eles estão o transtorno do déficit de atenção e hiperatividade, transtorno de ansiedade, transtorno depressivo, transtorno obsessivo-compulsivo, transtornos alimentares, distúrbios do sono, transtorno opositor desafiador, transtorno bipolar.

Quadro 2 Alguns medicamentos comumente usados nas comorbidades do TEA/DI e suas interações relacionadas à nutrição

Antipsicóticos	Estimulantes	Antidepressivos	Estabilizantes de humor
▪ Aumento do apetite e peso ▪ Anemia ▪ Hipertensão ▪ Anorexia ▪ Constipação	▪ Diminuição do apetite ▪ Náusea ▪ Vômito ▪ Boca seca ▪ Hipertensão	▪ Aumento do apetite ▪ Constipação ou diarreia ▪ Anorexia ▪ Náusea ▪ Vômito	▪ Aumento do apetite e peso ▪ Constipação ou diarreia ▪ Náusea ▪ Diminuição do apetite

Fonte: Adaptado de Lacy et al., 2009.[42]

Uso de medicações para o tratamento de comorbidades neurológicas e psiquiátricas foi associado à obesidade e dislipidemia. Crianças em uso de antipsicóticos apresentam aumento significativo de ganho de peso.[42]

ASPECTOS NUTRICIONAIS RELEVANTES

Estudo que avaliou 112 crianças com idade entre 10 e 14 anos encontrou uma taxa de 70% de indivíduos com pelo menos um distúrbio psiquiátrico associado, e 41% com dois ou mais diagnósticos além do TEA.[11,43] Dentro dos transtornos psiquiátricos, muito relacionados com questões nutricionais, é importante ressaltar o Tare (transtorno alimentar restritivo evitativo), que foi introduzido pelo DSM-5 no capítulo dos transtornos alimentares e pode ser, pelo menos em parte, explicado pela alteração sensorial.[1] O diagnóstico de Tare descreve indivíduos cujos sintomas não atingem critérios para os tradicionais transtornos alimentares, mas, mesmo assim, experienciam dificuldades na alimentação. Os sintomas do Tare tipicamente iniciam-se na infância mas podem persistir para vida adulta. Muitas vezes a dificuldade do Tare não é o fato de eles não ganharem peso e sim de não obterem nutrição adequada por meio da dieta.[44,45]

Problemas gastrointestinais incidem em uma frequência de 9-70%, sendo os sintomas mais comuns: constipação crônica, dor abdominal, refluxo gastroesofágico e diarreia crônica.[22,46]

Alergias e doenças autoimunes estão presentes em cerca de 40% dos casos.[11,12]

Possíveis explicações para o aumento da incidência de síndrome metabólica nos pacientes com TEA/DI incluem características como seletividade alimentar secundária a alterações sensoriais, que alguns pacientes apresentam, levando a uma dieta nutricionalmente pobre e inadequada.[46,47] Pacientes com DI comumente apresentam dificuldades relacionadas a alteração de postura, dessensibilização oral, mastigação e deglutição, além dos problemas gastrointestinais e efeitos adversos de alguns medicamentos.[48,49]

A alteração do processamento sensorial pode ocorrer na recepção e processamento do estímulo gustativo, olfativo, visual, tátil, vestibular, proprioceptivo, interoceptivo. O indivíduo pode responder de forma hiper ou hiporresponsiva (come apenas alguns sabores; escolhe alimentos pela textura; evita alguns sabores e cheiros tipicamente comuns na alimentação de crianças). A forma que o indivíduo recebe, processa e responde ao estímulo sensorial vai interferir em suas relações e atividade de vida diária.[47] Além disso, menor envolvimento em práticas esportivas e atividade física, muitas vezes, motivado pelos prejuízos de comunicação e sociabilidade próprios do quadro do TEA.[50]

OBJETIVOS DIETOTERÁPICOS

- Avaliar consumo alimentar (excessos ou deficiências nutricionais).
- Realizar plano alimentar individualizado, respeitando a funcionalidade de cada paciente, dinâmica familiar e quantidade de recursos oferecidos pela comunidade.[51]
- Proporcionar autonomia e independência na escolha alimentar, na medida do possível.[52]
- Estimular a família para que ofereça novos alimentos em situações positivas (ambiente agradável, onde o paciente se sinta acolhido). Valores e crenças transmitidos pela família é o primeiro significado no ato de comer e é reforçado em seu convívio social.[52]
- Focar na formação e manutenção de hábitos de vida saudáveis, apresentando variedade de alimentos em proporções equilibradas e estimulando atividade física, sempre que possível.[53]
- Orientar pais e/ou responsáveis quanto à superproteção, desgaste emocional e dificuldades em realizar uma progressão alimentar adequada (costume com alimentos líquidos e semilíquidos e gratificação com alimentos industrializados e guloseimas por serem indivíduos especiais).[54]
- Orientar pais e/ou responsáveis quanto às interações medicamentosas e alimentos.
- Realizar avaliação ponderal rotineiramente e atentar ao risco de sobrepeso, obesidade e diabetes tipo 2, orientando familiares e pacientes sobre hábitos alimentares saudáveis.[55]

PERGUNTAS QUE NÃO PODEM FALTAR NA ANAMNESE NUTRICIONAL

- Houve dificuldade na amamentação? Por quanto tempo?
- Houve variação de peso? Quantos kg e em quanto tempo?
- Como é a rotina alimentar? (refeições, horários, quantidade das porções)
- Paciente tem dificuldade em se alimentar sozinho? Quem o acompanha, onde e como são realizadas as refeições?
- Possui dificuldade de mastigação e deglutição?
- Faz uso de medicação? Qual e há quanto tempo?
- Pratica atividade física ou faz fisioterapia? Quais e quantas horas por semana?

Importante: todos esses questionamentos, além da anamnese completa, vão nortear o nutricionista a elaborar a melhor conduta, levando em conta gasto energético, frequência, fracionamento e consistência das refeições, interações medicamento × nutriente e avaliação do comportamento do paciente no ato da refeição.

CONDUTA DIETOTERÁPICA

As crianças com TEA/DI são geralmente seletivas e vão desde aversão até a recusa total de determinados alimentos. Comportamentos obsessivos disfuncionais, além de efeitos adversos de alguns medicamentos e a própria característica do trato gastrointestinal, provavelmente podem ser a causa da deficiência/excesso de alguns nutrientes nesses pacientes.[56]

Glúten e caseína

O glúten é uma proteína ergástica, amorfa, encontrada na semente de vários cereais (trigo, cevada, aveia, centeio, malte). Representa 80% das proteínas do trigo e é formada de gliadina e glutenina.[57]

A caseína é uma proteína do leite e seus derivados, no qual é combinada com grupos fosfatos de resíduos de serina e treonina esterificados, podendo também ser chamados de fosfopeptídeos.[58]

A presença de caseína e glúten na alimentação de pacientes com TEA/DI pode levar à produção de anticorpos, como na doença celíaca. Embora os celíacos apresentem sintomas variados, em crianças autistas podem aparecer sintomas parecidos, tais como náuseas, gases, distensão abdominal, diarreia e febre.[59]

Um estudo avaliou, ao longo de quatro anos, os efeitos de uma dieta isenta de caseína e glúten em autistas com níveis elevados de proteínas na urina. Verificou-

-se que após um ano os parâmetros urinários normalizaram e as capacidades cognitivas, sociais e de comunicação melhoraram significativamente.[60]

Outro estudo relatou que uma dieta isenta de caseína tem sido causa da redução da espessura óssea cortical em crianças.[61]

Segundo a Sociedade Brasileira de Pediatria, as evidências que sustentam uma dieta sem glúten e/ou caseína são controversas. Na literatura, não há embasamento que justifique restrições alimentares para pacientes com TEA/DI, pois expõem os pacientes a outros prejuízos nutricionais que podem comprometer seu neurodesenvolvimento. Além disso, a rejeição social, estigmatizações e dificuldades na socialização e integração podem estar associadas às restrições alimentares.

Em resumo, os pacientes com TEA/DI só devem ser submetidos a dietas restritivas caso obtenham diagnósticos confirmados de doença celíaca, intolerância ao glúten não celíaca, alergia alimentar ou algum tipo de intolerância ou hipersensibilidade a alimentos.[62]

Vitamina B12 (cobalamina)

A vitamina B12 existe em diferentes formas, incluindo metilcobalamina e adenosilcobalamina. Zhang et al. (2016) analisaram os níveis de vitamina B12 no córtex frontal de crianças com TEA (< 10 anos) pós-morte e compararam os resultados com os níveis em indivíduos controle (< 13 anos). No estudo, os níveis totais médios de vitamina B12, metilcobalamina e adenosilcobalamina foram menores nas crianças com TEA que nos controles. Deficiência grave de vitamina B12, independente do folato sérico, foi associada a um aumento da prevalência de anemia e alterações cognitivas.[63,65] Pesquisas indicam que distúrbios afetivos como depressão e raiva podem estar relacionados à deficiência de vitamina B12 e/ou ácido fólico.[66,69] Estudo com 48 crianças com TEA, acompanhadas por dois anos, envolveu o uso de metil B12 injetável combinado com ácido fólico. Crianças com TEA apresentaram capacidade antioxidante melhorada com aumento significativo de cisteína e glutationa (GSH) enquanto a glutationa oxidada melhorou para níveis quase normais. No entanto, o tratamento não melhorou o metabolismo da metionina ou a capacidade de metilação. Os pacientes mostraram melhora no comportamento, mas os detalhes não foram relatados no estudo.[70]

Muitas pesquisas sobre a eficácia de dietas restritivas/exclusivas, alternativas como tratamento adicional não farmacológico, forneceram resultados conflitantes, inconclusivos ou efeitos clínicos modestos. Oficialmente, não existe nenhuma indicação de suplementação de qualquer vitamina para tratar o TEA e é de extrema importância a avaliação formal da deficiência de micro e macronutrientes (por meio do diário alimentar e de exames complementares quando necessário) para sua suplementação ou não a fim de garantir o crescimento e desenvolvimento satisfatórios.[62]

Probióticos

Os distúrbios gastrointestinais são frequentes em pacientes com TEA/DI e podem, por esse motivo, apresentar uma taxa mais elevada de irritabilidade, raiva, comportamentos agressivos e distúrbios do sono. Pode representar um fator importante, quer pelo desconforto que provocam, quer por condições como inflamação intestinal, permeabilidade intestinal aumentada e disbiose.[71,72]

Os probióticos têm sido utilizados com base no eixo cérebro-intestino visando a restaurar a microbiota de pacientes com TEA. No entanto, evidências mais sólidas são necessárias sobre o papel dos probióticos na disbiose intestinal e sobre os parâmetros comportamentais e neurofiosológicos.[62]

TRATAMENTO NUTRICIONAL

- Prevenir deficiências de macro e micronutrientes.
- Garantir adequado aporte calórico e de micronutrientes.
- Monitorar curvas de crescimento e peso.
- Intervir quanto à presença de sintomas gastrointestinais.
- Intervir, junto aos pais e/ou responsáveis, no manejo do comportamento alimentar inadequado.
- Ensinar novas preparações e orientar como introduzi-las no dia a dia.
- Ajudar, junto aos pais e/ou responsáveis, a proporcionar momentos agradáveis na hora das refeições.

REFERÊNCIAS BIBLIOGRÁFICAS

1. American Psychiatric Association (APA). DSM-5: Manual diagnóstico e estatístico de transtornos mentais (Page 31). 5. ed. Porto Alegre: Artmed; 2014.
2. Organização Pan-Americana de Saúde (OpasBrasil). [acesso em: 29 set. 2019]. Disponível em: https://www.paho.org/bra/index.php?Itemid=1098.
3. Summaries S. Morbidity and mortality weekly report (MMWR) prevalence of autism spectrum disorder among children aged 8 years – autism and developmental disabilities monitoring network, 11 Sites, United. Morbidity and Mortality Weekly Report. Surveillance Summaries. 2014;63(SS02):1-21.
4. Bilder D, Botts EL, Smith KR, Pimentel R, Farley M, Viskochil J, et al. Excess mortality and causes of death in autism spectrum disorders: a follow up of the 1980s Utah/UCLA autism epidemiologic study [acesso em 2 maio 2016]. J Autism Dev Disord [Internet]. 2013 May;43(5):1196-204. Disponível em: http://www.pubmedcentral.nih.gov/articlerender.fcgi?artid=4814267&tool=pmcentrez&rendertype=abstract.

5. Hill AP, Zuckerman KE, Fombonne E. Obesity and autism. Pediatrics. 2015;136(6):1051-61. doi: https://doi.org/10.1542/peds.2015-1437
6. Tyler CV, Schramm SC, Karafa M, Tang AS, Jain AK. Chronic disease risks in young adults with autism spectrum disorder: Forewarned is forearmed. Am J Intellect Dev Disabil. 2011;116(5):371-80. doi: https://doi.org/10.1352/1944-7558-116.5.371
7. Curtin C, Jojic M, Bandini LG. Obesity in children with autism spectrum disorder. Harv Rev Psychiatry [Internet]. 2014;22(2):93-103 [acesso em]. Disponível em: http://www.pubmedcentral.nih.gov/articlerender.fcgi?artid=4105159&tool=pmcentrez&rendertype=abstract.
8. Bai D, Yip BHK, Windham GC, Sourander A, Francis R, Yoffe R, et al. Association of genetic and environmental factors with autism in a 5-country cohort. JAMA Psychiatry. 2019;1-9. doi: https://doi.org/10.1001/jamapsychiatry.2019.1411
9. Minshew NJ, Williams DL. The New Neurobiology of Autism. Archives of Neurology. 2007;64(7):945. doi: https://doi.org/10.1001/archneur.64.7.945
10. Cao M, Huang H, Peng Y, Dong Q, He Y. Toward developmental connectomics of the human brain. Frontiers in Neuroanatomy. 2016;10(March):1-17. doi: https://doi.org/10.3389/fnana.2016.00025
11. Lyall K, Croen L, Daniels J, Fallin MD, Ladd-Acosta C, Lee BK, et al. The changing epidemiology of autism spectrum disorders. Annual Review of Public Health. 2017;38(1):81-102. doi: https://doi.org/10.1146/annurev-publhealth-031816-044318
12. Kaye JA, Del Mar Melero-Montes M, Jick H. Mumps, measles, and rubella vaccine and the incidence of autism recorded by general practitioners: A time trend analysis. British Medical Journal. 2001;322(7284):460-3.
13. Hanson M, Godfrey KM, Lillycrop KA, Burdge GC, Gluckman PD. Developmental plasticity and developmental origins of non-communicable disease: Theoretical considerations and epigenetic mechanisms. Progress in Biophysics and Molecular Biology. 2011;106(1):272-80. doi: https://doi.org/10.1016/j.pbiomolbio.2010.12.008
14. Volk HE, Kerin T, Lurmann F, Hertz-Picciotto I, McConnell R, Campbell DB. Interaction of air pollution with the MET receptor tyrosine kinase gene. Epidemiology. 2014;25(1):44-7. doi: https://doi.org/10.1097/EDE.0000000000000030
15. Van Bourgondien ME, Marcus LM, Schopler E. Comparison of DSM-III-R and childhood autism rating scale diagnoses of autism. Journal of Autism and Developmental Disorders. 1992;22(4):493-506. doi: https://doi.org/10.1007/BF01046324
16. Peters JM, Taquet M, Vega C, Jeste SS, Fernández IS, Tan J., et al. Brain functional networks in syndromic and non-syndromic autism: A graph theoretical study of EEG connectivity. BMC Medicine. 2013;11(1):54. doi: https://doi.org/10.1186/1741-7015-11-54
17. Han J, Zeng K, Kang J, Tong Z, Cai E, Chen H, et al. Development of Brain Network in Children with Autism from Early Childhood to Late Childhood. Neuroscience. 2017;367:134-46. doi: https://doi.org/10.1016/j.neuroscience.2017.10.015
18. Schaefer GB, Mendelsohn NJ. Clinical genetics evaluation in identifying the etiology of autism spectrum disorders: 2013 guideline revisions. Genetics in Medicine. 2013;15(5):399-407. doi: https://doi.org/10.1038/gim.2013.32
19. Choueiri RN, Zimmerman AW. New Assessments and Treatments in ASD. Current Treatment Options in Neurology. 2017;19(2). doi: https://doi.org/10.1007/s11940-017-0443-8
20. Sparrow SS, Balla DA, Cicchetti DV. Vineland adaptive behavior scales, second edition (Vineland-II). Bloomington, NM: Pearson Assessments; 2005.
21. McCrimmon AW, Smith AD. Review of the Wechsler Abbreviated Scale of Intelligence, Second Edition (WASI-II). Journal of Psychoeducational Assessment. 2013;31(3):337-41. doi: https://doi.org/10.1177/0734282912467756

22. Bandini LG, Anderson SE, Curtin C, Cermak S, Evans EW, Scampini R, et al. Food selectivity in children with autism spectrum disorders and typically developing children. Journal of Pediatrics. 2010;157(2):259-64. doi: https://doi.org/10.1016/j.jpeds.2010.02.013
23. Li Q, Han Y, Dy ABC, Hagerman RJ. The gut microbiota and autism spectrum disorders. Frontiers in Cellular Neuroscience, 11 April 2017. doi: https://doi.org/10.3389/fncel.2017.00120
24. Chen MH, Lan WH, Hsu JW, Huang KL, Su TP, Li CT, et al. Risk of developing type 2 diabetes in adolescents and young adults with autism spectrum disorder: A nationwide longitudinal study. Diabetes Care. 2016;39(5):788-93. doi: https://doi.org/10.2337/dc15-1807
25. Boiane MB, Maniglia FP, Kakeshita IS, Manochio-Pina MG. Relação da percepção e satisfação da imagem corporal com o estado nutricional de crianças e adolescentes com síndrome de down. CONIC. 2016.
26. Pires C. Perfil nutricional de crianças e adolescente com síndrome de down de uma cidade do interior do Paraná [trabalho de conclusão de curso]. 12f. Guarapuva: Universidade Estadual do Centro Oeste; 2011.
27. Bartapelli F. Curvas de referência de crescimento para crianças e adolescentes com síndrome de down com idade entre 0 e 20 anos [tese de doutorado]. Campinas: Universidade Estadual de Campinas; 2016.
28. Gonçalves MR. Perfil nutricional de indivíduos com síndrome de down. Brasília: Faculdade de Ciências da Educação e Saúde; 2014.
29. Del Campo JA, Castro S, Munoz M. Síndrome de Prader-Willi. Madrid: Asociacion Española para el Sindrome de Prader-Willi; 2000.
30. Yturriaga R. Síndrome de Prader-Willi. Rev Esp Endocrinol Pediatr 2010;1 Suppl(1):71-3.
31. Butler MG. Prader-Willi syndrome: Obesity due to genomic imprinting. Curr Genomics. 2011;12(3):204-15.
32. Carvalho DF, Cercato C, Almeida MQ, Mancini MC., Halpern A. Abordagem terapêutica da obesidade na síndrome de Prader-Willi. Arq Bras Endocrinol Metabol. 2007;51(6):913-9.
33. Angelman Syndrome Fundation (ASF) [acesso em 10 nov. 2019]. Disponível em: https://angelmanbehaviors.org/.
34. Vivanti G, Hamner T, Lee NR. Neurodevelopmental disorders affecting sociability: Recent research advances and future directions in autism spectrum disorder and Williams syndrome. Curr Neurol Neurosci Rep. 2018;18(12). https://doi.org/10.1007/s11910-018-0902-y
35. Antonell A, Del Campo M, Flore R, Camupuzano V, Pérez-Jurado LA. Síndrome de Williams: aspectos clínicos y bases moleculares. Rev Neurol. 2006;42 (Supl 1):S69-S75.
36. Souza ICN. Triagem urinária para erros inatos do metabolismo em crianças com atraso no desenvolvimento [dissertação de mestrado]. São Paulo: Universidade Federal de São Paulo – Escola Paulista de Medicina; 2002.
37. Martins AM. Inborn errors of metabolism: a clinical overview. Sao Paulo Med J/Rev Paul Med. 1999;117(6):251-65.
38. Martins AM. Erros inatos do metabolismo: abordagem clínica. 2. ed. São Paulo; 2003.
39. Silva LCS, Lauande RO. Investigação de doenças metabólicas através de triagem bioquímica na urina de pacientes [acesso em 10 nov. 2019]. 2003. Disponível em: http://www.saudebrasilnet.com.br.
40. Clarke JTR. The maternal phenyliketonuria project: A summary of progress and challenges for the future. Pediatrics. 2003;112(6):1584-7.
41. Gogou M, Evangeliou A. Is Metabolic Screening Necessary in Children with Autism Spectrum Disorder? A Mini Review. Journal of Pediatric Neurology. 2018. doi: https://doi.org/10.1055/s-0038-1676633

42. Lacy CF, Armstrong LL, Goldman MP, Lance LL, Sousa AB de. Medicamentos Lexi-Comp Manole: uma fonte abrangente para médicos e profissionais da saúde. 2009.
43. Scahill L, Jeon S, Boorin SJ, McDougle CJ, Aman MG, Dziura J, et al. Weight gain and metabolic consequences of risperidone in young children with autism spectrum disorder. Journal of the American Academy of Child & Adolescent Psychiatry. 2016;55(5):415-23. doi: https://doi.org/10.1016/j.jaac.2016.02.016
44. Lai M, Lombardo MV, Baron-Cohen S. Autism. The Lancet. 2014;383(9920):896-910. doi: https://doi.org/10.1016/S0140-6736(13)61539-1
45. Kurz S, Vandyck Z, Dremmel D, Munsch S, Hilbert A. Early-onset restrictive eating disturbances in primary school boys and girls. European Child and Adolescent Psychiatry. 2015;24(7):779-85. doi: https://doi.org/10.1007/s00787-014-0622-z
46. Fisher MM, Rosen DS, Ornstein RM, Mammel KA, Katzman DK, Rome ES, et al. Characteristics of avoidant/restrictive food intake disorder in children and adolescents: A "new Disorder" in DSM-5. Journal of Adolescent Health. 2014;55(1):49-52. doi: https://doi.org/10.1016/j.jadohealth.2013.11.013
47. Kral TVE, Eriksen WT, Souders MC, Pinto-Martin JA. Eating behaviors, diet quality, and gastrointestinal symptoms in children with autism spectrum disorders: A brief review. Journal of Pediatric Nursing. 2013;28(6):548-56. doi: https://doi.org/10.1016/j.pedn.2013.01.008
48. Lane AE, Young RL, Baker AEZ, Angley MT. Sensory processing subtypes in autism: Association with adaptive behavior. Journal of Autism and Developmental Disorders. 2010;40(1):112-22. doi: https://doi.org/10.1007/s10803-009-0840-2
49. Campos JADB, Giro EMA, Orrico SRP. Comparação do padrão de alimentação de portadores com necessidades especiais institucionalizados e não institucionalizados. Alim. Nutr. jul./set. 2005;16(3):273-7.
50. Moura AB, Andreico AP, Paganotto M, Passoni CRMSM. Perfil nutricional de crianças e adolescentes com deficiência intelectual. Pediatria Moderna, Moreira Jr. Editora. 2012;48(8).
51. Pan CY, Frey GC. Physical activity patterns in youth with autism spectrum disorders. Journal of Autism and Developmental Disorders. 2006;36(5):597-606. doi: https://doi.org/10.1007/s10803-006-0101-6
52. Halpern R. Manual de pediatria do desenvolvimento e comportamento. Barueri: Manole; 2014. 556 p.
53. Birch LL. Development of food preferences. Annu. Rev. Nutr. 1999;19:41-62.
54. Giaretta A, Ghiorzi A. Cuidado nutricional: olhar sensível, interdisciplinar, para as famílias de pessoas com Síndrome de Down. Revista Brasileira de Enfermagem. 2010;[s.n.]. 6 p.
55. Silva FG, Miraglia F. Análise do consumo alimentar em indivíduos com Síndrome de Down da região metropolitana de Porto Alegre. Revista do Departamento de Educação Física e Saúde e do Mestrado em Promoção da Saúde da Universidade de Santa Cruz do Sul/Unisc. abr./jun. 2017;18(2).
56. Kummer A, Barbosa IG, Rodrigues DH, Rocha NP, Rafael MS, Pfeilsticker L, et al. Frequency of overweight and obesity in children and adolescents with autism and attention deficit/hyperactivity disorder. Rev Paul Pediatr. 2016;34(1):71-7.
57. Kałużna-Czaplińska J, Jóźwik-Pruska J. Nutritional strategies and personalized diet in autism--choice or necessity? Trends Food Sci Technol. 2016;49:45-50. doi: https://doi.org/10.1016/j.tifs.2016.01.005
58. Cardoso C, Fernandes FDM. Relação entre os aspectos sócio cognitivos e perfil funcional da comunicação em um grupo de adolescentes do espectro autístico. Pró-Fono R Atual Cient. 2012;18(1):278-84.

59. Philippi ST. Pirâmide dos alimentos: fundamentos básicos da nutrição. Barueri: Manole; 2008.
60. Vaz ACR. Programas ações educativas complementares. Anais do VIII Encontro de Extensão da UFMG. Belo Horizonte; 2009.
61. Vande JP. Autism and nutrition: The role of the gut-brain axis: reviews. Nutrition Research. 2014;12(12):14-16.
62. Hediger ML, Inglaterra LJ, Molloy CA, Yu KF, Manning-Courtney P, Mills JL. Reduced bone cortical thicknessin boys with autism or autism spectrum disorder. J Autism Dev Disord. 2008;38:848-56. doi: https://doi.org/10.1007/s10803-007-0453-6
63. Sociedade Brasileira De Pediatria (SBP). Manual de Orientação do Departamento Cientifico de Pediatria do Desenvolvimento e Comportamento: Transtorno do Espectro Autista. n. 5, abr. 2019.
64. Morris MS, et al. Folate and vitamin B-12 status in relation to anemia, macrocytosis, and cognitive impairment in older Americans in the age of folic acid fortification. Am J Clin Nutr. 2007;85:193-200. doi: https://doi.org/10.1093/ajcn/85.1.193
65. Selhub J, Morris MS, Jacques PF, Rosenberg IH. Folate-vitamin B-12 interaction in relation to cognitive impairment, anemia, and biochemical indicators of vitamin B-12 deficiency. Am J Clin Nutr. 2009;89:702S-706S. https://doi.org/10.3945/ajcn.2008.26947C
66. Hendren RL, James SJ, Widjaja F, Lawton B, Rosenblatt A, Bent S. Randomized, placebo--controlled trial of methyl B12 for children with autism. J Child Adolesc Psychopharmacol. 2016;26:774-83. doi: https://doi.org/10.1089/cap.2015.0159
67. Fava M, Borus JS, Alpert JE, Nierenberg AA, Rosenbaum JF, Bottiglieri T. Folate, vitamin B12, and homocysteine in major depressive disorder. Am J Psychiatry. 1997;154:426-8. doi: https://doi.org/10.1176/ajp.154.3.426
68. Fafouti M, Paparrigopoulos T, Liappas J, Mantouvalos V, Typaldou R, Christodoulou G. Mood disorder with mixed features due to vitamin B12 and folate deficiency. Gen Hosp Psychiatry. 2002;24:106-9. doi: https://doi.org/10.1016/S0163-8343(01)00181-5
69. Fraguas R JR, Papakosta GI, Mischoulon D, Bottiglieri T, Alpert J, Fava M. Anger attacks in major depressive disorder and serum levels of homocysteine. Biol Psychiatry. 2006;60:270-4. doi: https://doi. org/10.1016/j.biopsych.2005.08.026
70. Fava M, Mischoulon D. Folate in depression: Efficacy, safety, differences in formulations, and clinical issues. J Clin Psychiatry. 2009;70:12-7. doi: https://doi.org/10.4088/JCP.8157su1c.03
71. James SJ, Melnyk S, Fuchs G, Reid T, Jernigan S, Pavliv O, et al. Efficacy of methylcobalamin and folinic acid treatment on glutathione redox status in children with autism. Am J Clin Nutr. 2009;89:425 – 30. doi: https://doi.org/10.3945/ajcn.2008.26615
72. Cubala-Kucharska M. The review of most frequently occurring medical disorders related to aetiology of autism and the methods of treatment. Acta Neurobiologiae Experimentalis. 2010;70(2):141-6.
73. Williams BL, Hornig M, Buie T, Bauman ML, Paik MC, Wick I, et al. Impaired carbohydrate digestion and transport and mucosal dysbiosis in the intestines of children with autism and gastrointestinal disturbances. PloS one. 2011;6(9):e24585.

25 Doenças do envelhecimento

Orestes Vicente Forlenza
Marcos Vasconcelos Pais
Júlia Cunha Loureiro
Iamara Marta Seara Medeiros

INTRODUÇÃO E EPIDEMIOLOGIA

O envelhecimento da população mundial é um desafio atual. Paralelamente, diversas condições típicas do envelhecimento passaram então a apresentar aumentos proporcionais em incidência e prevalência. As síndromes demenciais correspondem a uma significativa parte dessas condições, tanto por sua alta incidência em idosos, afinal a idade avançada é o seu principal fator de risco, como também por comprometerem a funcionalidade e a independência do indivíduo, gerando maiores sobrecargas às famílias e aos sistemas de saúde.

Existem atualmente cerca de 50 milhões de pessoas diagnosticadas com demência em todo o mundo e a expectativa é de que esse número mais que duplique em 30 anos.[1] A prevalência de demência no Brasil está estimada em cerca de 7% em pessoas com 65 anos ou mais.[2]

O aumento da expectativa de vida de pacientes psiquiátricos, principalmente por significativa evolução dos tratamentos das doenças crônicas, completa um contingente de pessoas que necessitam de um desenvolvimento de abordagens específicas voltadas para o envelhecimento.

Neste capítulo abordaremos com mais detalhe a principal causa de demência, a doença de Alzheimer, e o transtorno de humor mais comum na população idosa, a depressão, com foco nos aspectos nutricionais envolvidos em sua apresentação clínica e nas abordagens terapêuticas disponíveis.

ENVELHECIMENTO E COGNIÇÃO

Queixas cognitivas são relativamente comuns em pessoas a partir dos 50 anos e nem sempre apresentam significado clínico. Espera-se um discreto declínio cognitivo com a idade que em geral não provoca impacto no cotidiano do idoso e não é observável em avaliações específicas. Em alguns casos pode ser um sinal precoce de comprometimento. Dessa forma, todas as queixas cognitivas em idosos devem ser investigadas inicialmente com uma avaliação cognitiva que pode ser realizada em uma consulta de rotina. Existem diversos instrumentos de avaliação cognitiva validados para a população idosa e de fácil aplicação com o objetivo de triagem. Alguns dos principais instrumentos de triagem de que dispomos são os consagrados Mini-Exame do Estado Mental (Meem),[3] Montreal Cognitive Assessment (MoCA)[4] e a Bateria Breve de Nitrini.[5]

O próximo passo é a avaliação da funcionalidade do sujeito, buscando determinar se o comprometimento cognitivo observado causa impacto na realização das atividades de vida diária. Quando isso acontece, estamos frequentemente diante de uma síndrome demencial e suas possíveis causas devem ser investigadas. O *status* de funcionalidade pode ser determinados por meio de escalas como o Índice de Pfeffer,[6] o Índice de Lawton & Brody[7] ou a Avaliação de Estadiamento Funcional (Fast).[8]

ASPECTOS NUTRICIONAIS DO ENVELHECIMENTO

O processo de envelhecimento está associado a várias transformações fisiológicas e nutricionais, sendo uma delas na composição corporal. Existe um declínio quantitativo de massa magra e um aumento da gordura corporal, ambas associadas com fraqueza, inaptidão e morbidez de idosos. Essas mudanças comprometem o estado nutricional do idoso colocando em risco sua mobilidade e capacidade de executar tarefas básicas da vida diária, implicando a sua independência e qualidade de vida.[9]

A American Society for Parenteral and Enteral Nutrition, uma referência na área da nutrição, listou um padrão de rastreamento de desnutrição, entre os quais acrescentou a avaliação de perda de massa e força muscular. Avaliar a força de preensão palmar em idoso pode ser um preditor de fragilidade. Como o desempenho muscular reage antecipadamente à privação nutricional, a força de preensão manual deve ser considerada como uma somatória na avaliação do estado nutricional e está sendo cada vez mais empregada como uma variável de resultado em estudos de conduta nutricional.[10]

PERGUNTAS QUE NÃO PODEM FALTAR NA ANAMNESE

- Qual o número de refeições diárias?
- Seu apetite está normal ou, comparado com antigamente, diminuído?
- Faz uso de próteses ou tem algum tipo de problema nos dentes e/ou gengivas que dificulta a alimentação?

Quadro 1 Deficiências nutricionais mais comuns em idosos, sintomas/consequências e alimentos-fonte

Deficiência nutricional	Sintoma	Alimento-fonte
Calorias e/ou proteínas	Irritabilidade, bradicardia, hipotensão, edema, hepatomegalia, desnutrição	Carnes, frutas, legumes, cereais, laticínios, leguminosas
Vitamina A	Hiperqueratose folicular, cegueira noturna, fotofobia, dificuldade de cicatrização	Bife de fígado, cenoura, manga, couve, suco de tomate, damascos, abacate
Vitamina D	Fraqueza muscular, ossos fragilizados	Óleo de fígado de bacalhau, óleo de salmão, ostras cruas, peixes, ovo cozido, carne bovina e de frango, manteiga, iogurte, exposição ao sol
Vitamina E	Degeneração do cerebelo, neuropatia periférica	Óleo de gérmen de trigo, semente de girassol, avelã, amendoim, castanha-do-Pará, manga, mamão papaia, abóbora, uva, brócolis
Vitamina C	Sangramentos nas gengivas, petéquias, dificuldade de cicatrização	Laranja, mamão papaia, morango, manga, couve-flor, tomate, melancia, alface romana, abacaxi, banana, abacate, maçã, ameixa, limão
Tiamina (B1)	Confusão mental, edema, fraqueza muscular, neuropatia periférica	Carne de porco, presunto, castanha-do-Pará, ervilha, macadâmia, uva, ostras, iogurte, arroz integral, beterraba, cenoura
Riboflavina (B2)	Estomatite, fotofobia, fraqueza muscular, dermatite seborreica, glossite	Fígado de boi, amêndoa, soja, iogurte, ovo cozido, espinafre, ameixa seca
Niacina	Dermatite, diarreia, glossite, fissuras na língua	Amendoim, frango, truta, salmão, peru, levedo de cerveja, carne moída, milho, melão, pêssego
Piridoxina (B6)	Neuropatia periférica (parestesia, perda de reflexos)	Banana, salmão, frango, batata, camarão, batata-doce, abacate, manga, ameixa seca, melancia, amendoim, lentilha
Folato	Glossite, neuropatia periférica	Caju, aspargos, ervilhas, mamão, arroz, feijão, laranja, manga, leite, cenoura, amora
Cobalamina (B12)	Glossite, perda de senso de posição	Bife de fígado, mariscos, ostras, atum, queijo, leite, frango

(continua)

Quadro 1 Deficiências nutricionais mais comuns em idosos, sintomas/consequências e alimentos-fonte (*continuação*)

Deficiência nutricional	Sintoma	Alimento-fonte
Cálcio	Tétano, fraqueza muscular, ossos fragilizados	Leite e seus derivados, espinafre, sardinha, amendoim, laranja, brócolis, mamão, pão, ovo, feijão
Ferro	Atrofia da língua, unhas quebradiças	Marisco, ostras, carne bovina, uva-passa, abóbora, amendoim, espinafre
Zinco	Dermatite, dificuldade de cicatrização, paladar diminuído	Ostra, soja, castanha de caju, lentilha, aveia, peixes, leite

Fonte: Jorm et al., 1987; Corder et al., 1993.[11,12]

Quadro 2 Exames nutricionais a serem solicitados ao paciente idoso

Albumina	Hipoalbuminemia pode ser um preditor de desnutrição, doenças hepáticas, síndrome nefrótica, má absorção intestinal, entre outras
Transferrina	A síntese de transferrina aumentada pode significar que o ferro armazenado está deficitário
Ácido fólico	Quando diminuído há risco de anemia megaloblástica e doenças cardiovasculares
Hemoglobina/ hematócrito	Em níveis baixos sinalizam anemias, deficiência de vitaminas, sangramentos crônicos e quadros infecciosos
Índice creatinina altura (ICA)	Relacionado diretamente à massa corporal magra
Contagem total de linfócitos	Importante indicador de inflamação, o aumento ou a diminuição de sua concentração no soro indica processos inflamatórios de natureza infecciosa ou não infecciosa
Colesterol total e frações	Quando alterado sinaliza dislipidemias, doenças cardiovasculares
Glicemia	Quando aumentada pode estar relacionada à maior resistência à insulina, secreção de insulina diminuída, uso de drogas hiperglicemiantes ou de corticosteroide, aumento de tecido adiposo e redução de tecido muscular
Ácido úrico	Causas mais frequentes de aumento são insuficiência renal, gota, hipertensão arterial, jejum acima de 12 horas, alcoolismo, hipotireoidismo, entre outras

- Recebe ajuda para fazer suas compras?
- Consegue preparar suas próprias refeições?
- Recorda se perdeu peso não intencionalmente nos últimos 12 meses?
- Com quem realiza suas refeições? Em que local de sua casa?
- Tosse durante a alimentação?
- Sente o alimento parado na garganta e/ou esôfago após engoli-lo?
- Leva mais tempo para realizar suas refeições que antigamente?
- Sente cansaço ao alimentar-se?
- Procurou alguma unidade de saúde nos últimos 12 meses? Qual o motivo?
- Nos últimos 12 meses sofreu algum tipo de queda?
- Quais são os medicamentos de uso contínuo?

AS SÍNDROMES DEMENCIAIS

As síndromes demenciais são definidas pela combinação de declínio cognitivo, com diversos domínios atingidos, e impacto funcional. Frequentemente alterações de comportamento e personalidade também estão presentes.

As síndromes demenciais apresentam uma prevalência crescente com o aumento da idade. A principal causa de demência é a doença de Alzheimer (DA), responsável por 50 a 60% dos casos.[15] A segunda causa mais comum entre os indivíduos acima dos 65 anos (início tardio) é a demência vascular ou comprometimento cognitivo vascular, acometendo entre 15 e 20% dos casos.[16] Para indivíduos idosos abaixo dos 65 anos (início precoce), a segunda causa mais comum de demência é a degeneração lobar frontotemporal (DFT).[17] Essa condição merece atenção principalmente pelas diversas alterações de comportamento e sintomas neuropsiquiátricos presentes no momento do diagnóstico.[18]

Além de aspectos genéticos, o desenvolvimento de demência está relacionado a fatores de risco como diabetes, hipertensão, obesidade, sedentarismo, tabagismo, hipoacusia, depressão e baixa escolaridade. Estima-se que até um terço dos casos de demência podem ser atribuídos a tais fatores de risco modificáveis e, portanto, preveníveis.[19-21]

DOENÇA DE ALZHEIMER

Etiopatogenia

As alterações cerebrais tipicamente associadas à DA são as placas senis, secundárias à deposição do peptídeo beta-amiloide, e os emaranhados neurofibrilares, compostos por proteína tau hiperfosforilada.

As evidências mais consistentes e mais aceitas pela comunidade científica, atualmente, apoiam a hipótese da "cascata amiloide" para a fisiopatologia da DA, segundo a qual um desbalanço entre a produção e a depuração do peptídeo beta-amiloide é responsável pelo processo degenerativo. Esse evento, que ocorre muitos anos antes do aparecimento dos primeiros sintomas, desencadearia uma série de reações que acarretariam fosforilação patológica da proteína tau, colabamento do citoesqueleto neuronal, formação e deposição intracelular de emaranhados neurofibrilares, disfunção sináptica, morte neuronal e consequente neurodegeneração.[22,23]

Aspectos clínicos

A evolução clínica da DA é insidiosa, cursando com declínio cognitivo gradual e progressivo. Tipicamente, as primeiras alterações cognitivas ocorrem após os 65 anos de idade, têm caráter leve, acometem, principalmente, memória episódica recente e, conforme a doença progride, observa-se declínio de outras funções cognitivas como linguagem, habilidades visuoespaciais e funções executivas. Eventualmente, os déficits se agravam e começam a impactar a capacidade funcional do sujeito, afetando as atividades instrumentais e básicas da vida diária do paciente. No momento em que o paciente perde a autonomia necessária para gerir a própria vida, considera-se que está instaurado um quadro de demência na DA. A demência na DA típica evolui lentamente ao longo de vários anos, em geral com uma duração de 8 a 12 anos.[24]

Diagnóstico

O diagnóstico clínico da DA é impreciso, e sua confirmação definitiva só pode ser obtida por meio de estudo *post mortem*, por autópsia. Diante do desafio de se detectar alterações cognitivas de forma quantitativa, utilizam-se as ferramentas citadas anteriormente para avaliação clínica, determinando a presença de comprometimento de domínios cognitivos e/ou de funcionalidade. Quanto à definição etiológica, o diagnóstico de DA pode ser inferido por meio de alterações específicas em exames de neuroimagem. Tipicamente, a ressonância magnética de pacientes com DA demonstra redução volumétrica das estruturas do lobo temporal medial, incluindo o hipocampo, o giro para-hipocampal e o córtex entorrinal, áreas consideradas fundamentais para os processos relacionados à memória. A tomografia por emissão de pósitrons com fluordeoxiglicose (FDG-PET) evidencia hipometabolismo glicolítico em regiões temporoparietais, em região do pré-cuneus ou em giro do cíngulo posterior.[25] Nenhum exame ou teste consegue sozinho definir o diagnóstico de DA, que necessita de uma caracterização clínica completa somando esses recursos.

Tratamento

O tratamento da DA é constituído de medidas não farmacológicas e medicamentos. Até o momento as opções medicamentosas para tratamento da DA são consideradas sintomáticas, não havendo evidências de que as medicações específicas sejam capazes de modificar o curso da doença. Com base em evidências sobre déficits na transmissão da acetilcolina foram desenvolvidos os medicamentos inibidores da acetilcolinesterase, donepezila, rivastigmina e galantamina. Esses medicamentos têm impacto discreto na cognição. Uma segunda classe de medicamentos indicada para o tratamento das demências é representada pela memantina, um antagonista não competitivo de receptores glutamatérgicos do subtipo N-metil-D-aspartato (NMDA), visando à melhora de aspectos comportamentais e funcionais. A memantina deve ser utilizada preferencialmente em combinação com os inibidores da acetilcolinesterase.

TRANSTORNO DEPRESSIVO

Depressão é um transtorno psiquiátrico frequente, com alto potencial de morbidade ao longo da vida adulta e também entre idosos.[26] O termo depressão geriátrica engloba tanto casos de início na juventude e que persistiram como aqueles cuja sintomatologia teve início após os 60 anos. A etiologia da depressão é multifatorial, mas diversos fatores podem contribuir para o desenvolvimento desse transtorno no paciente idoso:[27] antecedente pessoal ou história de depressão na vida adulta; fatores biológicos e psicossociais como saúde física precária, isolamento social, dificuldades econômicas no fim da vida, sentimentos de desamparo, eventos de vida como falecimento de familiares ou desemprego; comorbidades clínicas como aterosclerose, eventos cardiovasculares (infarto agudo do miocárdio ou acidente vascular cerebral),[28] evidência de doença cerebrovascular subcortical[29,30] ou estados inflamatórios crônicos.

Apesar de termos à disposição um amplo arsenal de escalas e critérios objetivos, o diagnóstico de depressão no paciente idoso ainda pode ser desafiador, particularmente em um contexto de fragilidade e comorbidades clínicas.[31] A apresentação clínica da depressão geriátrica frequentemente cursa com sintomas ditos atípicos como irritabilidade, disforia, sintomas ansiosos, preocupação excessiva com a própria saúde (hipocondria), queixas cognitivas (dificuldade de memória, desatenção), dificuldade em planejamento e resolução de problemas (disfunção executiva),[32] queixas somáticas (dores, fadiga, mal-estar inespecífico),[33] apatia.[34]

A presença de tais sintomas pode trazer consequências sérias para essa população, acarretando prejuízo em qualidade de vida;[35] agravamento do desfecho de diversas doenças crônicas;[36] interferência na autonomia do paciente;[37] danos ao funcionamento familiar com maior sobrecarga dos cuidadores; maiores taxas de institucionalização;[38] e aumento dos custos com saúde.[31,39] Além disso, a depressão no idoso está frequentemente associada a comprometimento cognitivo e funcional, ocasionando impacto em habilidades como velocidade de processamento, atenção, funções executivas e memória.

A depressão geriátrica é reconhecida como um fator de risco importante para demência.[19,40-43] Estudos epidemiológicos apontam que idosos com depressão têm quatro vezes mais risco de desenvolverem demência.[44-46] Esse risco, contudo, pode ser modificado pelo tratamento bem-sucedido desse transtorno.

Um aspecto digno de nota é que hábitos de vida como tabagismo e prática de atividade física parecem ter ainda mais impacto na gênese da depressão do que o padrão nutricional.[47]

Aspectos nutricionais relevantes na depressão

Ingesta nutricional, comportamento direcionado à saúde e *status* de saúde física também têm sido apontados como fatores que podem influenciar a ocorrência de sintomas depressivos. Padrões de dieta que contam com abundância de alimentos com propriedades antioxidantes, como a dieta do Mediterrâneo ou as dietas tradicionais japonesa e norueguesa, têm sido apontados como protetivos contra o desenvolvimento de depressão quando comparados a dietas em que há predominância de consumo de alimentos processados e nutricionalmente pobres.[47-50]

Um estudo longitudinal recente[51] demonstrou que os sujeitos que consumiam maiores quantidades de fontes de gordura insaturada (encontrada em peixes, azeite de oliva e castanhas, p. ex.) e uma média de três a seis porções de frutas e vegetais por dia apresentaram risco diminuído de desenvolver sintomas depressivos. Sabe-se que frutas e vegetais contêm uma alta diversidade de minerais (magnésio, zinco, selênio) e vitaminas (vitamina C, vitamina E). Tais micronutrientes correspondem a substâncias anti-inflamatórias e antioxidantes e favorecem a redução de certos componentes inflamatórios conhecidamente relacionados à depressão.[52] No mesmo estudo, os participantes que consumiam quantidades menores de frutas e vegetais, maiores volumes de bebidas com altos teores de açúcar, lanches que consistiam em alimentos processados ou barras de chocolate apresentaram risco significativamente maior de depressão.

Entre outros mecanismos, alterações em citocinas pró-inflamatórias, na homeostase da glicose e da insulina, além de elevação dos níveis plasmáticos de homocisteína são processos comumente descritos em pacientes com depressão.[53]

A dieta do Mediterrâneo propõe um padrão alimentar que busca à redução da sinalização inflamatória por meio de melhora na função endotelial e aumento dos níveis de fator neurotrófico derivado do cérebro (BDNF).[49]

O BDNF consiste em um peptídeo sintetizado e secretado pelas células endoteliais que atua no crescimento axonal, sobrevivência neuronal e plasticidade sináptica.[53] Pacientes com depressão têm níveis reduzidos de BDNF. Nos últimos anos, evidências têm mostrado que mecanismos moleculares e cascatas envolvidas na patogênese da depressão maior, especialmente quando relacionadas a estados inflamatórios crônicos, podem ser decorrentes de sinalização deficiente de neurotrofinas como o BDNF.[54]

Em linhas gerais, a dieta do Mediterrâneo se caracteriza por:

- Uso abundante de azeite de oliva. O azeite de oliva contém ácido graxos monoinsaturados. Por ser um agente antioxidante polifenólico, possui propriedades amplamente relacionados a neuroproteção, e influencia, inclusive, processos cerebrais envolvendo a ligação da serotonina a seus receptores.
- Ingestão frequente de alimentos ricos em ômega-3 e ácidos graxos poli-insaturados. Frutas, vegetais, grãos e proteína animal com baixo teor de gordura, como peixes como o salmão. Tais substâncias estão envolvidas na estrutura das membranas neuronais e das bainhas de mielina (ou células de Schwann) dos axônios, influenciando, portanto, processos cerebrais como fluxo de informações e o transporte de neurotransmissores (incluindo a serotonina).[55]
- Ingestão de alimentos ricos em folato e vitaminas B12 e B6.
- Ingestão moderada de vinho tinto em razão do benefício dos flavonoides.
- Acredita-se que o efeito sinérgico de todos os componentes da dieta do Mediterrâneo produzam mais benefício do que cada um isoladamente.

CONDUTA NUTRICIONAL

Uma boa qualidade de vida requer independência para executar tarefas da vida diária. No que tange a alimentação, essas tarefas seriam: programar e realizar as compras básicas, descascar uma fruta, abrir um pacote de alimento, picar um legume, cozinhar sua própria comida. Praticar exercícios que proporcionem um aumento de massa muscular ou até mesmo que ampliem a integridade muscular garante um melhor prognóstico em pacientes com doença de Alzheimer e demências devidas a outras causas. O tratamento nutricional na preservação e recuperação do estado muscular deve garantir uma ingestão adequada de nutrientes, principalmente das proteínas, que fornecem os aminoácidos essenciais para a construção e reparação celular.

OBJETIVOS DIETOTERÁPICOS

- Alcançar e manter a eutrofia do paciente.
- Avaliar o consumo alimentar.
- Ofertar macro e micronutrientes em quantidade suficiente, para que haja recuperação/manutenção/melhora do estado nutricional.
- Corrigir possíveis deficiências nutricionais.
- Gerenciar interações drogas/nutrientes e seus efeitos adversos.
- Adaptar consistência da dieta à quantidade e qualidade.
- Contribuir na manutenção e estabilidade da qualidade de vida, redução da morbidade e da mortalidade.
- Restabelecer e/ou manter a socialização por meio da alimentação.

TRATAMENTO NUTRICIONAL

- Avaliar riscos nutricionais em diferentes estágios da doença.
- Incluir familiares e/ou cuidador no tratamento nutricional.
- Acompanhar capacidade funcional.
- Solicitar periodicamente avaliação da saúde oral.
- Adaptar consistência à quantidade e qualidade da dieta.
- Avaliar e discutir a necessidade de suplementação.
- Aplicar ferramentas de triagem de risco nutricional.
- Fracionar refeições.
- Estimular o consumo de alimentos variados e coloridos.
- Criar estratégias para aumentar o consumo de água.

REFERÊNCIAS BIBLIOGRÁFICAS

1. Prince M, Bryce R, Albanese E, Wimo A, Ribeiro W, Ferri CP. The global prevalence of dementia: a systematic review and metaanalysis. Alzheimers Dement. 2013;9(1):63-75.
2. Herrera E Jr, Caramelli P, Silveira AS, Nitrini R. Epidemiologic survey of dementia in a community-dwelling Brazilian population. Alzheimer Dis Assoc Disord. 2002 Apr-Jun;16(2):103-8.
3. Folstein MF, Folstein SE, McHugh PR. "Mini-mental state". A practical method for grading the cognitive state of patients for the clinician. J Psychiatr Res. 1975;12(3):189-98.
4. Nasreddine ZS, Phillips NA, Bédirian V, Charbonneau S, Whitehead V, Collin I, et al. The Montreal Cognitive Assessment, MoCA: A brief screening tool for mild cognitive impairment. J Am Geriatr Soc. 2005;53:695-9.
5. Nitrini R, Caramelli P, Porto CS, Charchat-Fichman H, Formigoni AP, Carthery-Goulart MT, et al. Brief cognitive battery in the diagnosis of mild Alzheimer's disease in subjects with medium and high levels of education. Dement Neuropsychol. 2007 Jan-Mar;1(1):32-36.
6. Pfeffer RI, Kurosaki TT, Harrah CH Jr, Chance JM, Filos S. Measurement of functional activities in older adults in the community. J Gerontol. 1982;37:323-9.

7. Lawton MP, Brody EM. Assesment of older people: self-maintaining and instrumental activities of daily living. Gerontologist. 1969;9:179-85.
8. Reisberg B. Functional assessment staging (FAST). Psychopharmacol Bull. 1988;24(4):653-9.
9. Baumgartner RN. Body composition in healthy aging. Ann N Y Acad Sci. 2000 May;904:437-48.
10. Rogers SD, Jarrot SE. Cognitive impairment and effects on upper body strength of adults with dementia. J Aging Phys Act. 2008 Jan;16(1):61-8.
11. Jorm AF, Korten AE, Henderson AS. The prevalence of dementia: A quantitative integration of the literature. Acta Psychiatr Scand. 1987 Nov;76(5):465-79.
12. Corder EH, Saunders AM, Strittmatter WJ, Schmechel DE, Gaskell PC, Small GW, et al. Gene dose of apolipoprotein E type 4 allele and the risk of Alzheimer's disease in late onset families. Science. 1993 Aug 13;261(5123):921-3.
13. Nitrini R, Caramelli P, Herrera E Jr, Bahia VS, Caixeta LF, Radanovic M, et al. Incidence of dementia in a community-dwelling Brazilian population. Alzheimer Dis Assoc Disord. 2004 Oct-Dec;18(4):241-6.
14. Lovestone S, Graham N, Howard R. Guidelines on drug treatments for Alzheimer's disease. Lancet. 1997 Jul 26;350(9073):232-3.
15. Selkoe D. Alzheimer's Disease: genes, proteins, and therapy. The American Physiology Society. 2001;81(2):741-66.
16. O'Brien JT, Thomas A. Vascular dementia. Lancet. 2015 Oct 24;386(10004):1698-706.
17. Vieira RT, Caixeta L, Machado S, Silva AC, Nardi AE, Arias-Carrión O, et al. Epidemiology of early-onset dementia: a review of the literature. Clin Pract Epidemiol Ment Health. 2013 Jun 14;9:88-95.
18. Bang J, Spina S, Miller BL. Frontotemporal dementia. Lancet. 2015 Oct 24;386(10004):1672-82.
19. Livingston G, Sommerland A, Orgeta V, Costafreda SG, Huntley J, Ames D, et al. Dementia prevention, intervention, and care. Lancet 2017;390:2673-734.
20. Ngandu T, Lehtisalo J, Solomon A, Levälahti E, Ahtiluoto S, Antikainen R, et al. A 2 year multidomain intervention of diet, exercise, cognitive training, and vascular risk monitoring versus control to prevent cognitive decline in at-risk elderly people (FINGER): a randomised controlled trial. Lancet 2015;385(9984):2255-63.
21. Norton S, Matthews FE, Barnes DE, Yaff K, Brayne C. Potential for primary prevention of Alzheimer's disease: an analysis of population-based data. Lancet Neurol. 2014;13(8):788-94.
22. Hardy JA, Higgins GA. Alzheimer's disease: the amyloid cascade hypothesis. Science. 1992;256(5054):184-5.
23. Karran E, Mercken M, De Strooper B. The amyloid cascade hypothesis for Alzheimer's disease: an appraisal for the development of therapeutics. Nat Rev Drug Discov. 2011;10(9):698-712.
24. Reisberg B, Franssen EH. Clinical stages of Alzheimer's disease. The Encyclopedia of Visual Medicine Series – An Atlas of Alzheimer's Disease. Parthenon, Pearl River (NY), 1999.
25. Landau SM, Harvey D, Madison CM, Reiman EM, Foster NL, Aisen PS, et al. Comparing predictors of conversion and decline in mild cognitive impairment. Neurology. 2010;75(3):230-8.
26. Kessler RC, Berglund P, Demler O, Jin R, Merikangas KR, Walters EE. Life-time prevalence and age-of-onset distributions of DSM-IV disorders in the National Comorbidity Survey Replication. Arch Gen Psychiatry. 2005;62(6):593-602.
27. Lyketsos CG, Steinberg M, Tschanz JT, Norton MC, Steffens DC, Breitner JC. Mental and behavioral disturbances in dementia: findings from the Cache County Study on Memory in Aging. Am J Psychiatry. 2000;157(5):708-14.
28. Romanelli J, Fauerbach J, Buch D, Ziegelstein R. The significance of depression in older patients after myocardial infarction. J Am Geriatr Soc. 2002;50(5):817-22.

29. Alexopoulos GS. Vascular disease, depression, and dementia. J Am Geriatr Soc. 2003;51(8): 1178-80.
30. Alexopoulos GS, Meyers BS, Young RC, Campbell S, Silbersweig D, Charlson M. "Vascular depression" hypothesis. Arch Gen Psychiatry. 1997;54(10):915-22.
31. Blazer DG. Depression in late life: review and commentary. J Gerontol Med Sci. 2003;58(3): 249-65.
32. Alexopoulos GS, Kiosses DN, Klimstra S, Kalayam B, Bruce ML. Clinical Presentation of the "Depression-Executive Dysfunction Syndrome" of Late-Life. Am J Geriatr Psychiatry. 2002;10(1):98-106.
33. Frank C. Pharmacologic treatment of depression in the elderly. Can Fam Phys. 2014;60(2): 121-6.
34. Krishnan KR, Hays Judith, Tupler LA, George LK, Blazer DG. Clinical and phenomenological comparisons of late-onset and early-onset depression. Am J Psychiatry. 1995;153(5):785-8.
35. Leon-Salas B, Olazaran J, Orduña IC, Agüera-Ortiz L, Dobato JL, Valentí-Soler M, et al. Quality of life (QoL) in community-dwelling and institutionalized Alzheimer's disease (AD) patients. Arch Gerontol Geriatrics. 2013;57(3):257-62.
36. Alexopoulos GS, Buckwalter K, Olin J, Martinez R, Wainscott C, Krishnan KR. Comorbidity of late-life depression: an opportunity for research in mechanisms and treatment. Biol Psychiatry. 2002;52(6):543-58.
37. Garre-Olmo J, Lopez-Pousa S, Vilalta-Franch J, Turon-Estrada A, Hernàndez-Ferràndiz M, Lozano-Gallego M, et al. Evolution of depressive symptoms in Alzheimer disease: one-year follow-up. Alzheimer Dis Assoc Disord. 2003;17(2):77-85.
38. Steele C, Rovner B, Chase GA, Folstein M. Psychiatric symptoms and nursing home placement of patients with Alzheimer's Disease. Am J Psychiatry. 1990;147(8):1049-51.
39. Alexopoulos GS: Depression in the elderly. Lancet. 2005;365(9475):1961-70.
40. Diniz BS, Butters MA, Albert SM, Dew MA, Reynolds CF 3rd. Late-life depression and risk of vascular dementia and Alzheimer's disease: systematic review and metaanalysis of community based cohort studies. Br J Psychiatry. 2013;202(5):329-35.
41. Ownby RL, Crocco E, Acevedo A, John V, Loewenstein D. Depression and risk for Alzheimer Disease: systematic review, meta-analysis, and metaregression analysis. Arch Gen Psychiatry. 2006;63(5):530-8.
42. Butters MA, Whyte EM, Nebes RD, Begley AE, Dew MA, Mulsant BH, et al. The nature and determinants of neuropsychological functioning in late-life depression. Arch Gen Psychiatry. 2004;61(6):587-95.
43. Modrego PJ, Ferrandez J. Depression in patients with mild cognitive impairment increases the risk of developing dementia of Alzheimer type: a prospective cohort study. Arch Neurol. 2004;61(8):1290-3.
44. Rosenberg PB, Mielke MM, Han D, Leoutsakos JS, Lyketsos CG, Rabins PV, et al. The association of psychotropic medication use with the cognitive, functional, and neuropsychiatric trajectory of Alzheimer's disease. Int J Geriatr Psychiatry. 2012;27(12):1248-57.
45. Geda YE, Knopman DS, Mrazek DA, Jicha GA, Smith GE, Negash S, et al. Depression, apolipoprotein E genotype, and the incidence of mild cognitive impairment – A prospective cohort study. Arch Neurol. 2006;63(3):435-40.
46. Wilson RS, Barnes LL, Mendes de Leon CF, Aggarwal NT, Schneider JS, Bach J, et al. Depressive symptoms, cognitive decline, and risk of AD in older persons. Neurology. 2002;59(3): 364-70.

47. Kingsbury M, Dupuis G, Jacka F, Roy-Gagnon M-H, McMartin SE, Colman I. Associations between fruit and vegetable consumption and depressive symptoms: Evidence from a national Canadian longitudinal survey. J Epidemiol Community Health [Internet]. 2016;70(2):155-61. doi: 10.1136/jech-2015-205858.
48. Rienks J, Dobson AJ, Mishra GD. Mediterranean dietary pattern and prevalence and incidence of depressive symptoms in mid-aged women: results from a large community-based prospective study. Eur J Clin Nutr [Internet]. 2013;67(1):75-82.
49. Sánchez-Villegas A, Delgado-Rodríguez M, Alonso A, Schlatter J, Lahortiga F, Majem LS, et al. Association of the mediterranean dietary pattern with the incidence of depression. Arch Gen Psychiatry. 2009;66(10):1090.
50. Skarupski KA, Tangney CC, Li H, Evans DA, Morris MC. Mediterranean diet and depressive symptoms among older adults over time. J Nutr Health Aging [Internet]. 2013;17(5):441-5. doi: 10.1007/s12603-012-0437-x .
51. Davison KM, Lung Y, Lin S (Lamson), Tong H, Kobayashi KM, Fuller-Thomson E. Depression in middle and older adulthood: the role of immigration, nutrition, and other determinants of health in the Canadian longitudinal study on aging. BMC Psychiatry. 2019;19(1):329.
52. Khanzode SD, Dakhale GN, Khanzode SS, Saoji A, Palasodkar R. Oxidative damage and major depression: the potential antioxidant action of selective serotonin re-uptake inhibitors. Redox Rep [Internet]. 2003;8(6):365-70. doi: 10.1179/135100003225003393.
53. Belmaker RH, Agam G. Major Depressive Disorder. N Engl J Med [Internet]. 2008 Jan 3;358(1):55-68 [acesso em: fev. 2021]. Disponível em: http://www.nejm.org/doi/abs/10.1056/NEJMra073096.
54. Caraci F, Copani A, Nicoletti F, Drago F. Depression and Alzheimer's disease: neurobiological links and common pharmacological targets. European Journal of Pharmacology. 2010;626(1):64-71.
55. Fernstrom JD. Effects of dietary polyunsaturated fatty acids on neuronal function. Lipids [Internet]. 1999;34(2):161-9. doi: 10.1007/s11745-999-0350-3.

26

Transtorno de déficit de atenção/hiperatividade e transtornos alimentares

Camila Leonel Mendes de Abreu
Érika Mendonça de Morais
Ênio Roberto de Andrade

INTRODUÇÃO

O transtorno de déficit de atenção/hiperatividade (TDAH) enquadra-se nos transtornos do desenvolvimento neurobiológico do DSM-5, caracterizado por um padrão persistente de desatenção, hiperatividade e impulsividade. Sua evolução é crônica e repercute no funcionamento do sujeito em diversos contextos, podendo apresentar-se em vários graus de comprometimento.[1]

No Quadro 1 são apresentados os critérios diagnósticos para o TDAH segundo o DSM-5.

Quadro 1 Critérios diagnósticos para o TDAH segundo o DSM-5

A – Qualquer de (1) ou (2) ou ambos

1. Seis (ou mais) dos seguintes sintomas de **desatenção** persistiram por pelo menos seis meses, em um grau mal adaptativo e inconsistente com o nível de desenvolvimento:

a) Frequentemente deixa de prestar atenção a detalhes, ou comete erros por descuido em atividades escolares, de trabalho ou outras.
b) Frequentemente tem dificuldade de sustentar a atenção em tarefas ou atividades lúdicas.
c) Frequentemente parece não escutar quando alguém lhe dirige a palavra.
d) Frequentemente não acompanha instruções, não completa os deveres escolares, domésticos ou profissionais (não em razão de comportamento de oposição ou incapacidade de compreender instruções).
e) Frequentemente tem dificuldade de organizar tarefas e atividades.
f) Frequentemente evita, não gosta ou reluta a envolver-se em tarefas que requerem esforço mental por longo tempo.
g) Frequentemente perde coisas necessárias para as tarefas ou atividades.

(continua)

Quadro 1 Critérios diagnósticos para o TDAH segundo o DSM-5 (*continuação*)

h) Frequentemente se distrai com estímulos alheios à tarefa.
i) Frequentemente se esquece das atividades diárias.
2. Seis (ou mais) dos seguintes sintomas de **hiperatividade/impulsividade** persistiram por pelo menos 6 meses, em um grau mal adaptativo e inconsistente com o nível de desenvolvimento:

Hiperatividade:

a) Frequentemente agita as mãos, pernas ou remexem na cadeira.
b) Frequentemente se levanta da carteira, ou de situações em que deveriam ficar sentados.
c) Frequentemente corre ou sobe, em locais ou situações que não são apropriadas (em adolescentes e adultos, pode estar limitado a sensações subjetivas de inquietação).
d) Frequentemente apresenta dificuldade em brincar ou se envolver silenciosamente em atividades de lazer.
e) Frequentemente "a mil" ou como se estivesse a "todo vapor".
f) Frequentemente fala excessivamente.

Impulsividade:

g) Frequentemente responde precipitadamente às questões antes que tenham sido completadas.
h) Frequentemente tem dificuldade de esperar a sua vez.
i) Frequentemente interrompe ou se intromete em assunto dos outros.

B – Vários sintomas de hiperatividade/impulsividade ou de desatenção que causaram prejuízo estavam presentes antes dos 12 anos de idade.

C – Algum prejuízo causado pelos sintomas está presente em dois ou mais contextos.

D – Desajustes claros, evidentes e significativos, nas funções sociais, acadêmicas ou ocupacionais.

E – Sintomas não ocorrem exclusivamente durante o curso de esquizofrenia ou outro transtorno psicótico e não é melhor explicado por outro transtorno mental (p. ex.: transtorno do humor, transtorno de ansiedade, transtorno dissociativo).

Classifica-se os subtipos com base nos sintomas:

1. Apresentação combinada: se tanto os critérios A1 quanto A2 são satisfeitos durante os últimos seis meses.
2. Apresentação predominantemente desatenta: se o critério A1 é satisfeito, mas o critério A2 não é satisfeito durante os últimos seis meses.
3. Apresentação predominantemente hiperativa/impulsiva: se o critério A2 é satisfeito, mas o critério A1 não é satisfeito durante os últimos seis meses.
4. Transtorno de déficit de atenção/hiperatividade não especificado e outro transtorno de déficit de atenção/hiperatividade especificado é usado quando os sintomas não são suficientes para preencher os critérios diagnósticos, entretanto o sofrimento causado e/ ou os prejuízos são evidentes.

Especificar se em remissão parcial: quando todos os critérios foram preenchidos no passado, mas que nos últimos seis meses não. Entretanto os prejuízos acadêmicos, social ou profissional ainda estão presentes.

(*continua*)

Quadro 1 Critérios diagnósticos para o TDAH segundo o DSM-5 (*continuação*)

Especificar a gravidade atual:

- Leve: quando os sintomas presentes são suficientes para o preenchimento do diagnóstico; resultando em prejuízos pequenos nas funções sociais, acadêmicas e/ou profissional.
- Moderado: quando os sintomas e prejuízos estão entre leve e grave.
- Grave: quando há muitos sintomas além dos necessários para o preenchimento do diagnóstico e consequentemente resultando em prejuízos acadêmicos, sociais e/ou profissionais acentuados.

Fonte: American Psychiatric Association, 2013.[2]

A prevalência de TDAH ao redor do mundo na população escolar é de 5%.[3] Quando estudamos TDAH e comorbidades, observamos que a regra é o TDAH apresentar uma comorbidade; na fase adulta alguns estudos relatam que 90% dos indivíduos com TDAH irão apresentar uma comorbidade psiquiátrica.[4]

Os transtornos alimentares representam prevalência de 0,9% para anorexia nervosa, 1,5% para bulimia nervosa e 3,5% para o transtorno de comer compulsivo.[5,6]

Em um artigo de revisão, Kaisari et al.[7] observaram na associação entre TDAH e TA uma correlação positiva para sintomas de bulimia nervosa e TDAH, assim como para sintomas de comer compulsivo. Já para a anorexia nervosa e restrição alimentar não há evidência de associação entre elas e o TDAH. Curiosamente, os sintomas de comer restritivo estavam significativamente mais associados nos indivíduos com TDAH do sexo masculino e que apresentavam mais sintomas de hiperatividade. Por outro lado, no sexo feminino não havia esse tipo de associação. Os autores dessa revisão chamam a atenção pois, apesar de terem selecionados 75 estudos, a força dessa evidência é moderada, pois a maioria dos estudos apresentavam metodologia limitada, dentre elas: uma amostra muito pequena, não representativa e ausência de grupo controle. Além do mais, nessa revisão, só cinco estudos apresentavam controle quanto ao uso de estimulantes, sendo que apenas um se preocupou em controlar a dose destes.

Comer compulsivo pode ser um mecanismo compensatório para ajudar os indivíduos com TDAH a lidar com a frustração. Davis et al.[8] propuseram que pacientes com TDAH podem não dar o valor adequado aos sinais de fome ou saciedade. Assim, eles podem esquecer de comer quando estão engajados em uma atividade, como podem comer muito mais quando não têm nada para fazer. Os sintomas de TDAH em TA são geralmente negligenciados.

Indivíduos com TDAH podem apresentar peso normal, mas sofrem de patologias alimentares. Os sintomas de hiperatividade do TDAH em crianças podem ser protetores contra a obesidade, levando a uma subestimação de comportamentos alimentares problemáticos que podem coexistir com o TDAH. No entanto, geralmente os sintomas de hiperatividade diminuem com a idade, com isso a continuação do comportamento alimentar problemático pode resultar no desenvolvimento de sobrepeso/obesidade mais tarde.[9,10]

Há poucos estudos sobre a associação entre TDAH e transtornos alimentares (TA), apesar de o interesse nesse tema ser crescente. Saber se pacientes com TDAH têm um risco aumentado de desenvolver TA ou vice-versa abre a possibilidade de novas alternativas terapêuticas e também de alteração do quadro em pacientes até então refratários ao tratamento. Na história do TDAH alguns pesquisadores tentaram associar como sua causa certos alimentos e/ou substâncias.[11] Entretanto a prevalência do TDAH tende a ser semelhante em países com padrões alimentares completamente diferente.[12]

A maioria dos estudos disponíveis sobre TDAH e TA foi realizada com populações adultas. Esses dois grupos de pacientes compartilham algumas características psicopatológicas comuns como graus variados de impulsividade, baixa autoestima e déficits de atenção e funções executivas em avaliações neuropsicológicas.[13]

Por fim, um aspecto muito importante a ser levado em consideração é o tratamento do TDAH, quando se tem comorbidade com algum transtorno alimentar, pois a melhor escolha é o uso de estimulantes e estes, frequentemente, podem causar uma redução no apetite, especialmente no início do tratamento.[14]

TRATAMENTO

Um outro aspecto a ser levado em consideração no tratamento do TDAH é a temática alimentar, visto que existem os fármacos usados para o manejo, que tendem a podem propiciar a queixa de dificuldade alimentar; manifesta com redução no apetite, especialmente no início do tratamento.[14] Quando se tem a associação do TA e TDAH a alimentação passa a ser um fator mais preocupante ainda.

ASPECTOS NUTRICIONAIS RELEVANTES

A atuação do nutricionista no campo da psiquiatria encontra-se em expansão. O posicionamento mais conhecido e divulgado é o da American Dietetic Association (ADA),[15-17] referente à questão da integração das atividades de intervenção e educação nutricional ao tratamento dos TA.

Extrapolando o parecer a outros quadros clínicos, sob a ótica da equipe multiprofissional é possível melhorar tanto a compreensão dos sinais e sintomas quanto à proposta de ação mais efetiva e adequada, ao alicerçar o acompanhamento nutricional aos tratamentos farmacológicos, psicológicos, ocupacionais e práticas médicas.[18]

À medida que os clínicos e os pesquisadores procuraram entender a hiperatividade e a impulsividade, característicos do TDAH, constituíram ou não uma condição para a instalação de TA, faz-se necessário a atenção dos profissionais da área da saúde em relação aos principais efeitos colaterais de medicações que podem ser adotadas.

Pastura e Mattos (2004),[19] ao revisar a produção científica referente à temática nos últimos 12 anos, nas bases de dados Lilacs e Medline, verificaram que as principais manifestações de curto prazo são: redução de apetite, insônia, cefaleia e dor abdominal. Enquanto os três efeitos colaterais de maior importância a longo prazo são: dependência, efeitos cardiovasculares e possível redução da estatura.

O tema reveste-se de importância significativa, ao considerar as possíveis implicações clínicas relevantes ao uso do medicamento frente à coexistência de fatores associados ao risco para TA, tais como condutas alimentares inadequadas, críticas em relação ao peso e alimentação e insatisfação corporal.[20-24]

Diante da análise crítica de tais evidências de comorbidades, a avaliação criteriosa da equipe de acompanhamento pode e deve constituir um passo para estabelecimento de terapêuticas específicas.[25]

Em resposta a eventuais alterações no apetite (inapetência e compulsão) e na atividade física, a atenção nutricional demonstra ser uma vertente na melhoria da qualidade de vida dos pacientes com TDHA.

Em 2018, a Associação Brasileira de Nutrologia (Abran)[26] efetuou uma ampla revisão da literatura sobre a dinâmica das dificuldades alimentares e publicou um consenso com recomendações e condutas médicas e nutricionais; sendo a utilização de suplementos uma das ferramentas que pode ser utilizada no manejo da seletividade da criança com pouco apetite. Não se trata de uma publicação específica para o TDHA, porém é um norteador importante no estabelecimento do esquema terapêutico.

A sistematização do cuidado nutricional favorece a execução de todo o processo de assistência, desde a admissão até a alta[27] e o registro em prontuário ou protocolo de atendimento deve contemplar:

- **Identificação e coleta de dados do paciente**: com destaque para anotação de informações importantes como:
  - Motivo de procura pelo atendimento (desvio nutricional, como baixo peso, baixa estatura ou excesso de peso; alteração no apetite, doenças relacionadas à mudança alimentar, p. ex., anemia e/ou outras carências nutricionais) e expectativas sobre o tratamento.
  - História clínica e nutricional: quanto tempo tem o diagnóstico de TDHA, frequência e horário de uso de medicamentos, mudanças de peso e de consumo alimentar após o início da utilização do medicamento, doenças associadas (presença de TA e/ou fatores relacionados ao risco de TA, outras alterações como constipação intestinal), antecedentes familiares, exames

laboratoriais. De maneira bastante prática, ao se avaliar a alimentação de uma criança, uma ferramenta para o profissional de saúde é avaliar o equilíbrio nutricional em três vertentes: quantidade, qualidade e variedade.[26]
  - Atividades que realiza durante o dia e horários.
  - Outros aspectos a se observar são: diurese, hábito intestinal, sono; verificar as expectativas e conhecimentos dos responsáveis sobre alimentação infantil e/ou do próprio paciente; avaliar o grau de ansiedade e a dinâmica familiar e/ou pessoal no horário das refeições; atentar às quantidades arbitrárias de alimento (recusas/inapetência ou excesso/impulsividade).
- **Anamnese alimentar.** A história alimentar é uma etapa fundamental da consulta, que auxilia na detecção de riscos futuros e norteia as prioridades e metas para planejar as mudanças necessárias. Além de ser elemento-chave para se estabelecer o diagnóstico nutricional correto, em associação com a avaliação antropométrica e de composição corporal.

  O instrumento mais adotado na prática clínica é o recordatório alimentar, de modo a detalhar ao máximo: quantidade (medidas caseiras e unidades) e tipo de preparação e/ou produtos, locais onde realiza as refeições, horários, se a refeição é supervisionada e/ou acompanhada, preferências e aversões alimentares. Desse modo, o preenchimento do inquérito alimentar deve ser feito com critério e detalhamento suficiente para:
  - Pontuar características positivas do consumo e comportamento alimentar.
  - Detectar erros alimentares individualizados ou do grupo familiar (classificar alimentos em bons e ruins, calóricos e não calóricos, saudáveis e não saudáveis).
  - Conhecer aspectos comportamentais influenciadores de acertos e erros alimentares (disponibilidade financeira, hábitos regionais, questões culturais e religiosas).
  - Avaliar inadequações quali e quantitativas do padrão alimentar.
  - Informar sobre o fracionamento alimentar.
  - Relacionar hábitos alimentares do indivíduo com risco futuro, considerando história familiar e/ou histórico atual de saúde do paciente e dos familiares.
  - Mensurar a quantidade, a qualidade e a variedade de alimentos ingeridos e as possíveis repercussões no desenvolvimento pôndero-estatural e carências nutricionais.
- Perguntas que não podem faltar na anamnese
  - Você observou alguma mudança de peso após o uso do medicamento?
  - A medicação alterou a sua percepção de fome?
  - Como você gostaria de estar em relação ao seu peso atual? (desejo de pesar menos/permanecer com o mesmo peso/pesar mais)
  - Durante as refeições, qual(is) contexto(s) é(são) observado(s)?

- recusa da grande maioria dos alimentos;
- aversão grave frente a novos alimentos (neofobia extrema);
- aceitação de modos de preparo muito específicos;
- exigência de marcas comerciais únicas;
- locais de refeição determinados;
- modos de apresentação do prato restritos;
- lentidão excessiva para comer;
- marcada preferência por textura (só líquidos, só pastosos, só sólidos).

- **Avaliação antropométrica e instrumentos complementares.** Trata-se da coleta de medidas antropométricas pertinentes a cada faixa etária/estágio de vida e do histórico do paciente em relação à perda, manutenção ou ganho de peso, assim como monitoramento de evolução de estatura e outras medidas corporais, por exemplo, circunferências.

  Em todas as consultas é recomendável efetuar a medição da massa corporal (peso) e da estatura, para cálculo e classificação do Índice de Massa Corporal (IMC), conforme proposto pela Norma Técnica do Sisvan (2008).[28] Nesse contexto, sugere-se a utilização dos gráficos da WHO (2006),[29] para crianças de 0 a 5 anos de idade, e da WHO (2007)[30] para as crianças maiores de 5 anos e os adolescentes, pois são os referenciais de crescimento atualmente recomendados pela Organização Mundial da Saúde (OMS) e o Ministério da Saúde.[31]

  Em relação à solicitação de exames laboratoriais que possuem maior efetividade para o diagnóstico nutricional, o hemograma completo e a ferritina, são os mais acessíveis na rotina de atenção ao TDAH.

  Para avaliação da anemia associada à deficiência de ferro, a análise qualitativa e quantitativa dos glóbulos vermelhos, assim como a microcitose (avaliada pelo volume corpuscular médio – VCM) e a hipocromia (avaliada pela hemoglobina corpuscular média – HCM) são indicadores úteis.[32,33]

  A ferritina é o parâmetro bioquímico mais específico, pois se relaciona com o ferro corporal total. As baixas concentrações indicam depleção do depósito de ferro na ausência de processos infecciosos vigentes.[34]

- **Seguimento nutricional.** Para estabelecer e ajustar as necessidades energéticas e de macro e micronutrientes, por meio do plano alimentar e da orientação nutricional, é preciso definir os objetivos dietoterápicos.

OBJETIVOS DIETOTERÁPICOS

- Recuperar e/ou manter o estado nutricional.
- Manter o ritmo de crescimento em crianças e adolescentes.
- Avaliar o consumo alimentar.

- Fornecer aporte adequado de nutrientes, via suplementação nutricional aliado à orientação nutricional como um suporte e não substituto de refeição.
- Auxiliar na prevenção de desvios nutricionais e doenças carenciais.
- Contribuir para minimizar os efeitos colaterais dos fármacos.

CONDUTA DIETOTERÁPICA

A proposta de cada atendimento é implementar – de modo criativo, dinâmico, funcional adaptado às necessidades do paciente – estratégias que auxiliem no controle e na estabilização e/ou redução de danos do problema de base (motivo de busca pelo atendimento), reforçar a motivação em relação ao tratamento e evitar recaídas e agravos.

Como o efeito da medicação no estado nutricional tem sido relatado paralelamente a esse quadro, alguns pacientes atravessam uma fase de inapetência aliada ou não a outras manifestações como dor abdominal, cefaleia, insônia e pequena elevação da pressão arterial, frequência cardíaca e respiratória. Existe uma tendência dos cuidadores em apresentar sentimentos de perda de controle, estresse, incompetência, culpa e frustração, pois o paciente é quem acaba decidindo o que ele come, e não os responsáveis.[35-37]

A ação dos pais quanto à recusa alimentar dos filhos mostrou que as estratégias para incentivar o aumento da ingestão alimentar são: chantagem emocional, oferecimento de recompensas, oferta de alimentos substitutos de baixo valor nutritivo. Violência contra o menor e outros agravos psicológicos e físicos podem ser o passo seguinte após tentativas de persuasão.[39-42]

A dificuldade alimentar somente é preocupante para o clínico quando envolve comprometimento da saúde, de forma global. Já para os cuidadores, toda e qualquer seletividade ou recusa que implique a pouca aceitação de alimentos que eles considerem essencial é extremamente preocupante.

Portanto, é preciso que o profissional estabeleça aliança com o núcleo familiar, transmitindo serenidade, paciência e confiança. Como trata-se de uma abordagem complexa, é possível adotar e adaptar a proposta de Bleichfeld e Montgomery (2002),[43] que sugerem um esquema terapêutico de apreciação da gravidade e de atuação do clínico, pautado em três etapas: observar, intervir ou orientar.

Observação: problemas de breve duração (< 30 dias)

Características: crescimento normal e adequado para a idade (pode até exceder as expectativas); exame físico sem alterações; pais não estão angustiados ou demonstram discreta preocupação; ausência de fatores de risco adicionais (depressão materna, perturbação da vinculação).

Estratégias frente à recusa alimentar: podem ser resolvidos por intermédio da explicação da variabilidade do apetite em razão do uso do medicamento e as oscilações normais e típicas no apetite entre uma refeição e outra.

Conduta: reavaliar peso, estatura e condições clínicas da criança e o funcionamento familiar dentro de quatro a oito semanas.

Intervenção: problemas de moderada duração (1 a 3 meses)

Características: crescimento é normal ou em ligeira desaceleração; exame físico sem alterações; pais manifestam um grau moderado de frustração ou preocupação (filhos que não comem adequadamente, pelo menos do modo como os pais desejam, são uma fonte de inquietação); podem existir fatores de risco adicionais (estilo parental ou expectativas inapropriadas, desavenças conjugais, desacordo nos cuidados).

Estratégias frente à recusa alimentar: estabelecer uma rotina alimentar (horários e fracionamento); acomodar a criança à mesa com os outros familiares; evitar distrações (p. ex., desligar a televisão) e não utilizar subterfúgios, tais como os famosos "aviãozinho ou trenzinho"; não forçar, ameaçar punir ou obrigar a criança a comer, assim como não oferecer recompensas e agrados.

Conduta: reavaliação, se possível, com o pai e a mãe ou o responsável pelo momento da refeição é fundamental, para verificar a capacidade de implementar as estratégias apresentadas e a dinâmica familiar (indicador de disfunção familiar ou de psicopatologia e uma indicação de orientação para especialista). Caso as sugestões forem cumpridas e os sintomas não melhorarem, pode existir um problema físico não detectado, sendo assim, exames específicos devem ser solicitados quando houver uma indicação clínica.

Orientação: problemas de longa duração (> 3 meses)

Características: a velocidade de crescimento desacelerou significativamente, com sinais de atraso ou retardo no desenvolvimento; exame físico alterado; pais não são capazes de cooperar com o tratamento ou manifestam um mal-estar (cuidador demonstrar ter raiva da criança e/ou desespero por não saber o que fazer para que a criança se alimente); existência de fatores de risco adicionais (criança definha, deixando de perceber suas necessidades básicas e empobrecendo a vida mental, desorganização dos instintos de conservação, depressão e apatia).

Estratégias frente à recusa alimentar: apresentar os alimentos em quantidades pequenas para encorajar a criança a comer; adotar o uso de utensílios adequados ao tamanho da criança; permitir que a criança conheça e aprenda sobre as características do alimentos e/ou preparações; para as crianças que ingerem grandes quantidades de leite, deve-se diminuir o volume e a frequência; limitar o consumo de líquidos durante a refeição, água e sucos devem ser oferecidos entre as refeições; respeitar os períodos de pouco apetite e as preferências alimentares.

Conduta: casos graves exigem tratamento ou assistência psicológica especializada para estabilização da irritação, dos conflitos e da ansiedade no momento da refeição, tanto para os pais quanto para a criança.

Durante os anos foram aparecendo várias correntes de condutas nutricionais e médicas para propor medidas terapêuticas para o problema.[44]

No setor da nutrição, em virtude das dúvidas no atendimento de familiares com a queixa de dificuldades alimentares, é interessante evidenciar os fatores que afetam o consumo alimentar de crianças. A compreensão desses fatores é uma alternativa viável para auxiliar os profissionais na investigação e tratamento, o que resulta em melhores condições de saúde e, consequentemente, de vida.[45]

Nesse sentido, as variedades do consumo alimentar não devem se restringir à análise qualitativa e quantitativa. Na realização do planejamento dietético alimentar, é imprescindível a compreensão de todas as peculiaridades inerentes às mudanças fisiológicas naturais, da análise dos fatores econômicos e psicossociais.

A conduta dietoterápica nos casos de hiporexia e/ou consumo alimentar inapropriado relacionado ou não a outras condições clínicas (alterações de crescimento e anemia) consiste na análise e na discussão de todos os dados coletados durante a anamnese, tanto clínica quanto nutricional, para a definição de prioridades de cada caso.

Para formular as estratégias à terapia nutricional, foi efetuada uma adaptação das leis básicas da alimentação às propostas psicopedagógicas descritas por Antony e Ribeiro (2004),[46] a fim de otimizar e melhorar a abordagem ao paciente com TDAH.

1. Servir as refeições em local agradável, limpo, arejado, de preferência de cor clara, exercitando as habilidades motoras finas relacionadas à percepção visual.
2. Sentar o paciente confortavelmente à mesa em companhia de outras pessoas (familiares, irmãos). Aproveitar a alegria, vitalidade, criatividade, intuição, generosidade e afetuosidade da criança de forma a criar um ambiente positivo para possibilitar um contato saudável entre seus pares.
3. Disciplinar e fracionar o consumo de alimentos, estabelecendo horários (oferecendo refeições menos volumosas mais vezes ao dia). Trata-se do reforço ao limite de início e término de tarefa/atividade, mediante informações, instruções/orientações curtas e breves.
4. Oferecer refeições atrativas e saborosas (usar temperos naturais como alho, cebola, cebolinha, cheiro-verde, salsa, orégano e outros, evitando, assim, o

abuso do sal). Ao adotar essa técnica, é válido repetir as informações e fazer a paciente repetir o que lhe foi dito ou ensinado.

5. Colocar um fundo sonoro ambiente, desde que a opção seja por músicas suaves. Evitar que o paciente realize as refeições em frente à televisão, computador e outras mídias que diminuem o grau de atenção para o alimento.
6. Promover um contraste de cor entre os utensílios e o forro da mesa melhora o estado de ânimo da criança, influenciando, positivamente, o seu apetite e proporciona mais prazer e tranquilidade com a alimentação. É trabalhar positivamente o olhar com exercícios de seleção e focalização de objetos-figuras.

A Abran, por intermédio do seu consenso sobre a utilização de suplementos para a criança com dificuldade alimentar,[29] recomenda que suplementos de nutrição completa isocalóricos ou suplementos completos que podem ser isocalóricos, quando fornecem aproximadamente a mesma densidade energética da dieta habitual (1 kcal/mL); ou hipercalóricos, quando buscam manter as caraterísticas de balanceamento, mas fornecendo densidade energética superior (de 1,1 a 2 kcal/mL), devem ser considerados como a principal estratégia de tratamento, podendo ser indicados prioritariamente nos seguintes casos:

- Quando os inquéritos alimentares demonstrarem ingestão calórica-nutricional insuficiente.
- Sempre que peso, estatura e/ou índice de massa corporal estiverem abaixo do recomendado ou desacelerando de acordo com a curva de crescimento da criança.
- Sempre que estiverem presentes agravos à saúde a fim de oferecer segurança nutricional para a recuperação.
- Quando o tempo para a reeducação alimentar for muito longo expondo a criança a risco nutricional até que seja implementada.
- Diante da presença de pais excessivamente ansiosos e incapazes de implementar as medidas educativas, com o objetivo de assegurar nutrição adequada enquanto os pais possam ser também preparados.
- Quando houver casos semelhantes na família que evoluíram mal sem a suplementação.
- Sempre que for detectada doença de base (orgânica ou psíquica) a ser tratada, mas esperar-se tempo longo para esse tratamento.
- Quando a criança estiver em uso de medicamentos que sabidamente reduzem o apetite.
- Em casos de seletividade alimentar ampla por muito tempo, abrangendo macro e micronutrientes.

Para verificar o desfecho da intervenção ou do processo de alta/reabilitação nutricional e analisar as modificações ocorridas durante um intervalo de tempo, os seguintes resultados podem ser considerados como indicadores qualitativos ou quantitativos do desempenho e da evolução do atendimento prestado:

- Evolução do IMC (ganho ou perda de massa corporal/ganho de estatura/ alteração de composição corporal).
- Melhoria do consumo energético e de escolhas alimentares.
- Ajuste do balanço energético.
- Iniciar e manter os hábitos saudáveis sugeridos (substituições e formas de preparo de alimentos e mudanças de comportamento alimentar).
- Realização de tarefas relacionadas com o assunto da consulta (metas e objetivos).
- Solicitar uma avaliação do paciente em relação ao seu tratamento, considerando os fatores positivos e negativos com sugestões.

TRATAMENTO NUTRICIONAL

- Inclua anotações sobre o motivo da consulta, de modo a identificar de quem é a demanda pelo atendimento: do paciente (busca espontânea) ou dos familiares (encaminhamento).
- Verifique se de fato o paciente tem ou teve uma diminuição de consumo alimentar. Fique atento se o quadro é uma questão atual ou pregressa. Realize avaliação alimentar criteriosa.
- Explique as condutas nutricionais frente aos eventuais efeitos adversos do uso do medicamento.
- Monitore o estado nutricional, especialmente o índice de estatura para idade e o ganho de peso na faixa pediátrica. Certifique-se da causa real de algum desvio nutricional. Lembre-se que a presença de baixo peso ou baixa estatura pode ser de ordem constitucional, sem relação com o medicamento.
- Avalie sinais e sintomas clínicos para a deficiência de ferro e anemia ferropriva. Solicite, quando necessário, avaliação bioquímica em relação à reserva de ferro (hemograma completo e ferritina) e realize ajustes no plano alimentar e em casos de maior gravidade, prescrever sulfato ferroso.
- Explique as consequências da inapetência frente ao estado global de saúde.
- Considere a possibilidade de utilizar suplementos alimentares, considerando em média 400 cal, por meio de produto isocalórico (1 cal/mL), balanceado e completo, é capaz de, ao mesmo tempo, agir com um seguro nutricional para a criança e tranquilizar a família. Em geral, os estudos conduzidos com suplementação utilizam duas doses diárias de 200 mL, o que parece ser uma

dosagem inicial bastante razoável, e com possibilidade de redução ou ampliação de acordo com a evolução.[26]

- Oriente, de maneira pontual, objetiva e específica, as mudanças alimentares e mostre ao paciente a sua evolução durante o acompanhamento. Tal estratégia, além de motivadora, indica ao profissional a eficácia da conduta adotada.

CONSIDERAÇÕES FINAIS

Cada caso requer orientação individualizada. Notar que cada caso é um caso é olhar para o indivíduo de forma muito atenta para perceber suas características e sua história. Fazer disso conhecimentos para intervir de maneira específica com a queixa, e poder ajudá-lo sem perder de vista o problema pelo qual chegou até o profissional, é uma habilidade que deve ser adquirida.

REFERÊNCIAS BIBLIOGRÁFICAS

1. Biederman J, Faraone SV. Attention-deficit hyperactivity disorder. The Lancet. 2005; 366(9481):237-48. doi: 10.1016/s0140-6736(05)66915-2
2. American Psychiatric Association (APA). Diagnostic and Statistical Manual of Mental Disorders DSM-5. American Psychiatric Publ. 2013.
3. Polanczyk GV, Willcutt GV, Salum GA, Kieling C, Rohde LA. ADHD prevalence estimates across three decades: An updated systematic review and meta-regression analysis. International Journal of Epidemiology. 2014;43(2):434-42. doi: 10.1093/ije/dyt261
4. Nutt DJ, Fone K, Asherson P, Bramble D, Hill P, Matthews K, et al. Evidence-based guidelines for management of attention-deficit/hyperactivity disorder in adolescents in transition to adult services and in adults: Recommendations from the British Association for Psychopharmacology. Journal of Psychopharmacology. 2006; 21(1):10-41. doi: 10.1177/0269881106073219
5. Kessler R. The prevalence and correlates of adult ADHD in the United States: Results from the national comorbidity survey replication. American Journal of Psychiatry. 2006;163(4):716. doi: 10.1176/appi.ajp.163.4.716
6. Hudson JI, Hiripi E, Pope Jr HG, Kessler RT. The prevalence and correlates of eating disorders in the national comorbidity survey replication. Biological Psychiatry. 2007;61(3):348-58. doi: 10.1016/j.biopsych.2006.03.040
7. Kaisari P, Dourish CT, Higgs S. Attention deficit hyperactivity disorder (ADHD) and disordered eating behaviour: A systematic review and a framework for future research. Clinical Psychology Review. 2017;53:109-21. doi: 10.1016/j.cpr.2017.03.002
8. Davis C, Curtis C, Levitan RD, Carter JC, Kaplan AS, Kennedy JL. Evidence that "food addiction" is a valid phenotype of obesity. Appetite. 2011;57(3):711-7. doi: 10.1016/j.appet.2011.08.017
9. Holbrook JR, Cuffe SP, Cai B, Visser SN, Forthofer MS, Bottai M, et al. Persistence of parent--reported ADHD symptoms from childhood through adolescence in a community sample. Journal of Attention Disorders. 2014;20(1):11-20. doi: 10.1177/1087054714539997
10. Todd RD, et al. Predictors of stability of attention-deficit/hyperactivity disorder subtypes from childhood to young adulthood. Journal of the American Academy of Child and Adolescent Psychiatry. 2008;47(1):76-85. doi: 10.1097/chi.0b013e31815a6aca

11. Schab DW, Nhi-Ha T. Do artificial food colors promote hyperactivity in children with hyperactive syndromes? A meta-analysis of double-blind placebo-controlled trials. J Dev Behav Pediatr. 2004;25(6):423-34. doi: 10.1097/00004703-200412000-00007
12. Polanczyk G. the worldwide prevalence of ADHD: A systematic review and metaregression analysis. American Journal of Psychiatry. 2007;164(6):942. doi: 10.1176/appi.ajp.164.6.942
13. Mattos P, et al. Transtornos alimentares comórbidos em uma amostra clínica de adultos com transtorno do déficit de atenção com hiperatividade. Revista Brasileira de Psiquiatria. 2004; 26(4):248-50. doi: 10.1590/s1516-44462004000400008
14. Chavez B, Sopko Jr MA, Ehret MJ, Paulino RE, Goldber KR, Angstadt K, et al. An update on central nervous system stimulant formulations in children and adolescents with attention-deficit/ hyperactivity disorder. Ann Pharmacother. 2009;43(6):1084-95. doi: 10.1345/aph.1l523
15. American Dietetic Association (ADA). Position of the American Dietetic Association: Nutritional intervention in the treatment of anorexia nervosa and bulimia nervosa – technical support paper. J Am Diet Assoc. 1988;88:69-71.
16. American Dietetic Association (ADA). Position of the American Dietetic Association: Nutritional intervention in the treatment of anorexia nervosa, bulimia nervosa and binge eating. J Am Diet Assoc. 1994;94(8):902-7.
17. American Dietetic Association (ADA). Position of the American Dietetic Association: Nutritional intervention in the treatment of anorexia nervosa, bulimia nervosa, and eating disorders not otherwise specified (EDNOS). J Am Diet Assoc. 2001;101(7):810-9.
18. Lopez AD, Mathers CD, Ezzati M, Jamison DT, Murray CJL. Global and regional burden of disease and risk factors, 2001: systematic analysis of population health data. Lancet. 2006;367(9524):1747-57.
19. Pastura G, Mattos P. Efeitos colaterais do metilfenidato. Rev. psiquiatr. clín. 2004;31(2):100-4.
20. Gaspara MP. Prevalência de transtornos de la conducta alimentaria en las adolescentes navarras. Med Clin (Barc). 2000;114:481-86.
21. Ordella PM. Proposicion de un metodo para comprender la configuracion anoretica. Rev Chil Pediatr. 2002,73(6):566-75.
22. Bernardi F, Cichelero C, Vitolo MR. Comportamento de restrição alimentar e obesidade. Rev. Nutr. 2005;18(1):85-93.
23. Granillo T, Jones-Rodriguez G, Carvajal SC. Prevalence of eating disorders in Latina adolescents: associations with substance use and other correlates. J Adolesc Health. 2005;36(3):214-20.
24. Jaimes GER, Martinez LAD, Barajas DPO, Plata CP, Martinez JR, Afanador LPC. Validación del cuestionario SCOFF para el cribado de los trastornos del comportamiento alimentario en adolescentes escolarizadas. Aten Primaria. 2005;35(2):89-94.
25. Souto S, Ferro-Bucher JSN. Práticas indiscriminadas de dietas de emagrecimento e o desenvolvimento de transtornos alimentares. Rev. Nutr. 2006;19(6):693-704.
26. Associação Brasileira de Nutrologia (Abran). Consenso da Associação Brasileira de Nutrologia sobre o uso de suplementos alimentares para crianças com dificuldades alimentares. Int J Nutrol. 2018;11(suppl S1):S4-S15.
27. Conselho Federal de Nutricionistas. Resolução CFN n. 417/2008. Dispõe sobre procedimentos nutricionais para atuação dos nutricionistas e dá outras providências [Internet] [acesso em: fev. 2021]. Disponível em: http://www.cfn.org.br/novosite/pdf/res/2008/res417.pdf.
28. Sociedade Brasileira de Pediatria. Avaliação nutricional da criança e do adolescente – Manual de Orientação/Sociedade Brasileira de Pediatria. Departamento de Nutrologia. São Paulo: Sociedade Brasileira de Pediatria. Departamento de Nutrologia; 2009. 112 p.

29. de Onis M, Garza C, Victora CG, Bhan MK, Norum KR. The WHO multicentre growth reference study (MGRS): Rationale, planning, and implementation. Food and Nutrition Bulletin. 2004:25 (1 supplement 1):S1-S45.
30. de Onis M, Onyango AW, Borghi E, Siyam A, Nishida C, Siekmann J. Development of a WHO growth reference for school-aged children and adolescents. Bulletin of the World Health Organization. 2007;85:660-7.
31. Ministério da Saúde. Coordenação Geral de Política de Alimentação e Nutrição – CGPAN. Novas curvas de avaliação de crescimento adotadas pelo Ministério da Saúde [Internet] [acesso em: fev. 2021]. Disponível em: http://nutricao.saude.gov.br/sisvan.php?conteudo=curvas_cresc_oms.
32. Walter T, Olivares M, Pizarro F. Iron, anemia and infections. Nutr Rev. 1997;55:111-24.
33. Center for Disease Control and Prevention (CDC). Iron deficiency, United States, 1999 – 2000. MMWR. 2002;51(40):897-9.
34. World Health Organization. Iron deficiency anaemia: Assessment, prevention and control. A guide for programme managers. Geneva; 2001. 114 p.
35. Haslam D. My child won't eat. The Practitioner. 1994;238:770-3.
36. Douglas J. Why won't my toddler eat?. The Practitioner. 1998;242:516-22.
37. Reisfsnider E, Allan J, Percy M. Mother's explanatory models of lack of child growth. Public Health Nurs. 2000;17:434-42.
38. Cathey M, Gaylord N. Picky eating: a toddler's approach to mealtime. Pediatr Nurs. 2004;30(2):101-9.
39. Rudolph CD. Feeding disorders in infants and children. J Pediatr. 1994;125:116-24.
40. Rydell AM, Dahl M, Sundelin C. Characteristics of school children who are choosy eaters. J Genet Psychol. 1995;156:217-29.
41. Manikan R, Perman JA. Pediatric feeding disorders. J Clin Gastroenterol. 2000;30(1):34-46.
42. Duggal A, Lawrence RM. Aspects of food refusal in the elderly: the "hunger strike". Int J Eat Disord. 2001;30:213-6.
43. Bleichfeld B, Montgomery ME. Feeding and sleeping problems of infancy and early childhood. In: Kaye DL, Montgomery ME, Munson SW, editors. Child and adolescent mental health. Philadelphia: Lippincott Williams and Wilkins; 2002. p. 226-51.
44. Kachani AT, Abreu CLM, Lisboa SBH, Fisberg M. Seletividade alimentar da criança. Pediatria (São Paulo). 2005;27:48-60.
45. Gottesman MM. Helping toddlers eat well. Journal of Pediatric Health Care. 2002;16:92-6.
46. Antony S, Ribeito JP. A criança hiperativa: uma visão da abordagem gestáltica. Psicologia: Teoria e Pesquisa. 2004;20(2):127-34.

Anexos

Anexo 1
Anamnese

DADOS GERAIS
Nome:____Idade:__________
Estado civil:____________________Profissão:_________________________
Diagnóstico médico:____
Objetivos dietoterápicos:____

ANTECEDENTES MÉDICOS (problemas de saúde atuais, passados, cirurgias)

CICLO MENSTRUAL (caso se aplique)
Regular ( ) Irregular ( ) Climatério ( ) Menopausa ( )
Sintomas de TPM (tensão pré-menstrual)
Humor:____
Físicos:____
Alimentares:____
Método contraceptivo:____
Idade de menarca:__________________ Idade de menopausa:__________________

GESTAÇÕES (caso se aplique) (abortos, número de filhos, ganho de peso gestacional, facilidade em voltar ao peso normal, tempo de aleitamento)

HÁBITO INTESTINAL (frequência, gases, uso de laxantes, probióticos etc.)

DIGESTÃO (azia, empachamento, refluxo, vômitos)

EXAMES RECENTES

TIPO DE EXAME	RESULTADO	PADRÃO REFERÊNCIA

MEDICAMENTOS USADOS HABITUALMENTE

SUPLEMENTOS ALIMENTARES USADOS HABITUALMENTE

HISTÓRIA ALIMENTAR

Peso máximo atingido:____________________

Peso mínimo atingido:____________________

Perda de peso/ganho de peso recente? Quanto? Por que motivo?

____

Está satisfeito com seu corpo? ____________________

Já fez dieta com acompanhamento profissional?____________________

Costuma fazer dietas por conta própria?____________________

Costuma buscar informações alimentares/nutricionais? Onde?

____

Quanto gostaria de pesar?____________________

HÁBITOS ALIMENTARES

Horário de maior fome:____________________

Mastiga bem os alimentos? ( ) Sim ( ) Não

Alergia alimentar:____________________

Intolerância alimentar:____________________

Alimento/preparação preferida:____________________

Aversão alimentar:____________________

Restringe algum alimento? Por quê?____________________

Quem faz as compras da sua casa?____________________

Quem prepara suas refeições?____________________

Onde e com quem faz as refeições:

- Café da manhã:____________________
- Almoço:____________________
- Jantar:____________________

Você se incomoda de comer com outras pessoas? ( ) Sim ( ) Não

Na hora das refeições está com fome? ( ) Sim ( ) Não

Gosta de comer? ( ) Sim ( ) Não

Você bebe bastante líquido durante o dia? Qual? Quanto?___________________

ROTINA ALIMENTAR

Desperta às__________horas

REFEIÇÃO	LOCAL/HORÁRIO	ALIMENTOS/QUANTIDADES
Café da manhã		
Lanche da manhã		
Almoço		
Lanche da tarde		
Jantar		
Lanche da noite		

FINAIS DE SEMANA (o que muda na alimentação)

ATIVIDADE FÍSICA (tipo, frequência, horário, onde)

ANTROPOMETRIA

Peso									
Altura									
IMC									
C.C.*									

* circunferência da cintura

DIAGNÓSTICO:

CONDUTA:

Anexo 2
Referências para avaliação nutricional

A. ÍNDICE DE MASSA CORPÓREA (IMC) EM ADULTOS

IMC (kg/m²)	Classificação
< 16,0	Baixo peso grave
16,0-16,9	Baixo peso moderado
17,0-18,4	Baixo peso leve
18,5-24,9	Adequado
≥ 25,0	Excesso de peso
25,0-29,9	Pré-obeso
30,0-34,9	Obesidade classe I
35,0-39,9	Obesidade classe II
≥ 40,0	Obesidade classe III

Fonte: World Health Organization (WHO). Obesity: preventing and manging the global epidemic. Report of a WHO, Consultation on Obesity. Geneva: WHO; 1997.

B. ÍNDICE DE MASSA CORPÓREA (IMC) EM IDOSOS

Valor de referência kg/m²	Classificação
< 22	Baixo peso
22,1-26,9	Eutrofia
> 27	Sobrepeso

Fonte: Incorporationg Nutrition Screening and Interventions into Medical Practice. A monograph for physicians. The Nutritions Screening Iniciative. Washington (DC). The American Dietetic Association, 1994.

C. ÍNDICE DE MASSA CORPÓREA PARA MENINOS

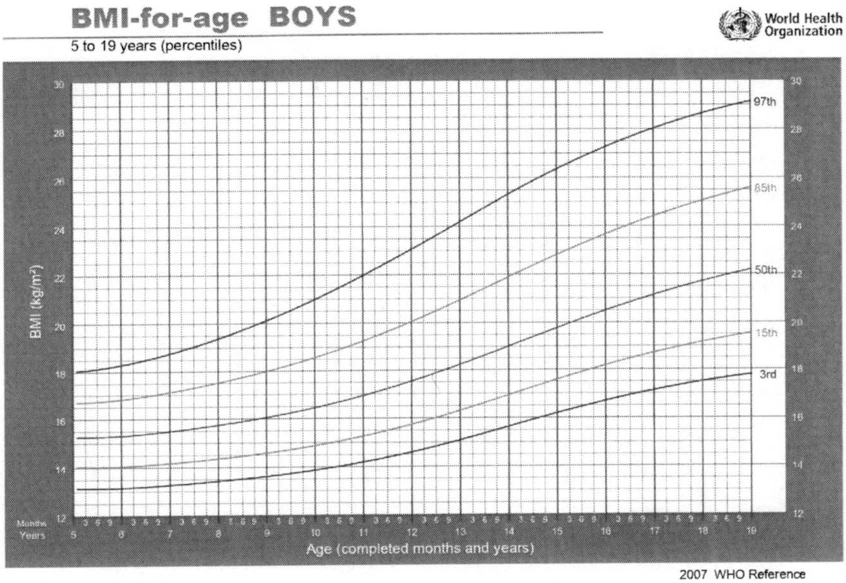

D. ÍNDICE DE MASSA CORPÓREA PARA MENINAS

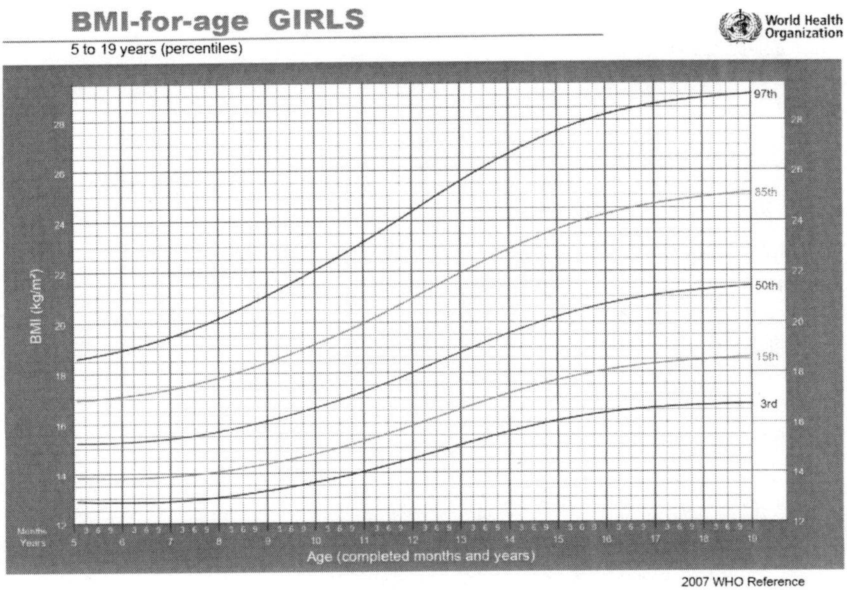

Fonte: WHO Child Growth Standards, 2006. Disponível em: http://www.who.int/childgrowth/en.

Anexo 3
Questionário de Frequência Alimentar (QFA)*

Questionário de Frequência Alimentar

IDENTIFICAÇÃO
Nome: ______________________________
Data: ______________________________

INSTRUÇÕES

- Este questionário tem como objetivo avaliar seu consumo alimentar durante o último ano. Para que esse objetivo seja atingido, é importante que o(a) Sr(a). procure se lembrar ao máximo dos alimentos que costuma consumir em seu dia a dia.
- Para cada alimento, o(a) Sr(a). deve considerar quantas vezes em média consumiu a quantidade indicada durante o último ano. Leve em consideração quantas vezes os consumiu sozinhos e adicionados a outros alimentos ou pratos (p. ex., café com leite).
- Para cada item alimentar, por favor, diga a opção apropriada para seu consumo médio durante o último ano. Por exemplo: se come uma colherada de doce de frutas a cada dois dias, então deverá marcar a opção "2-4 vezes por semana".

Gabarito de quantidades

Quantidades	Gabarito
½ copo, fatia, colher	1
1 copo, fatia, colher	2
2 copos, fatias, colheres	3
3 ou mais fatias, copos, colheres	4

Entrevistador: ______________________________________
Início: _____:_____ Término: _____:_____

---

* Adaptado de Furlan-Viebig R, Pastor-Valero M. Desenvolvimento de um questionário de frequência alimentar para o estudo da dieta e doenças crônicas não transmissíveis. Rev Saúde Pública. 2004;38(4):581-4.

I. LEITE E DERIVADOS	Nunca ou < 1 mês	1-3 por mês	1 por sem	2-4 por sem	5-6 por sem	1 por dia	2-3 por dia	4-5 por dia	6+ por dia
1. Leite integral									
2. Leite semidesnatado									
3. Leite desnatado									
4. Iogurte natural/polpa ( ) integral ( ) desnatado									
5. Queijo fresco, requeijão, ricota, cottage									
6. Queijo prato, mussarela, provolone									

II. CARNES, PESCADOS E OVOS	Nunca ou < 1 mês	1-3 por mês	1 por sem	2-4 por sem	5-6 por sem	1 por dia	2-3 por dia	4-5 por dia	6+ por dia
7. Ovo									
8. Frango (1 filé/1 pedaço médio)									
9. Carne bovina (1 bife/1 fatia grande, 120 g)									
10. Carne suína (lombo/bisteca) (1 fatia média, 75 g)									
11. Fígado (1 bife, 120 g)									
12. Vísceras de frango (miúdos) (1 porção, 50 g)									
13. Embutidos: mortadela, presunto (3 fatias médias, 60 g)									
14. Embutidos: linguiça, salsicha (1 gomo/unidade, 50 g)									
15. Bacon/toucinho (1 fatia média, 15 g)									
16. Peixe e frutos do mar (cozido/assado/frito) (1 filé/posta, 120 g)									
17. Proteína de soja									

(continua)

(continuação)

III. VERDURAS E LEGUMES	Nunca ou < 1 mês	1-3 por mês	1 por sem	2-4 por sem	5-6 por sem	1 por dia	2-3 por dia	4-5 por dia	6+ por dia
18. Verduras cruas									
19. Verduras refogadas									
20. Legumes crus									
21. Legumes refogados									
IV. FRUTAS E SUCOS NATURAIS	Nunca ou < 1 mês	1-3 por mês	1 por sem	2-4 por sem	5-6 por sem	1 por dia	2-3 por dia	4-5 por dia	6+ por dia
22. Frutas									
23. Frutas secas: uva-passa, damasco seco, figo seco									
24. Suco de caixinha integral									
25. Suco de caixinha *light*									
26. Suco de laranja/mexerica/uva									
27. Outros sucos naturais									
28. Sementes oleaginosas: nozes, amêndoas, castanha etc.									
29. Azeitonas									
V. PÃES, CEREAIS, TUBÉRCULOS E LEGUMINOSAS	Nunca ou < 1 mês	1-3 por mês	1 por sem	2-4 por sem	5-6 por sem	1 por dia	2-3 por dia	4-5 por dia	6+ por dia
30. Pão francês									
31. Pão de forma									
32. Pão integral									
33. Pão *diet/light*									
34. Outros pães									
35. Cereais matinais (granola, flocos de milho com açúcar, aveia)									
36. Milho cozido/conserva									
37. Pipoca									
38. Batata cozida/purê/assada (1 unidade pequena/1 colher de servir cheia, 80 g)									

(continua)

(continuação)

V. PÃES, CEREAIS, TUBÉRCULOS E LEGUMINOSAS	Nunca ou < 1 mês	1-3 por mês	1 por sem	2-4 por sem	5-6 por sem	1 por dia	2-3 por dia	4-5 por dia	6+ por dia
39. Batatas fritas (1 colher grande cheia, 50 g)									
40. Arroz cozido (1 escumadeira média cheia/ 2 colheres de servir, 100 g)									
41. Polenta (2 colheres de servir/1 pedaço grande, 120 g)									
42. Mandioca cozida (1 colher de servir cheia, 60 g)									
43. Farinhas/farofa (2 colheres de sopa, 30 g)									
44. Macarrão/massas/ instantâneo (2 escumadeiras médias)									
45. Feijão (1 concha média, 100 g)									
46. Outras leguminosas; grão--de-bico, lentilla, ervilha (1 concha média, 100 g)									
VI. ÓLEOS E GORDURAS	Nunca ou < 1 mês	1-3 por mês	1 por sem	2-4 por sem	5-6 por sem	1 por dia	2-3 por dia	4-5 por dia	6+ por dia
47. Azeite de oliva (1 colher de sobremesa, 5 mL)									
48. Óleo de soja/milho/canola/ girassol (1 colher de sopa, 8 mL)									
49. Margarina (1 colher de chá, 8 g)									
50. Manteiga (1 colher de chá, 8 g)									
VII. DOCES, SALGADINHOS E GULOSEIMAS	Nunca ou < 1 mês	1-3 por mês	1 por sem	2-4 por sem	5-6 por sem	1 por dia	2-3 por dia	4-5 por dia	6+ por dia
51. Açúcar									
52. Adoçante									

(continua)

(continuação)

VII. DOCES, SALGADINHOS E GULOSEIMAS	Nunca ou < 1 mês	1-3 por mês	1 por sem	2-4 por sem	5-6 por sem	1 por dia	2-3 por dia	4-5 por dia	6+ por dia
53. Achocolatado (1 colher de sopa cheia, 15 g)									
54. Chocolate									
55. Doces de festa (brigadeiro, beijinho etc.)									
56. Sobremesas cremosas (pudim, manjar, arroz-doce, cremes) (1 fatia pequena/ 1 colher grande, 90 g)									
57. Doce de frutas (calda/ barra) (2 unidades/1 colher grande, 90 g)									
58. Sorvetes cremosos (1 bola grande/1 xícara de chá, 100 g)									
59. Doces de bar (amendoim, doce de leite, suspiro) (1 ½ unidade, 50 g)									
60. Salgadinhos de festa (esfiha, coxinha, pastel) (1 unidade, 80 g)									
61. Biscoito salgado água e sal/ *cream cracker* (5 unidades, 40 g)									
62. Biscoito doce maisena/ leite/maria (5 unidades, 25 g)									
63. Biscoito doce recheado (4 unidades, 40 g)									
64. Bolo simples (1 fatia média, 60 g)									
65. Bolo/torta recheado (1 fatia grande, 100 g)									
66. Torta salgada (1 fatia grande, 100 g)									
67. Pizza (2 pedaços, 200 g)									
68. Pão de queijo (2 unidades médias, 45 g)									

(continua)

(continuação)

VIII. BEBIDAS	Nunca ou < 1 mês	1-3 por mês	1 por sem	2-4 por sem	5-6 por sem	1 por dia	2-3 por dia	4-5 por dia	6+ por dia
69. Refrigerantes									
70. Cerveja (1 latinha, 350 mL)									
71. Vinho (1 taça pequena, 100 mL)									
72. Outras bebidas alcoólicas: pinga/uísque (1 dose, 50 mL)									
73. Chá									
74. Café									
IX. MOLHOS	Nunca ou < 1 mês	1-3 por mês	1 por sem	2-4 por sem	5-6 por sem	1 por dia	2-3 por dia	4-5 por dia	6+ por dia
75. Molho de maionese (1 colher de sopa rasa, 20 g)									
76. Molhos industrializados: *ketchup*, mostarda (1 colher de sopa, 30 g)									
77. Molho *shoyu*									
X. PREPARAÇÕES	Nunca ou <1 mês	1-3 por mês	1 por sem	2-4 por sem	5-6 por sem	1 por dia	2-3 por dia	4-5 por dia	6+ por dia
78. Frituras									
79. Saladas									
80. Preparações com creme de leite									
81. Molho "branco"									
82. Massas									

Índice remissivo